HNO-Heilkunde für Zahnmediziner

Ernst Lehnhardt

2., neubearbeitete Auflage

97 Abbildungen in 150 Einzeldarstellungen
45 Tabellen

1992
Georg Thieme Verlag Stuttgart · New York

Prof. Dr. Dr. Ernst Lehnhardt
Direktor der Hals-Nasen-Ohren-Klinik
an der Medizinischen Hochschule Hannover

Die Deutsche Bibliothek – CIP-Einheitsaufnahme

Lehnhardt, Ernst:
HNO-Heilkunde für Zahnmediziner / Ernst Lehnhardt. –
2., neubearb. Aufl. – Stuttgart ; New York : Thieme, 1992

Geschützte Warennamen (Warenzeichen) werden *nicht* besonders kenntlich gemacht. Aus dem Fehlen eines solchen Hinweises kann also nicht geschlossen werden, daß es sich um einen freien Warennamen handele.

Rüdigerstraße 14,
D-7000 Stuttgart 30
Printed in Germany
Satz und Druck:
Druckhaus Götz GmbH,
D-7140 Ludwigsburg

ISBN 3-13-620402-6
1 2 3 4 5 6

Wichtiger Hinweis:

Wie jede Wissenschaft ist die Medizin ständigen Entwicklungen unterworfen. Forschung und klinische Erfahrung erweitern unsere Erkenntnisse, insbesondere was Behandlung und medikamentöse Therapie anbelangt. Soweit in diesem Werk eine Dosierung oder eine Applikation erwähnt wird, darf der Leser zwar darauf vertrauen, daß Autoren, Herausgeber und Verlag große Sorgfalt darauf verwandt haben, daß diese Angabe dem Wissensstand bei Fertigstellung des Werkes entspricht.

Für Angaben über Dosierungsanweisungen und Applikationsformen kann vom Verlag jedoch keine Gewähr übernommen werden. Jeder Benutzer ist angehalten, durch sorgfältige Prüfung der Beipackzettel der verwendeten Präparate und gegebenenfalls nach Konsultation eines Spezialisten festzustellen, ob die dort gegebene Empfehlung für Dosierungen oder die Beachtung von Kontraindikationen gegenüber der Angabe in diesem Buch abweicht. Eine solche Prüfung ist besonders wichtig bei selten verwendeten Präparaten oder solchen, die neu auf den Markt gebracht worden sind. Jede Dosierung oder Applikation erfolgt auf eigene Gefahr des Benutzers. Autoren und Verlag appellieren an jeden Benutzer, ihm etwa auffallende Ungenauigkeiten dem Verlag mitzuteilen.

Vorwort zur 2. Auflage

Die 1. Auflage erschien vor mehr als zehn Jahren. Ich hoffe, sie hat gute Dienste geleistet.

Das Büchlein sollte – und soll es auch nun in der 2. Auflage – dem Studenten der Zahnmedizin die Eigenarten des Nachbarfaches vermitteln. Der Zahnarzt wird nicht HNO-ärztlich tätig werden, er sollte aber auf Symptome aufmerksam werden, die sich ihm während der Behandlung bieten.

Die HNO-Heilkunde ist deshalb hier symptomorientiert dargestellt, nicht also in lexikonartiger Beschreibung einzelner Krankheitsbilder nach Befund, Diagnose, Differentialdiagnose und Therapie.

Der Student möge zum Lesen angeregt werden und erst später zum eigentlichen Lernen. Viele Details wird er vermissen, vor allem ins einzelne gehende Therapieanweisungen. Zugleich mag er erkennen, daß sich die HNO-Heilkunde um die Zahn-Mund-Kiefer-Heilkunde herumrankt und daß beide Fächer enger miteinander verzahnt sind, als ihm vielleicht bislang bewußt wurde.

Dem HNO-Dozenten möge das Büchlein Leitschnur in der Vorlesung für Zahnmedizinstudenten sein, gerade auch, weil sie im Staatsexamen glücklicherweise noch konventionell, d. h. nicht nach multiple choice, geprüft werden.

Hannover, Frühjahr 1992 — Ernst Lehnhardt

Vorwort zur 1. Auflage

Der Student der Zahnmedizin sieht die HNO-Heilkunde als nachbarschaftliches Fachgebiet, dessen pathologische Veränderungen er kennen und dessen Zusammenhänge mit Zähnen, Mund und Kiefer er gegebenenfalls erfassen können muß; eigenes Handeln bei HNO-Krankheiten wird von ihm nicht gefordert. Deshalb auch sollte der notwendige Wissensstoff sich auf die Diagnostik konzentrieren – ausgehend von Symptomen, die bei der zahnärztlichen Behandlung auffallen oder deretwegen der Zahnarzt um Rat gefragt wird. Ein für Zahnmedizinstudenten und Zahnärzte konzipiertes Lehrbuch verfolgt also spezielle Gesichtspunkte und bringt nicht etwa lediglich die HNO-ärztlichen Lerninhalte in Kurzform. Der Lernende und der Nachschlagende sollten sich am Symptom orientieren können – und auch das wieder zugeschnitten auf die zahnärztlichen Belange und die Praxissituation des Zahnarztes.

Der zu vermittelnde Stoff rankt sich deshalb gleichsam um Zähne, Mund und Kiefer, und er steht in sich in anatomischen und funktionellen Zusammenhängen. Nase, Ohren und Hals sind nicht voneinander getrennte Nachbarn des Mundes, sondern umgeben ihn, untereinander selbst eine Einheit bildend. Dieser nosologische Dreiklang von Nase, Ohr und Hals kann nicht deutlich genug hervorgehoben werden, er ist die Grundlage aller HNO-ärztlichen Diagnostik und Behandlung.

Hannover, im Sommer 1981 — Ernst Lehnhardt

Inhaltsverzeichnis

1 Nase und Nebenhöhlen

1.1 Anatomie und Physiologie

Die **Nasenhöhle** trennt sich in der Embryonalzeit von der Mundhöhle ab, indem die Gaumenfortsätze aufeinander zuwachsen. Aus der Verbindung des Nasenseptums mit der so entstehenden Gaumenplatte bilden sich die rechte und die linke Nasenhaupthöhle. In deren Lumen springen von der lateralen Nasenwand her die Nasenmuscheln vor; sie enthalten ein knöchernes Gerüst und sind von Schleimhaut überzogen. Umgekehrt bilden sich von der Nase her die Nasennebenhöhlen aus, zunächst die Siebbeinzellen, die Kieferhöhlen und die Keilbeinhöhle, erst ab siebtem Lebensjahr auch die Stirnhöhlen.
Unter der Haut der äußeren Nase verbirgt sich ein teils knorpeliges, teils knöchernes Gerüst. Die Nasenspitze wird von den beiden Flügelknorpeln geformt, deren mediale Schenkel dem Nasensteg und deren laterale Schenkel den Nasenflügeln Halt geben. Den mittleren Anteil der äußeren Nase stützen die Lateralknorpel, die medial in das Nasenseptum übergehen (Abb. 1.**1**).

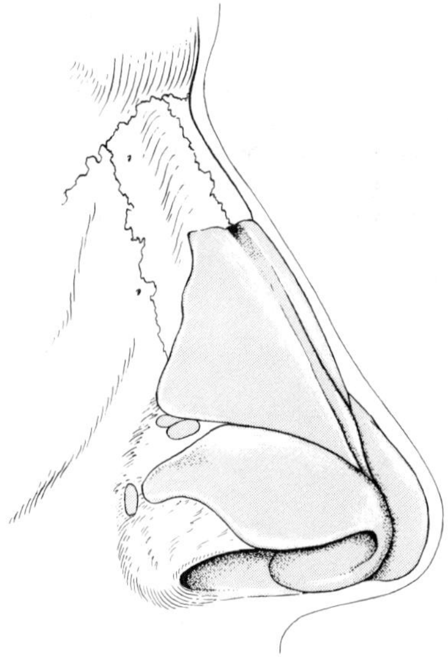

Abb. 1.**1** Knöchernes und knorpeliges Nasengerüst, von rechts vorn gesehen.

Nur das obere Drittel der Nase und die Nasenwurzel sind knöchern ausgebildet, nämlich medial durch die Ossa nasalia und lateral durch die Stirnfortsätze des Oberkiefers. An der Apertura piriformis geht die knöcherne Nase in die knorpelige Nase über (Abb. 1.**2**).

Auch das **Nasenseptum** besteht aus Knorpel (im vorderen, beweglichen Anteil) und aus Knochen (im hinteren Abschnitt). Hinten *unten* wird das Septum vom knöchernen Vomer gebildet, hinten *oben* von der Lamina perpendicularis des Siebbeins. Nach kranial ist die Nase begrenzt von der Schädelbasis mit der Lamina cribrosa, nach unten vom Gaumen. Den hinteren Ausgang der Nase bilden die Choanen, darüber liegt die Keilbeinhöhle (Abb. 1.**3**).

An der **lateralen Nasenwand** mündet in den unteren Nasengang der Ductus nasolacrimalis; das Ostium liegt sehr versteckt vorn dicht unter dem Ansatz der *unteren* Muschel. An entsprechender Stelle unter dem Kopf der *mittleren* Muschel ist der Zugang zur Stirnhöhle gelegen: der Ductus nasofrontalis. Ebenfalls im mittleren Nasengang, aber weiter posterior, finden sich das Ostium der Kieferhöhle und der Hiatus semilunaris; er bildet über das Infundibulum ethmoidale den gemeinsamen Zugang zu den vorderen und mittleren Siebbeinzellen. Die hinteren Siebbeinzellen münden *oberhalb* der mittleren Muschel. Der Zugang zur Keilbeinhöhle liegt an deren Vorderwand (Abb. 1.**4**).

Das **Naseninnere** ist vorn am Eingang mit Haut und deren typischen Anhangsgebilden ausgekleidet (die Härchen werden hier Vibrissae genannt), sonst mit einer Schleimhaut, die ein respiratorisches Flimmerepithel trägt; der Schleimtransport ist rachenwärts gerichtet. In dem mehrschichtigen Epithel sind Schleimdrüsen angeordnet. Zwischen der Schleimhaut und dem Knochengerüst der Muscheln breitet sich ein Schwellgewebe aus arteriovenösen Anastomosen aus; durch reflektorische Weitstellung dieser Bluträume – über das Ganglion pterygopalatinum – kann das Nasenlumen verengt, durch Drosselung des Blutzu-

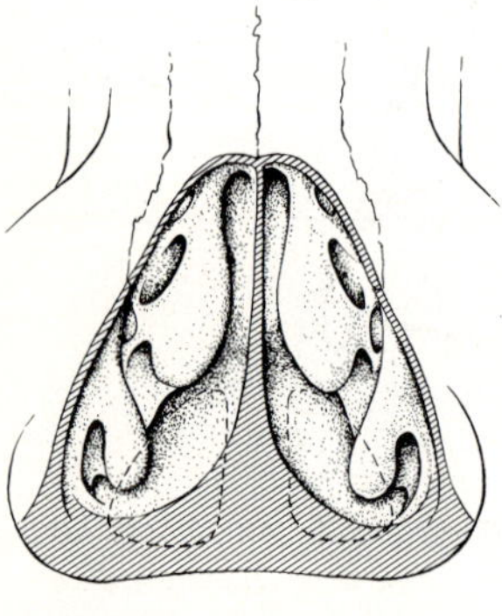

Abb. 1.**2** Naseninneres mit Septum, unteren und mittleren Muscheln, auf die äußere Nase (gestrichelt) projiziert.

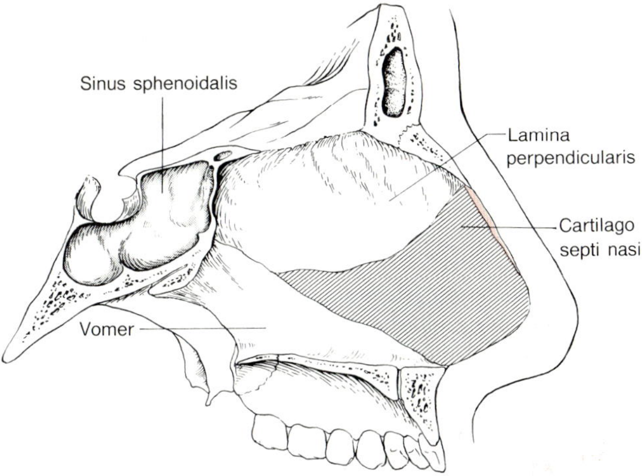

Abb. 1.**3** Nasenseptum von rechts her gesehen; es erstreckt sich zwischen Schädelbasis (kranial) und hartem Gaumen (kaudal).

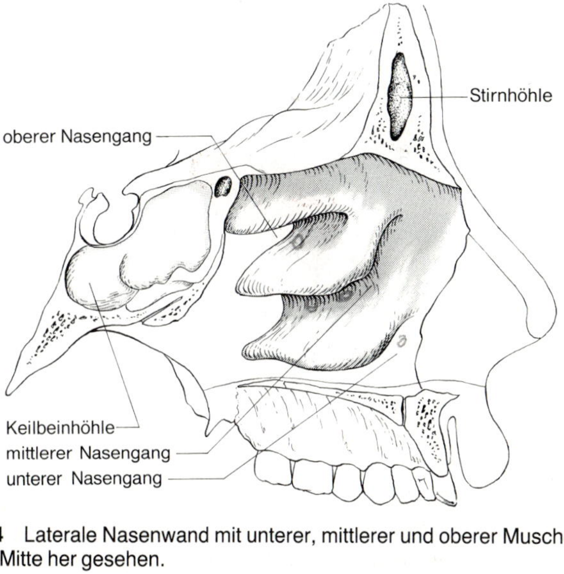

Abb. 1.**4** Laterale Nasenwand mit unterer, mittlerer und oberer Muschel links, von der Mitte her gesehen.

stroms das Lumen erweitert werden. Dieser Mechanismus ist von großer physiologischer und pathophysiologischer Bedeutung.
Im oberen Anteil der Nase schließlich ist das Riechepithel angeordnet mit seinen Sinnes- und Stützzellen; von ihnen ziehen die Fila olfactoria durch die Lamina cribrosa hindurch zum Bulbus olfactorius des Riechhirns.
Die Lamina cribrosa liegt – vom Naseneingang her gesehen – *medial* der mittleren Muschel. Nicht nur weil diese siebartige Knochenplatte sehr dünn und verletzlich ist, sondern auch wegen der möglichen aufsteigenden Infektion entlang der Riechfasern sind instrumentelle Manipulationen in diesem Bereich strengstens untersagt.
Die Orientierung innerhalb der Nase sollte entlang dem *Nasenboden* geschehen, der parallel zum *Gaumendach* verläuft. Dabei wird zugleich deutlich, daß das Naseninnere sich nach hinten erstreckt und nicht nach vorn oben – etwa parallel zum Nasenrücken. Das Naseninnere ist deshalb auch viel größer als die äußere Nase vermuten läßt (Abb. 1.**5**).
Die auffallendste der Nasen*nebenhöhlen* ist die **Kieferhöhle**; sie ist zwar schon beim Neugeborenen angelegt, zu dieser Zeit jedoch noch sehr klein und klinisch ohne Belang. Die Siebbeinzellen dagegen sind auch bei der Geburt schon gut entwickelt und deshalb die ersten, die ursächlich für entzündliche paranasale Schwellungszustände in Betracht kommen! Alle Nebenhöhlen sind mit dem respiratorischen Flimmerepi-

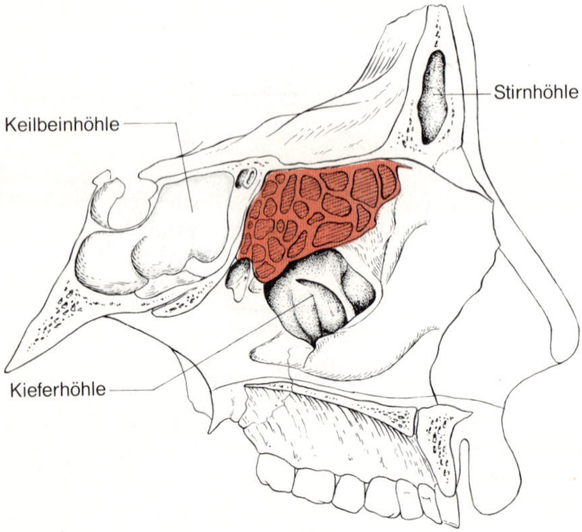

Abb. 1.**5** Blick von medial her in die linke Kieferhöhle. Nasenmuscheln weitgehend abgetragen, Siebbeinzellen eröffnet (rot).

thel der Nase ausgekleidet. Es ist ein Mukoperiost, hat also unmittelbaren Kontakt zum Knochen; das dazwischenliegende Schwellgewebe der Nase fehlt hier.

Die Kieferhöhlen werden begrenzt von der seitlichen Wand der Nasenhaupthöhle, dem Orbitaboden, dem Jochbein, hinten von der Flügelgaumengrube und unten vom Alveolarkamm bzw. dem harten Gaumen. Entsprechend der Gaumenform reicht der seitlich liegende Kieferhöhlenboden weiter nach kaudal als der Nasenboden über der Mitte des Gewölbes (Abb. 1.**6**).

Die **Siebbeinzellen** sind als Labyrinth unterschiedlich großer Hohlräume zu verstehen. Sie sind – wie alle Nebenhöhlen – mit einer zarten Schleimhaut ausgekleidet; jede einzelne Zelle hat über das Infundibulum ethmoidale und den Hiatus semilunaris einen Zugang zur Nase. Die Topographie der Siebbeinzellen ist relativ schwer zu erfassen; sie reichen oben bis an die Schädelbasis, liegen seitlich mit der Lamina orbitalis breit der Orbita an, grenzen hinten an die Keilbeinhöhle, unten an die Kieferhöhle bzw. den mittleren Nasengang und medial an die mittlere Muschel. Auf die Haut bzw. das Gesicht projiziert, sind die Siebbeinzellen dorsal der seitlichen Nase und dem Nasen-Augen-Winkel zu suchen.

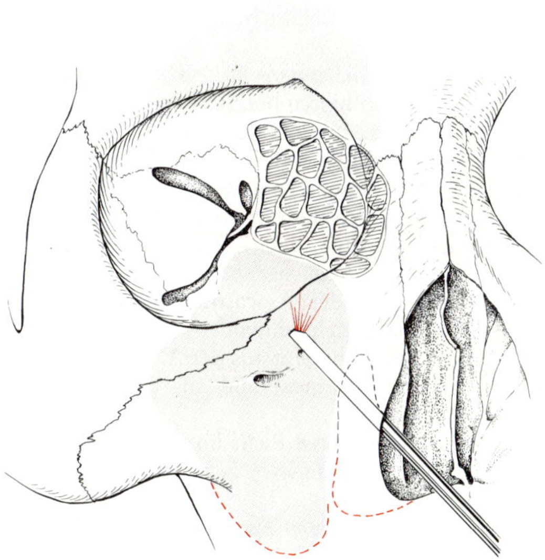

Abb. 1.**6** Der Kieferhöhlenboden reicht weiter nach kaudal als der Nasenboden. Hier scharfe Spülung der rechten Kieferhöhle, von vorn rechts gesehen. Die Kanüle wird durch den unteren Nasengang eingestochen.

Die **Stirnhöhle** ist in Form und Größe individuell unterschiedlich ausgebildet, auch seitenverschieden; gelegentlich fehlt sie überhaupt. Sie projiziert sich auf den medialen, unmittelbar über der Nasenwurzel gelegenen Anteil der Stirn und erstreckt sich zwischen Lamina externa und media des Stirnbeins, zumeist mit mehreren Buchten oder Kammern. Durch das dünne Septum interfrontale sind die Höhlen beider Seiten zumeist voneinander getrennt. Der Boden der Stirnhöhle ist zugleich ein Teil des Orbitadachs. Mit der Nasenhaupthöhle steht sie medial unten über den Ductus nasofrontalis in Verbindung.
Die Stirnhöhle ist weit seltener an Erkrankungen der Nase oder der Nebenhöhlen beteiligt als Kieferhöhle und Siebbeinzellen. Der Behandlung ist sie wegen des nur schmalen Kontakts mit der Nasenhaupthöhle weniger gut zugänglich.
Die **Keilbeinhöhle** ist dort zu vermuten, wo eine von der Nasenwurzel zum Hinterhauptsloch und eine durch beide Kiefergelenke gedachte Linie einander kreuzen, also „mitten im Kopf". Auch sie ist bei Geburt schon angelegt, wenn auch kaum entwickelt. Von kranial her wölbt sich die Sella turcica mit der Hypophyse in das Lumen hinein. Unmittelbar über dem Dach der Keilbeinhöhle – also vor dem Hypophysenstiel – liegt das Chiasma opticum. Den Seitenwänden nahe kommen die A. carotis interna, der Sinus cavernosus, der N. abducens und – weiter vorn – das Foramen opticum. Die Hinterwand besteht aus dem kräftigen Clivus, die Vorderwand ist deutlich dünner ausgebildet und enthält die Öffnung zur Nase.
Mit **arteriellem** *Blut* wird die *innere Nase* von oben her aus der A. carotis interna versorgt, von hinten her aus der A. carotis externa. Der Interna entstammen die Aa. ethmoidales, der Externa die Aa. nasales; von den letzten zieht die laterale entlang der seitlichen Nasenwand und die posteriore entlang der Nasenscheidewand. Aus ihr geht auch die A. nasopalatina hervor, die durch das Foramen incisivum in den Gaumen einstrahlt. Am vorderen Septum, dem Locus Kiesselbachii, treffen sich die A. ethmoidalis anterior (aus der A. carotis interna) und die A. nasalis posterior septi (aus der A. carotis externa) zu einem sehr oberflächlichen und deshalb leicht blutenden Gefäßknäuel (Abb. 1.**7**).
Auch die *äußere Nase* erhält ihr Blut aus der A. carotis interna (A. dorsalis nasi aus der A. ophthalmica) und aus der A. carotis externa (A. angularis aus der A. facialis).
Das **venöse** *Blut* des Nasen*innern* fließt über die V. ophthalmica und über die V. facialis ab, das der *äußeren Nase* über die V. angularis und den Sinus cavernosus (Abb. 1.**8**).
Der *Lymphabfluß* von der *äußeren* Nase und den *vorderen* zwei Dritteln des Naseninneren geschieht über die submandibulären Lymphknoten, der aus den *hinteren* Nasenanteilen über die retropharyngealen und die tiefen Halslymphknoten.

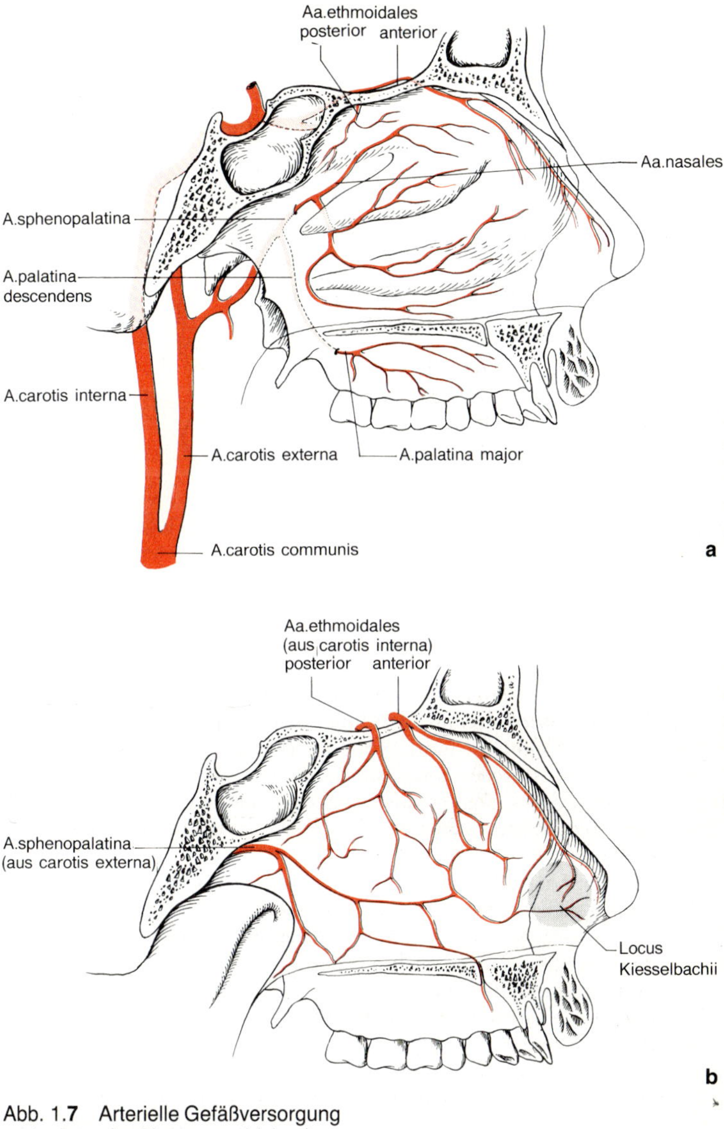

Abb. 1.**7** Arterielle Gefäßversorgung
a der lateralen Nasenwand (oben),
b des Nasenseptums (unten).

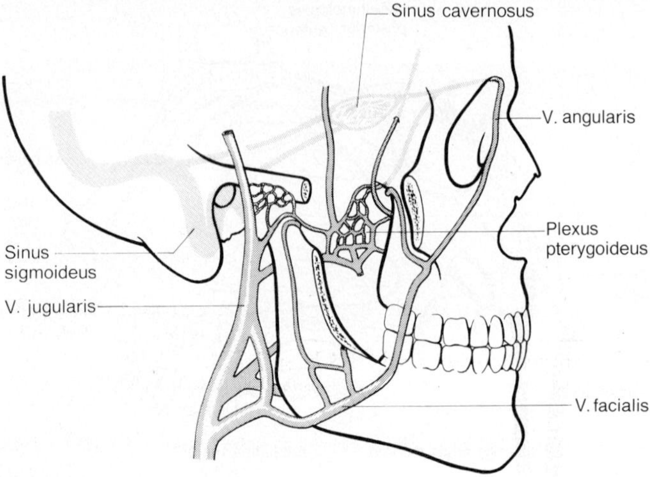

Abb. 1.**8** Venöse Abflüsse aus dem Gesicht und aus der Flügelgaumengrube unmittelbar zur V. jugularis interna sowie mittelbar über den Sinus cavernosus und den Sinus sigmoideus.

Die **sensible** Versorgung der Nase und der Nasennebenhöhlen stammt aus dem 1. und 2. Trigeminusast mit den Nn. ethmoidei et septi nasi sowie dem N. nasopalatinus, der durch den Canalis incisivus hindurch zur Gaumenschleimhaut führt. Von den **vegetativen** Nervengeflechten gehen die sympathischen aus dem Ganglion cervicale craniale hervor und passieren das Ganglion sphenopalatinum. Die parasympathischen sekretorischen und vasodilatatorischen Fasern entspringen im Ganglion pterygopalatinum.

Die Nase dient der **Atmung**, dem **Riechen** und der **Sprachklangbildung**. Während des Durchströmens durch die Nase wird die Luft *erwärmt*, *angefeuchtet* und *gereinigt* – erwärmt durch Aufnahme von Wärme aus dem Blutstrom, angefeuchtet durch Berührung mit dem Nasenschleim und gereinigt durch das Filter der Vibrissae und den Flimmerbesatz der Schleimhaut. In der normal geformten Nase wird der Luftstrom während der *Einatmung* an *mittlerer und unterer Muschel* entlanggeführt, während der *Exspiration* vornehmlich durch den *unteren Nasengang* geleitet. Die Weite der Nase und damit die unterschiedliche Blutfülle der Schleimhaut und der Schwellkörper werden vegetativ gesteuert. Auf kalte, trockene Luft reagiert die Nase mit Weitstellung der Schwellkörper (= engem Nasenlumen), auf Wärme und Feuchtigkeit mit Engstellung (= weitem Nasenlumen).

Der Antransport von Riechstoffen zum Riechepithel erfolgt entweder über den Naseneingang – zum Beispiel beim Schnuppern – oder über den Nasenrachenraum („gustatorisches Riechen"). Riechen und Schmecken sind eng miteinander gekoppelt.
Über die Funktion der Riechrezeptoren ist wenig bekannt. Von den Geruchstheorien erscheint die *stereochemische* von Amoore am besten begründet. Sie geht von der Annahme aus, auf der Reizseite seien fünf Grundgerüche zu unterscheiden, aus deren unterschiedlicher Mischung sich alle anderen Gerüche ergäben. Auf der Rezeptorseite seien es sechs verschiedene Zelltypen, nämlich je einer für die fünf Grundgerüche und einer für beißenden und fauligen Geruch.
Ist die Nase oder auch nur die Rima olfactoria verlegt, dann *„schmeckt* das Essen nicht mehr", weil nur die vier Grundqualitäten des Schmekkens noch wahrgenommen werden, d. h. süß, sauer, salzig und bitter, nicht aber die feinen, nur vom Riechorgan wahrzunehmenden Duftnuancen.
Die Nase mit den Nebenhöhlen bildet den Klangkörper für die Nasenlaute m, n, l und ng; nur wenn das Mittelgesicht kräftig ausgebildet und gut pneumatisiert ist, können Sprache und Stimme voll klingen. Ist die Nase verstopft, so klingt die Sprache dumpf (Rhinolalia clausa); bei hinten offener Nase – zum Beispiel der Spalte des weichen Gaumens – hat die Sprache einen nasalen Beiklang (Rhinolalia aperta). Im übrigen dienen die Nebenhöhlen – teleologisch gesehen – wahrscheinlich der Gewichtsersparnis und – jedenfalls die Kieferhöhlen – der Statik des Kauapparates. Zusammen mit den Stirnhöhlen und den Siebbeinzellen können sie bei Unfällen als „Knautschzone" des Kopfes wirken.

1.2 Untersuchungstechnik

Die äußere Form der Nase mit knorpeliger und knöcherner Einsenkung (Sattelnase), Nasenhöcker oder Breitnase und die Haut mit Verfärbung oder Schwellung können Hinweise auf Wachstumsstörungen, Entzündungen oder Traumen geben. Die Palpation kann Schmerzen, Indurationen, ein Hautempyhsem oder eine Krepitation zweier Knochenkanten gegeneinander aufdecken. Die Druckempfindlichkeit der Nervenaustrittspunkte des 1. (supraorbitalen) oder 2. (infraorbitalen) Trigeminusastes läßt erkennen, ob der Nerv von sich aus erkrankt oder durch Stirn- bzw. Kieferhöhlenentzündung gereizt ist, d. h., ob nur der Nerv in seiner Projektion auf die Haut schmerzhaft ist oder auch seine Umgebung entsprechend der Ausdehnung von Stirnhöhlenboden und -vorderwand bzw. der Kieferhöhlenvorderwand. Das leichte Anheben der Nasenspitze mit dem Daumen ermöglicht einen begrenzten Einblick in das Naseninnere und eine Beurteilung der knorpeligen Strukturen der Nasenspitze. Bei asymmetrisch angeordnetem knorpeligen Nasenseptum tritt dessen untere Kante seitlich neben dem Nasensteg hervor

(Luxatio septi) – zumeist ein Hinweis darauf, daß auch in der Tiefe der Nase eine Deviation des Septums besteht (Abb. 1.**9**).

Zur **Röntgenuntersuchung** der Nase und der Nebenhöhlen bedient man sich vor allem der *okzipitomentalen* Aufnahmerichtung (auch okzipitodental oder lediglich Nebenhöhlenaufnahme genannt); Nase und Kinn liegen der Platte an, der Mund ist geöffnet, der Zentralstrahl zieht durch Hinterhaupt und Nasenwurzel. Gut zu erkennen sind dann die Kieferhöhlen und die – gegebenenfalls in den geöffneten Mund projizierten – Keilbeinhöhlen (Abb. 1.**10**). Wenn Kinn und Nase nicht weit genug vorgestreckt wurden, wird der Boden der Kieferhöhle von der Felsenbeinpyramide überlagert. Dies zu wissen ist wichtig, um nicht fälschlich eine basale Verschattung der Kieferhöhle zu diagnostizieren. Weniger gut dargestellt sind auf der Nebenhöhlenaufnahme die Siebbeinzellen, weil sie von den Nasenbeinen überlagert werden, und die Stirnhöhlen erscheinen zu groß, weil sie von der Röntgenplatte einige Zentimeter weiter entfernt bleiben.

Für die Beurteilung des Naseninneren mit Muscheln und Septum wie auch für die Wiedergabe der Siebbeinzellen eignet sich besser die *okzipitofrontale* Aufnahmerichtung; nicht zu beurteilen sind hier die Kieferhöhlen, weil sich in sie die Felsenbeinpyramiden projizieren. Zur feineren Diagnostik und für operative Eingriffe an den Nebenhöhlen sind heute computertomographische Aufnahmen unerläßlich, zumeist hochauflösend in koronarer oder axialer Einstellung (Abb. 1.**11**). Die Strahlenbelastung ist wesentlich geringer, die Aussagekraft weit höher als die konventioneller Röntgenbilder. Jegliche Strahlenbelastung entfällt bei der in der Praxis durchführbaren A-Mode-Sonographie der Kieferhöhlen und Stirnhöhlen. Dabei werden neben dem obligaten Vorderwandecho bei Flüssigkeitsansammlung auch das der Hinterwand und bei Schleimhaut oder Tumorgewebe auch Zwischenechos gewertet. Siebbeinzellen und Keilbeinhöhle lassen sich sonographisch so nicht erfassen.

Zur **diagnostischen Spülung der Kieferhöhle**, die heute allgemein scharf erfolgt, wird die spitze Kanüle (Lichtwitz-Kanüle) durch den *unteren* Nasengang in die Kieferhöhle eingeführt; der Knochen ist hier sehr dünn – vorausgesetzt, daß die Nadel an der richtigen Stelle angesetzt wurde (vgl. Abb. 1.**6**). Wer zu zaghaft ist, bleibt eventuell vor der Apertura piriformis und damit vor der Vorderwand der Kieferhöhle, oder er versucht unmittelbar hinter der Apertur zu punktieren und gerät dort auf den zu dicken Knochen. Etwa in halber Tiefe des unteren Nasengangs und dicht unter dem Ansatz der unteren Muschel ist der Knochen am dünnsten. Zur Anästhesie muß die Schleimhaut der vorderen Nase und insbesondere die Punktionsstelle zuvor mit Pantocain betupft und mit Suprarenin abgeschwollen worden sein. Dazu benutzt man einen lockeren Wattebausch, der ein paar Minuten unter der unteren Muschel plaziert liegenbleibt.

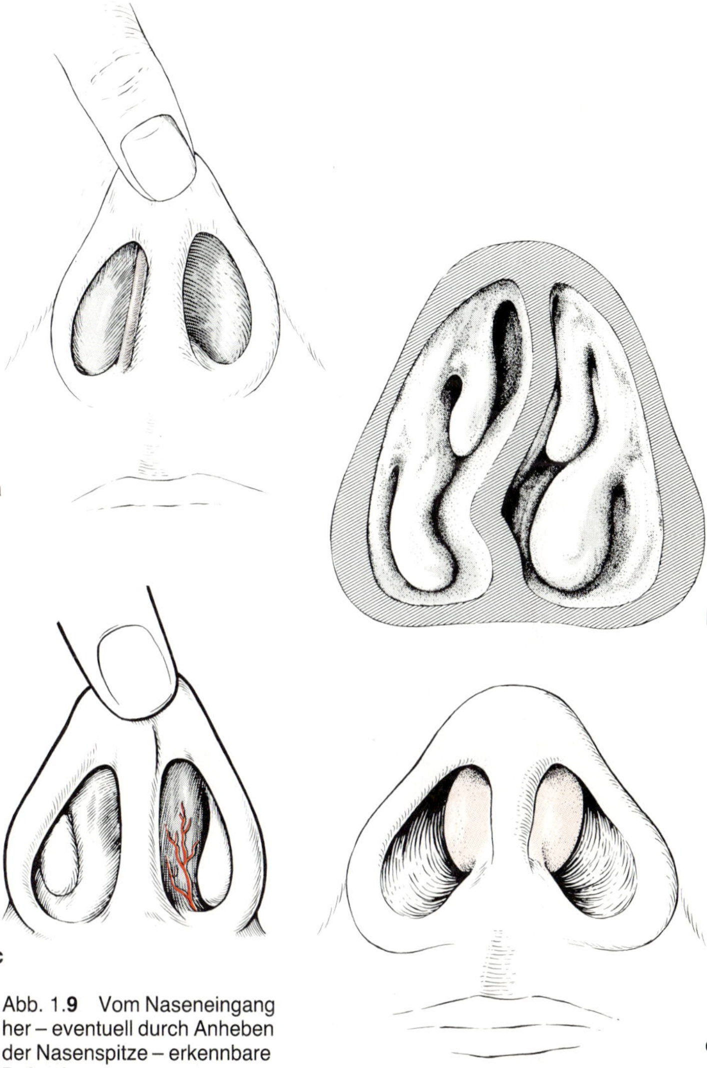

Abb. 1.**9** Vom Naseneingang her – eventuell durch Anheben der Nasenspitze – erkennbare Befunde:
a Septumdeviation, hier mit Luxation der unteren Kante nach rechts,
b Septumleiste rechts; Hypertrophie der unteren Muschel links,
c oberflächlich gelegene Gefäße am Locus Kiesselbachii des vorderen Septums links,
d Septumhämatom oder -abszeß nach Trauma.

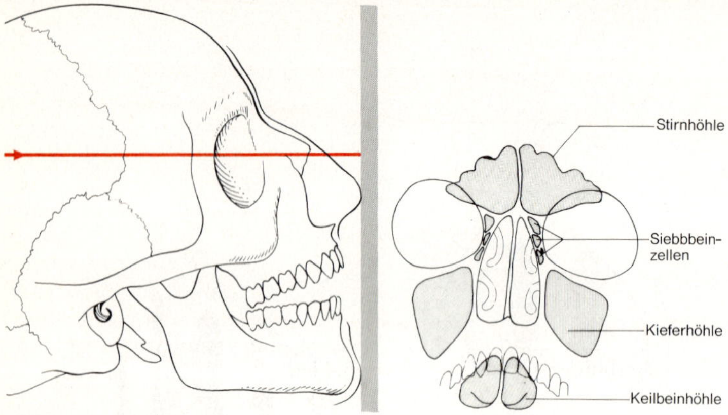
Stirnhöhle
Siebbbein-
zellen
Kieferhöhle
Keilbeinhöhle

a

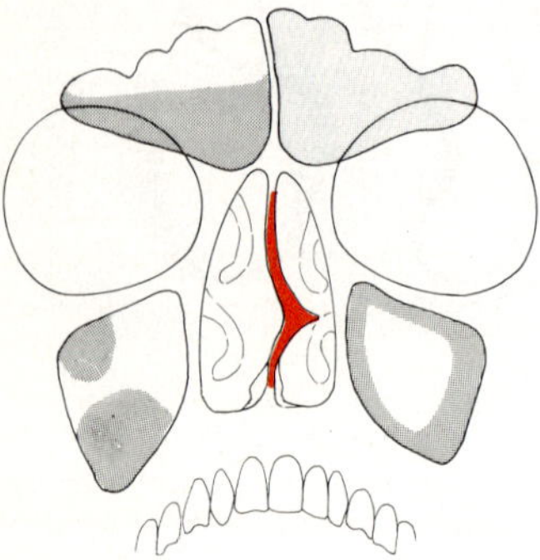

b

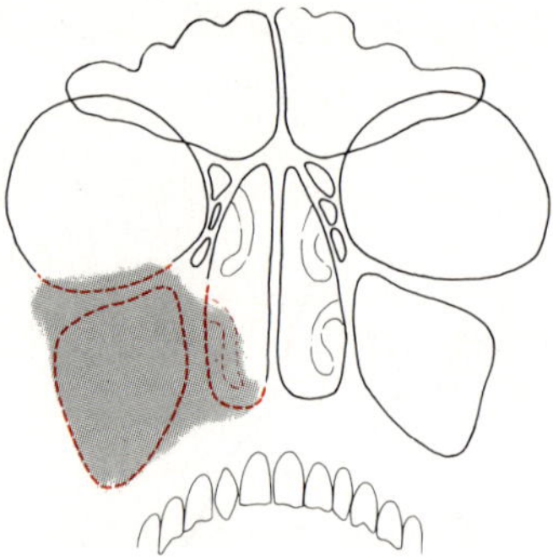

c

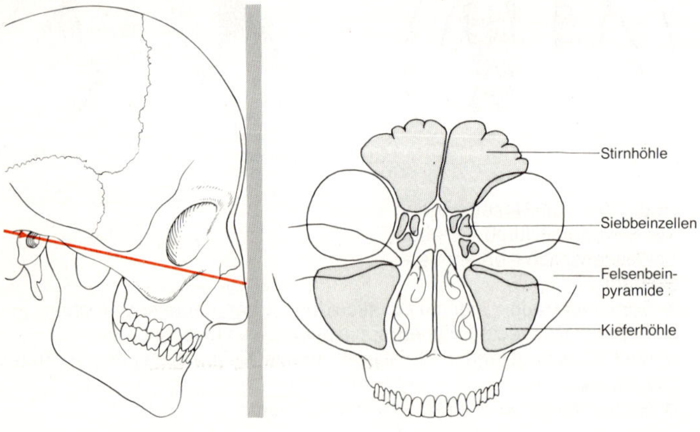
Stirnhöhle
Siebbeinzellen
Felsenbein-
pyramide
Kieferhöhle

Die Komplikationsgefahren der scharfen Spülung sind gering; die Blutung hält sich in Grenzen, die Gefahr eines Durchstoßens auch der Kieferhöhlenhinterwand oder des Orbitabodens besteht nur für den, der die Kanüle ohne Fingerspitzengefühl handhabt. Das früher empfohlene Vor- oder Nachblasen mit Luft ist zu unterlassen wegen der Möglichkeit, daß die Nadelöffnung zufällig einmal in eine Vene gelangt ist. Außerdem sollte man sicher sein, mit der Kanülenspitze nicht in verdickter Schleimhaut, sondern in Höhlen*lumen* zu liegen. Einer besonderen Spülvorrichtung bedarf es nicht, vielmehr lediglich einer 10- oder 20-ml-Spritze, um ein wenig Spülflüssigkeit hineingeben und den Inhalt dann durch Zurückziehen des Kolbens wieder absaugen zu können; nach eventueller Wiederholung kann ein Antibiotikum instilliert werden, möglichst ohne gelierende Beigabe, um Fremdkörperreaktionen der Kieferhöhlenschleimhaut zu vermeiden.
Da die Kieferhöhlenspülung nur indirekte Schlüsse über den Zustand der Schleimhaut zuläßt, wird sie heute regelmäßig mit einer **endoskopischen Ausleuchtung der Höhle** kombiniert. Optische und Lichtverhältnisse lassen kaum noch zu wünschen übrig; auch gezielte Probeentnahmen sind so möglich. Das Vorgehen ist das gleiche; lediglich wird an Stelle der Lichtwitz-Kanüle ein spezieller Trokar zur Führung des Endoskops benutzt (vgl. Abb. 1.**6**). Auch für die Untersuchung des Naseninneren ist die Endoskopie inzwischen zur vorrangigen Technik geworden, sowohl für die Diagnostik wie für die operative Therapie. Dabei werden nach gezieltem Abschwellen und Oberflächenanästhesie die einzelnen Nasengänge und der Nasenrachen inspiziert. Umschriebene Befunde wie solitäre Polypen, Schleimhautschwellungen oder Fremdkörper können so abgetragen oder entfernt werden. Für weitergehende sanierende endoskopische Eingriffe ist eine zusätzliche Infiltrationsanästhesie oder eine Narkose notwendig.
Statt der endoskopischen Optik bevorzugen andere Untersucher für die gleichen Zwecke das Operationsmikroskop, dessen Grenzen jedoch im Nasenrachen und in den versteckten Anteilen der Nebenhöhlen liegen.
Die *stumpfe* Kieferhöhlenspülung, d. h. das unblutige Einführen eines gebogenen Röhrchens in den Ausführungsgang *oberhalb* der unteren Muschel, ist kaum noch gebräuchlich, weil das Auffinden des Ostiums schwieriger und für den Patienten zumeist auch schmerzhafter ist.

◀ Abb. 1.**10** **Oben:** Okzipito-*mentale* Röntgenaufnahme der Nasennebenhöhlen zur Darstellung insbesondere der Kieferhöhle und der Siebbeinzellen.
a Einstellung und wichtigste Konturen.
b Am Boden der rechten Kieferhöhle zystischer Polyp mit kugeliger Begrenzung. Linke Kieferhöhle wandständig verschattet. In der rechten Stirnhöhle Flüssigkeitsspiegel, *linke Stirnhöhle diffus verschleiert.* Septumsporn links.
c Kieferhöhlenkarzinom rechts mit Zerstörung der angrenzenden Knochenstrukturen, einem verläßlichen Hinweis auf infiltrierendes Wachstum.
Unten: Okzipito-*frontale* Röntgenaufnahme der Naennebenhöhlen.

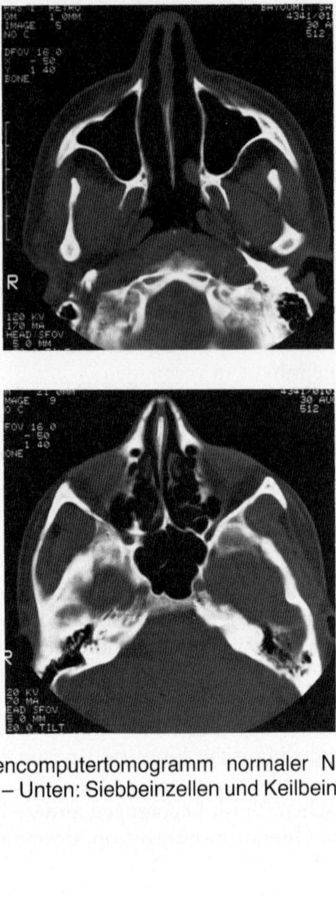

Abb. 1.**11 a** Röntgencomputertomogramm normaler Nasennebenhöhlen. – Oben: Kieferhöhlen. – Unten: Siebbeinzellen und Keilbeinhöhle.

Am einfachsten ist die Kieferhöhlenspülung, wenn nach Extraktion eines oberen Molaren ein Defekt des Kieferhöhlenbodens innerhalb der Alveole entstanden ist. Dann kann man stumpf spülen und absaugen. Oder man saugt nur ab, ohne vorher zu spülen, zumal dies den Patienten weniger belästigt. Solche Saugreinigungen der Kieferhöhle durch eine Mund-Antrum-Fistel sind ungefährlich und der Ausheilung förderlich. Auch hierbei kann das Endoskop verwendet werden.

Zur **Stirnhöhlenspülung** bevorzugte man früher das stumpfe Vorgehen durch den Ductus nasofrontalis, während heute allgemein auch hier scharf gespült wird (Abb. 1.**12**). Dies geschieht, indem man am inneren Ansatz der Augenbraue die Haut – nach Lokalanästhesie – stichinzi-

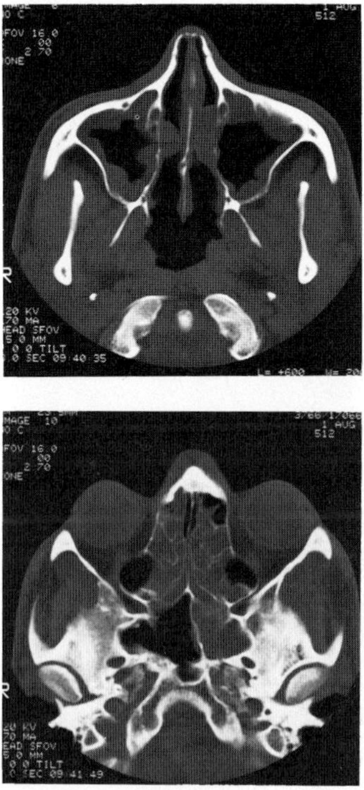

Abb. 1.**11 b** Röntgencomputertomogramm der Nebenhöhlen. – Oben: Randständige Schleimhautschwellung in den Kieferhöhlen. – Unten: Weitgehende Verschattung der Siebbeinzellen und der linken Keilbeinhöhle; rechte Keilbeinhöhle frei.

diert und durch die knöcherne Vorderwand mit einem Rosenbohrer in die Höhle gelangt. Der Bohrer wird gegen eine spezielle stumpfe Kanüle ausgewechselt, die Spülflüssigkeit und der pathologische Höhleninhalt fließen durch den Ausführungsgang in die Nase ab. Vorherige Klärung der lokalen Gegebenheiten mit Hilfe der okzipitofrontalen Röntgenaufnahme ist unerläßlich!

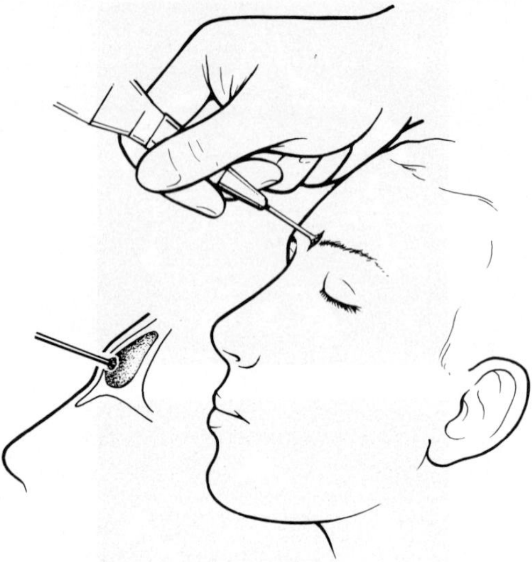

Abb. 1.**12** Spülung der Stirnhöhle nach Beck.

1.3 Äußere Nase

1.3.1 Krankheiten der äußeren Nase (Tab. 1.**1**)

Das **Naseneingangsekzem** (Rhinitis sicca) geht mit Jucken sowie Krustenbildung und Rhagaden im Gewölbe der Nasenspitze einher; es ist ein ausgesprochen chronisches Leiden, das oft durch die trockene Luft in klimatisierten Räumen unterhalten wird.

Die **Follikulitis** ist eine akute Entzündung der Haarbälge (meist durch Staphylokokken); sie bereitet Schmerzen und Spannungsgefühl und führt zur Rötung der umgebenden Haut. Durch eitrig-nekrotisierende Ausbreitung auf die Umgebung entsteht der Nasen*furunkel* mit entzündlichem Ödem, Fieber und Zunahme der Schmerzen. Antibiotika sind notwendig; nicht drücken! Komplikationsgefahr besteht in Thrombophlebitis der V. angularis (Druckschmerz im Nasenaugenwinkel!), der V. ophthalmica und des Sinus cavernosus (Chemosis der Bindehaut, Exophthalmus und Meningitis). Ebenso beim Oberlippenfurunkel!

Das **Erysipel** imponiert als flächenhafte Rötung, es ist scharf abgegrenzt und bildet oberflächliche Blasen; die Streptokokkeninfektion ist hochinfektiös!

Tabelle 1.**1** Äußere Nasenhaut

Entzündungen	Verbildungen	Varia	Tumoren
– Naseneingangsekzem – Naseneingangsfollikulitis – Furunkel – Erysipel	– Fisteln – Spalten – Rhinophym	– Morbus Boeck – leukämisches Infiltrat – Lupus erythematodes – Lupus vulgaris – Granuloma gangraenescens	– Hämangiome – Fibroepitheliome – Naevus pigmentosus – Basaliome – Spinaliome – Karzinome – Sarkome

Fisteln auf der Mitte des Nasenrückens kommen einzeln und zu mehreren vor; sie lassen sich oft bis weit in die Tiefe sondieren und enden eventuell in einer *Dermoidzyste* an der Schädelbasis (Abb. 1.**13a**). Beide sind Überbleibsel embryonaler *Spalten*. Ihre Operation verlangt besondere Kenntnisse der Stirnhöhlen- und Siebbeinchirurgie!
Das **Rhinophym** („Kartoffelnase") entsteht aus knolligen Wucherungen der Talgdrüsen – nur bei Männern (Abb. 1.**13b**)! Die Abtragung in Form des Schälens führt zu guten kosmetischen Ergebnissen.

Selten sind

- die *epitheloidzellige Granulomatose (Morbus Boeck)* der Nase,
- das *leukämische Infiltrat* oder
- der *Lupus erythematodes, Lupus vulgaris*
  (drei einander sehr ähnliche diffuse blaurote Infiltrationen) sowie
- das *Granuloma gangraenescens*, das schnell fortschreitend ulzeriert und das sich histologisch zumeist als Non-Hodgkin-Lymphom der Nase erweist.

Bei **Tumoren** der äußeren Nase muß man, soweit sie nicht eindeutig als (gutartige) Hämangiome, Verrucae oder Naevi zu erkennen sind, an die lokal schwer zu beherrschenden Basaliome denken oder an Spinaliome, Karzinome, Melanome und die hier selteneren Sarkome. Primäre Exzisionen (im Anfangsstadium) oder Probeexzisionen (bei größerer Ausdehnung) sind deshalb angezeigt.

1.3.2 Formfehler der äußeren Nase

Die *knorpelige* **Schiefnase** ist oft nur das äußere Zeichen einer Deformität des Septums im Inneren der Nase; deshalb läßt eine genaue Betrachtung der äußeren Nase eine Schiefstellung des Septums zumeist schon erahnen. Die Indikation zur operativen Korrektur hat diese Zusammenhänge zu berücksichtigen.

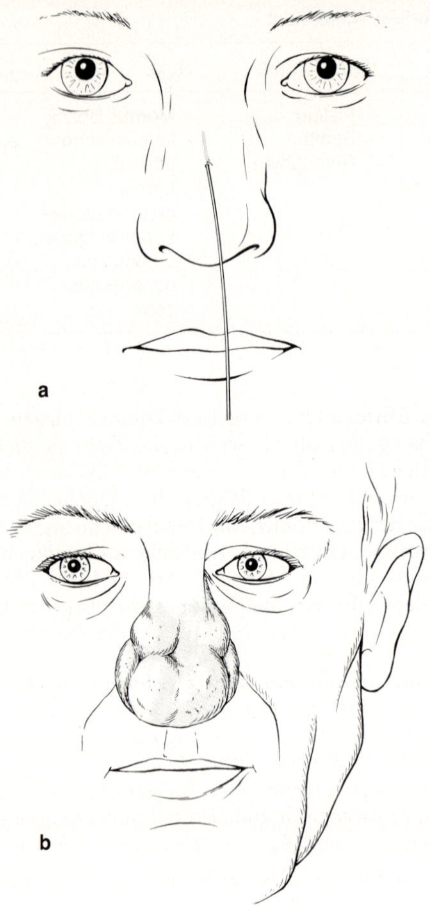

Abb. 1.**13**
a Mediane Nasenfistel, etwa 1 cm tief sondierbar,
b Rhinophym.

Auch bei der *knöchernen* **Schiefnase** ist das Septum zumeist entsprechend deviiert; dabei gibt sich die Asymmetrie eventuell nur an der unterschiedlichen Steilstellung der Ossa nasalia oder der Stirnfortsätze des Oberkiefers zu erkennen. Traumatische Schiefnasen betreffen knorpelige *und* knöcherne Anteile in unregelmäßigen Ausmaßen.
Der **Nasenhöcker** muß nicht Ausdruck einer Deformität, er kann ein lediglich hervorstechendes persönliches oder rassenspezifisches Merk-

mal sein. Soweit seine plastische Regulierung ansteht, muß man zugleich die Funktion der inneren Nase berücksichtigen, d.h. die Schleimhaut im Nasendom schonen, um die Durchgängigkeit der Nase zu erhalten. Gleichzeitig muß die Nasenspitze angehoben und eventuell auch zurückgesetzt werden – wiederum unter strenger Beachtung *funktioneller* Gesichtspunkte.

Die **Sattelnase** kann sich auf den knorpeligen oder auf den knöchernen Nasenrücken beschränken oder beide betreffen. Die Einordnung gelingt dem Erfahrenen vom Aspekt her, der weniger Geübte sollte den Nasenrücken mit drei Fingern palpieren (Zeigefinger auf dem Nasenrücken, Daumen und Mittelfinger entlang der seitlichen Nase). Die ausschließlich knorpelige Sattelnase ist Folge eines Defekts im vorderen knorpeligen Septum und der Dreiecks- oder Lateralknorpel. Sie entsteht z. B.

- nach einem Septumhämatom bzw. -abszeß in der Kindheit mit Knorpelnekrose (vgl. Abb 1.**9 d**),
- nach mehrfachem Nasenbluten bzw. nach unsachgemäßen Ätzungen mit trophischer Schädigung des Knorpels
- oder nach zu ausgiebiger Knorpelresektion bei der Operation des Nasenseptums nach Killian.

Geradezu pathognomonisch ist das Einsinken der *knorpeligen* Nase für die Wegener-Granulomatose – eine seltene, aber gefährliche Krankheit der Schleimhäute in den Luftwegen; hier sind es wieder trophische Störungen in der Schleimhaut bzw. im Perichondrium, die zur Degeneration der Knorpelstütze führen.

Die knorpelig-*knöcherne* Sattelnase ist zumeist traumatisch entstanden. Der Sattel *ausschließlich* im *knöchernen* Nasengerüst oder in der Nasenwurzel muß an die Folgen einer angeborenen Lues denken lassen (Abb. 1.**14**).

Die plastische Operation auch der Sattelnase sollte sich an funktionellen Richtlinien orientieren, d.h. sie sollte dem Nasenlumen wieder eine natürliche Weite zu geben versuchen, anstatt es durch subkutane Implantate noch weiter zu komprimieren.

Eine **Auftreibung** des knöchernen und eventuell auch knorpeligen *Nasengerüsts* ist bei extremer Polyposis der Nase zu beobachten, wenn also die chronisch entzündete Schleimhaut der Siebbeinzellen sich polypenartig in das Nasenlumen entwickelt und dieses prall ausgefüllt hat. Dann geben auch die Ossa nasalia und die Stirnfortsätze des Oberkiefers diesem Druck nach, die Nase wird breit und plump. Die Polypen sind eventuell schon am Naseneingang zu erkennen, die Sprache ist extrem nasal, eine Nasenatmung ist nicht mehr möglich, das Riechen zumeist erheblich behindert. Nach operativer Sanierung der Nebenhöhlen mit Ausräumung auch der Polypen bildet sich die ursprüngliche Nasenform langsam wieder zurück.

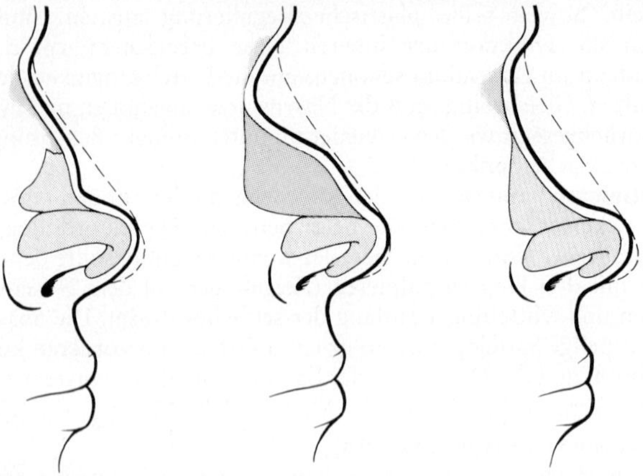

Abb. 1.**14** Verschiedene Formen der Sattelnase:
a knorpelig, zum Beispiel nach Septumabszeß,
b knöchern, Lues congenita,
c knöchern-knorpelig, zumeist traumatisch.

Formfehler der Nasenflügel sind entweder Folgen von Wachstumsstörungen oder von entzündlichen Knorpelnekrosen. Soweit sie die Einatmung durch Ansaugen der zu weichen oder verbildeten Nasenflügel behindern, kann vorübergehendes Einlegen von Wattekügelchen in den Dom des Vestibulums Erleichterung bringen und damit die Diagnose bestätigen. Auch allein aus Gründen der Kosmetik kann sich die Indikation zur Operation ergeben.

Das **frische Nasentrauma** verlangt eine möglichst präzise Klärung der entstandenen Schäden. Die inspektorische und palpatorische Beurteilung wird durch die anfängliche reaktive Schwellung und eventuell durch ein Hämatom erschwert. Ein Krepitieren von Knochenfragmenten ist nicht immer zu hören, auch das seitliche Röntgenbild der Nase kann versagen. Nasenbluten weist darauf hin, daß die Schleimhaut bei der Luxation des Stützgerüstes eingerissen ist. Durch vorsichtiges Abtasten des Nasenrückens mit dem Zeigefinger sind eventuelle Schmerzmaxima zu erfassen, die Rückschlüsse auf Sitz und Ausdehnung der Fraktur erlauben.

Behinderte Nasenatmung läßt auf ein Septumhämatom schließen, das dann auch vom Naseneingang her als beidseits pralle rote Vorwölbung der Septumschleimhaut zu erkennen ist (s. Abb. **1.9 d**). Im Zweifelsfalle ist der Patient zur Kontrolle nach wenigen Tagen wiederzubestellen! Nur äußere Wunden und das Septumhämatom bedürfen *sofortiger*

Versorgung bzw. Ausräumung und Tamponade, alle sonstigen korrigierenden Maßnahmen können bis zum Rückgang des Ödems prolongiert werden – jedoch auch nicht länger!
Frakturausläufer oder Schleimhauteinrisse bis ins Siebbein können sich als Hautemphysem bemerkbar machen; es entsteht durch Luft, die beim Schneuzen unter die Haut gelangt (s. Kap. 1.4). Die Beteiligung der Kieferhöhle zeigt sich auf dem Röntgenbild als hämatombedingter Schleimhautschatten. Frakturen, die in die Stirnhöhlenhinterwand oder das Siebbeindach ausstrahlen, sind an

- Anosmie,
- Liquorträufeln aus der Nase oder
- Lidhämatom

zu erkennen; da dies nicht der Fall sein *muß*, ist auch bei geringstem Verdacht einer Beteiligung der Schädelbasis schon die Einweisung in die Klinik geboten.

1.4 Schwellungen an Lidern und Nasenwurzel

Lidschwellungen beruhen auf:

- Luftempyhsem,
- penetrierender Sinusitis,
- penetrierender Dakryozystitis,
- Nasenfurunkel,
- Quincke-Ödem oder
- Insektenstich.

Sie entstehen z. B. durch eine Luftansammlung in der Haut oder durch ein entzündliches bzw. allergisches Infiltrat. Typisch für das *Emphysem* ist das Knistern der in der Haut verteilten Luftbläschen. Die eitrige Sinusitis ethmoidalis oder frontalis kann über eine Ostitis die knöcherne Begrenzung zur Orbita penetrieren und so zum subperiostalen, orbitalen oder subkutanen Infiltrat führen. Beim entzündlichen Lidödem ist die Haut teigig geschwollen, gerötet und schmerzhaft, beim Lidabszeß ist sie derb infiltriert, eventuell umschrieben fluktuierend. Nur selten ist das *Unterlid* – von der Kieferhöhle her – betroffen, eher schon in Form eines entzündlichen Begleitödems des *Nasenfurunkels*.
Jegliche Entzündungszeichen fehlen dagegen beim *allergischen* oder *angioneurotischen Quincke-Ödem*; es tritt ganz akut auf, eventuell rezidivierend mit unterschiedlicher Lokalisation; keine Rötung, kein Schmerz! Das *toxische* Ödem des *Insektenstiches* ist zumeist am Juckreiz und eventuell an der Einstichstelle zu erkennen. Beide Ödeme bilden sich spontan und innerhalb von Stunden oder Tagen zurück.

1.5 Nasenbluten (Epistaxis)
(Tab. 1.**2**)

Nasenbluten geht in der großen Mehrzahl der Fälle vom arteriellen Gefäßgeflecht am *Locus Kiesselbachii* aus; er ist beiderseitig am Septum dicht hinter dem Naseneingang gelegen – noch innerhalb der knorpeligen Nase (vgl. Abb. 1.**9**). Die Gefäße des Locus Kiesselbachii liegen so oberflächlich in der Schleimhaut, daß

- Manipulationen mit dem Finger,
- eine zusätzliche Blutfülle während eines Infekts der oberen Luftwege
- vergesellschaftet vielleicht mit einer Gefäßwandschädigung

ausreichen, um eine „spontane" Blutung entstehen zu lassen.
Durch kräftiges, flächenhaftes Aneinanderdrücken der Nasenflügel ist oft schon ein Sistieren der Blutung zu erreichen und zugleich ein Hinweis auf den Ursprung der Blutung gegeben; mit Kopfhochlagerung und Tamponade der vorderen Nase ist sie im allgemeinen zu beherrschen. Später versucht man, durch Ätzen des Gefäßareals einer erneuten Blutung vorzubeugen.
Schwieriger zu erreichen, weil oft im hinteren Anteil der Nase gelegen, ist die Blutungsquelle bei *Hypertonikern* oder bei *Störungen der Blutgerinnung*. Vordere Tamponaden lassen das Blut weiter in den Rachen fließen und bestätigen so den Verdacht einer „hinteren Blutung". Kopf vornübergebeugt halten, damit nicht unkontrollierte Blutmengen verschluckt oder gar aspiriert werden! Fachärztliches Eingreifen ist notwendig.
Gleiche Grundsätze gelten für Blutungen aus

- *Hämangiomen* der Nasenschleimhaut,
- den seltenen *blutenden Septumpolypen* (Granuloma teleangiectaticum),
- *Hämangiofibromen* des Nasenrachenraumes (nur bei Jungen!) und
- *malignen Tumoren*.

Tabelle 1.**2** Nasenbluten

aus der vorderen Nase	aus der hinteren Nase
– vom Locus Kiesselbachii bei Infekt oder „spontan" – oder aus Teleangiektasien am Naseneingang oder den Muschelköpfen	bei – Hypotonie – Blutungsübeln – Morbus Osler – juvenilem Hämangiofibrom des Nasenrachens – gefäßreichen malignen Tumoren

Die diagnostische Einordnung des Nasenblutens nach Nasenbeinfraktur ergibt sich aus dem Hergang, diejenige bei Blutgerinnungs- oder Gefäßwandkrankheiten eventuell aus der internistischen Vorgeschichte. Besondere Maßnahmen erfordern die rezidivierenden Blutungen beim *Morbus Rendu-Osler*, einer geflechtartigen Wucherung oberflächlicher und deshalb leicht verletzlicher Gefäße in den Schleimhäuten der Nase und des Mundes, der Lippen, der äußeren Haut und des Magens.

Bei jeglichem Nasenbluten erwartet der Patient vom Arzt, daß *er* die Situation beherrscht. Ruhiges und überlegtes Vorgehen ist deshalb geboten. Die Gefahr des **Ver**blutens aus der Nase ist kaum jemals gegeben. Deshalb gilt:

– den Patienten hin*setzen*, nicht hinlegen!
– den Patienten eine Schale in die Hand geben, um das Blut darin auffangen zu können,
– Kopf vornübergebeugt, kalte Kompresse in den Nacken,
– lieber das Blut vorn heraustraufeln als hinten herunterlaufen und verschlucken zu lassen,
– Blut ausschneuzen zu lassen und

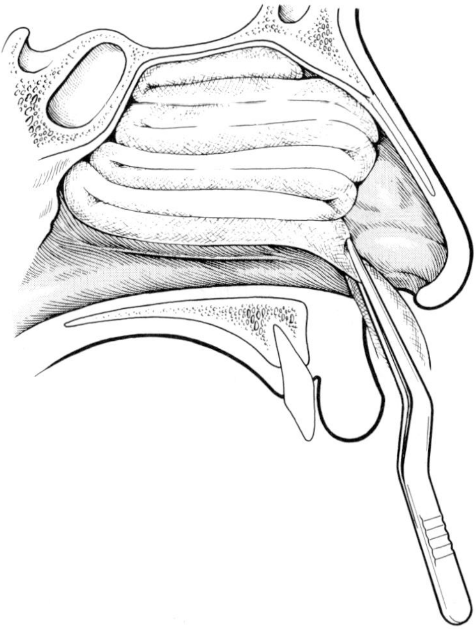

Abb. 1.**15** Tamponade der Nase fortlaufend von oben nach unten.

– Wattestöpsel einlegen, die mit Hämostyptika oder Privin getränkt wurden,
– entweder nur in die Nasenseite, aus der allein es blutet, oder beiderseitig,
– die Nasenflügel unmittelbar unterhalb der knöchernen Apertura piriformis gegeneinanderdrücken,
– gegebenenfalls fachärztliche Versorgung arrangieren.

Das unkontrollierte Einbringen einer Tamponade hilft selten, führt aber oft zu zusätzlichen Schleimhautverletzungen. Den Gegebenheiten angepaßt, wird sie entweder fortlaufend von hinten nach vorn oder schichtweise von oben nach unten gelegt – stets beidseitig (Abb. 1.**15**). Bei Blutungen aus der hinteren Nase kann eine – vorherige – Bellocq-Tamponade notwendig sein, d.h. das Ausfüllen des Nasenrachenraumes mit einem kugeligen Tupfer, der mit Fäden nach vorn durch die Nase gezogen wird und der damit zugleich die Choanen verschließt.
Nur ausnahmsweise ist eine Ligatur notwendig, entweder der

– A. maxillaris hinter der Kieferhöhle,
– A. carotis externa am Hals oder
– Aa. ethmoidales von einer lateralen Rhinotomie her.

1.6 Behinderte Nasenatmung
(Tab. 1.**3**)

1.6.1 Beim Neugeborenen

Die Unfähigkeit, durch die Nase zu atmen, äußert sich *beim Neugeborenen* im Nichttrinkenkönnen bzw. Nichtsaugenkönnen, weil für den Saugakt eine freie Nasenatmung absolute Voraussetzung ist. Als Ursache verlegter Nasenatmung kommt beim Neugeborenen nur die **Choanalatresie** in Betracht, und zwar die *beid*seitige. Der Verdacht bestätigt sich, wenn es nicht gelingt, von vorn her – bei dichtem Abschluß – Luft durch die Nase zu blasen, oder wenn eine Farblösung, in die Nase geträufelt, nicht im Rachen erscheint. Sondierungsversuche sind viel zu gefährlich! Die plastische Operation – **transpalatinal** – ist schon im Säuglingsalter möglich und notwendig.
Die – ebenfalls angeborene – *ein*seitige Choanalatresie wird erst Jahre später erkannt; sie äußert sich in einseitigem Dauerschnupfen und in der Unfähigkeit, das Sekret auf der verschlossenen Seite auszuschneuzen. Die Nasenatmung ist insgesamt also nicht behindert, vorausgesetzt, daß die Gegenseite nicht aus anderen Gründen verlegt ist.

1.6.2 Im Kleinkind- und Schulkindalter

In diesem Alter ist die häufigste Ursache einer behinderten Nasenatmung die Hyperplasie der **Rachenmandel** (Synonyma: vergrößerte Ton-

Tabelle 1.**3** Behinderte Nasenatmung

beim Neugeborenen	beim Kind	beim Erwachsenen
– Choanalatresie *beid*seitig	*einseitig:* – Choanalatresie – Choanalpolyp – Fremdkörper *beidseitig:* – Adenoide – Rhinosinusitis (Septumdeviation) – Nasenrachenfibrom	– Septumdeviation – polypöse Rhinosinusitis – Tumoren (Nasenstein, selten!)

silla pharyngica, Adenoide, adenoide Vegetationen, Wucherungen, kindliche Polypen), (Abb. 1.**16**).

- Die Kinder atmen durch den Mund, der dann offensteht und einen speziellen, unaufmerksamen Gesichtsausdruck schafft.
- Nächtliches Schnarchen führt zur Austrocknung des Rachens und zur Hyperplasie auch der *Gaumen*mandeln,
- häufige Infekte der oberen Luftwege oder Anginen sind die Folge.
- Der Gaumen ist oft hoch und spitz geformt – entweder als Folge der Mundatmung oder als Ausdruck einer schmalen inneren Nase?

a 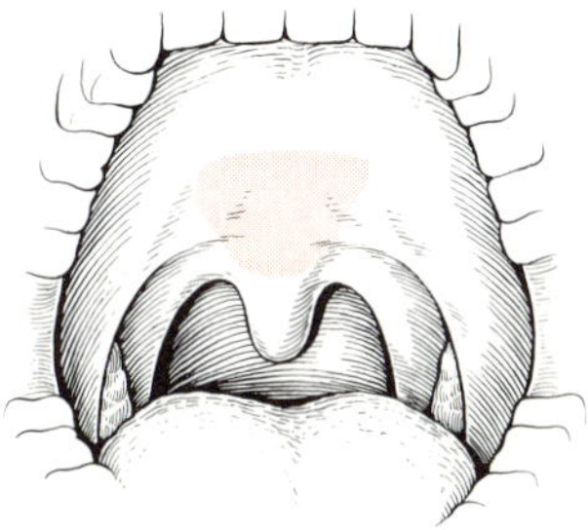 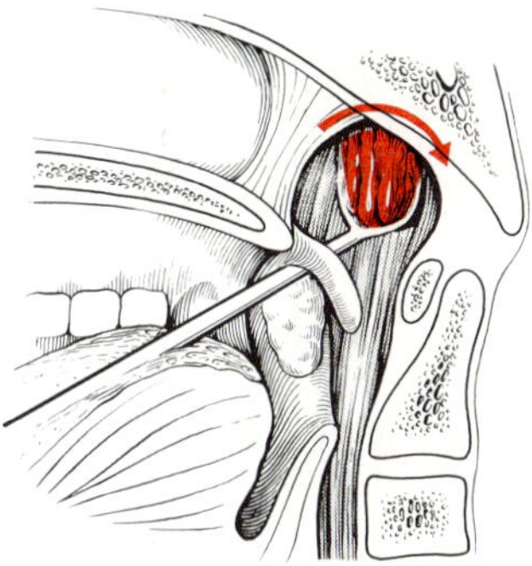 b

Abb. 1.**16** Die Rachenmandel liegt versteckt im Nasenrachenraum, also *hinter* der Nase. Auf den Gaumen projiziert, ist sie hinter und oberhalb des Uvulaansatzes zu suchen (**a**), beim Blick von der Seite her unter der Keilbeinhöhle und hinter den Choanen (**b**). Die Adenotomie geschieht mit dem Beckmann-Ringmesser, heute allgemein in Intubationsnarkose am hängenden Kopf.

- Die Funktion der Eustachi-Röhre ist durch die Adenoide oder die begleitende Entzündung der Schleimhaut behindert, die Belüftung der Paukenhöhle gestört. Es resultiert ein
- anhaltender Unterdruck im Mittelohr, der eine Sekretabsonderung nach sich zieht (Sero- oder Mukotympanon; vgl. Kap. 2.3.1) und damit zur Mittelohrschwerhörigkeit führt.

Auf dem seitlichen oder Fern-Röntgenbild des Nasenrachenraumes ist die Rachenmandel als Vorwölbung vom Rachendach und von der -hinterwand zur Choane hin zu erkennen; der Luftschatten des Nasenrachenraumes ist entsprechend eingeengt oder gänzlich unterbrochen.
Deutlich behindert ist die Nasenatmung auch bei der **chronisch-hyperplastischen Rhinosinusitis**. Im Kindesalter kann sie Folge oder Begleiterscheinung der adenoiden Vegetationen sein. Konstitutionelle Faktoren sind eventuell ursächlich beteiligt (Infektneigung), oder es besteht eine besondere Infektionsgefährdung z. B. in Kindergärten und Schulen. Abschwellen der Nasenschleimhaut mit vasokonstriktiven Tropfen gibt vorübergehend Erleichterung und erhärtet zugleich die Diagnose. Das okzipitofrontale Röntgenbild zeigt eine unterschiedliche Verlegung des Nasenlumens durch die hyperplastischen Muscheln und gegebenenfalls eine wandständig kugelige oder homogene Verschattung der Kieferhöhlen.
Auch bei Kindern schon ist an eine allergische Genese (vgl. Kap. 1.7) zu denken, vor allem, wenn eine jahreszeitliche oder situative Abhängigkeit zu erkennen ist.
Fast nur bei Kindern zu beobachten ist die Verlegung der Nase bzw. des Nasenrachenraumes durch den sogenannten **Choanalpolypen** (Abb. 1.**17**). Er entsteht aus einer maximalen chronisch-entzündlichen Schwellung der *Kiefer*höhlenschleimhaut, die sich polypartig gestielt durch das Ostium maxillare in die Nase und schließlich in den Nasenrachen vorwölbt. Zunächst wird dadurch nur eine Choane verlegt, später ist eventuell der ganze Nasenrachenraum ausgefüllt. Das Röntgenbild gibt eine homogene Verschattung der Kieferhöhle wieder – zumeist nur einseitig. Nie sind die Siebbeinzellen Ursprungsort des kindlichen Choanalpolypen, und umgekehrt drängen die *Siebbein*polypen des Erwachsenen nicht nach hinten durch die Choanen in den Nasenrachenraum, sondern nach vorn zum Naseneingang.
Auf die Möglichkeit einer einseitigen Nasenbehinderung durch die

- einseitige – Chonanalatresie wurde bereits hingewiesen (Kap. 1.1.6).

Im Kindesalter noch selten anzutreffen ist die **Septumdeviation** (*Verbiegung der Nasenscheidewand*), weil sie erst aus einer Wachstumsstörung des Mittelgesichts resultiert, indem sich der Gaumen (= Nasenboden) nicht weit genug nach kaudal von der Schädelbasis fortentwickelt. Der Sollabstand zwischen Schädelbasis und Nasenboden wird also nicht erreicht – vielleicht wegen mangelnder Kaubeanspruchung des Oberkie-

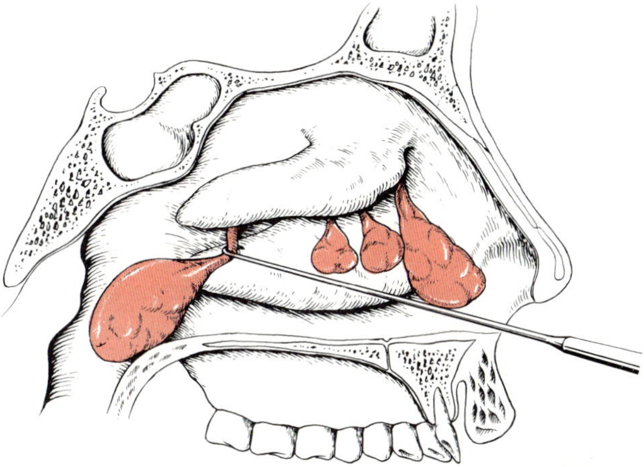

Abb. 1.**17** Choanalpolyp, ein aus der Kieferhöhle gestielt sich vorwölbender Schleimhautprolaps, der immer in der Einzahl (im Gegensatz zu den multiplen Siebbeinpolypen) und immer nur einseitig zu finden ist.

fers? Das dem Nasenseptum vorbestimmte Wachstum zwingt dann zum seitlichen Ausweichen und zwar oft S-förmig, d.h. unten zur einen, oben zur anderen Seite, oder vorn beispielsweise nach rechts, hinten dann nach links.

Diese genetische Deutung wird durch den Befund eines *„hohen Gaumens“* allein noch nicht gestützt, da dieser auch Ausdruck lediglich einer besonders starken Wölbung des Oberkiefers sein kann mit weit nach kaudal reichenden Alveolarfortsätzen, ohne der Schädelbasis zu nahe zu stehen. Die Annahme gegenseitiger Beeinflussung des Wachstums von Nase und hartem Gaumen fördert jedoch das Verständnis des Zahnarztes für die Ursachen behinderter Nasenatmung und des HNO-Arztes für die eventuelle Notwendigkeit einer kieferorthopädischen Behandlung (Abb. 1.**18**).

Fremdkörper in der Nase finden sich überwiegend bei Kindern: Kleine Spielgeräte sowie Schrauben, Kugeln oder Münzen. Soweit der Hergang nicht offensichtlich ist, imponiert das Bild zunächst als einseitig behinderte Nasenatmung, dann als *ein*seitiger Schnupfen. Aus Ablagerungen von Kalksalzen um den Fremdkörper herum kann sich ein *Nasenstein* (Rhinolith) bilden. Doch es gibt auch Nasensteine ohne einen solchen Kristallisationskern; ihr Entstehungsmechanismus bleibt dann ungeklärt. Das klinische Bild ähnelt dem der Fremdkörper. Größe und unregelmäßige Form können ihre Entfernung erschweren; vorherige Röntgenkontrolle ist deshalb notwendig.

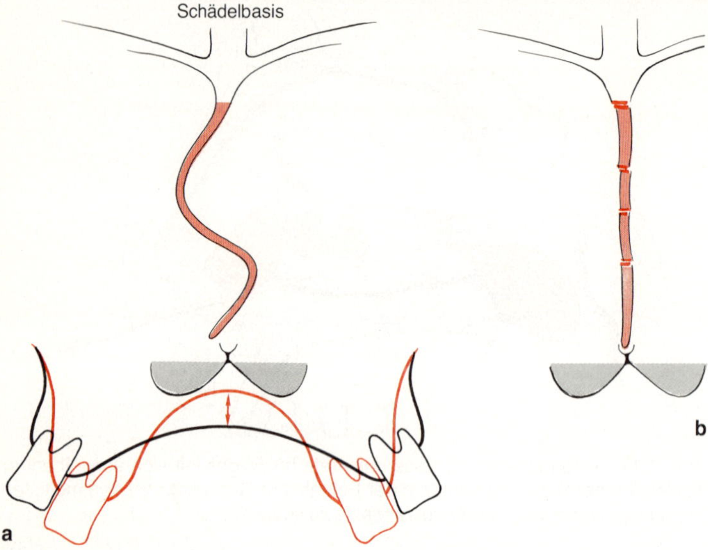

Abb. 1.**18** **a** S-förmige Verbiegung der Nasenscheidewand zwischen Schädelbasis und zu hoch stehendem Nasenboden (= hartem Gaumen, rot). Zum Vergleich ist die normale flachere Gaumenkonfiguration schwarz gezeichnet. **b** Begradigung des Septums durch subperichondrale Mobilisation, Inzisionen, Kürzung und Aufstellen auf dem „Tisch": Septumplastik.

1.6.3 Beim Erwachsenen (Tab. 1.**4**)

Beim Erwachsenen ist die **Deviatio septi** die häufigste Ursache einer behinderten Nasenatmung. Die Patienten geben an, immer sei eine Seite verstopft, zumeist die rechte bei Rechtslage und umgekehrt die linke beim Liegen auf der linken Seite. Eventuell weist schon die Form der äußeren Nase auf eine Unregelmäßigkeit des Septums hin. Weicht beispielsweise die Nasenspitze nach rechts von der Mittellinie ab, so darf man vermuten, daß das Septum nach links deviiert ist (Abb. 1.**19**). Oder am Nasensteg ist eine Subluxation der unteren Septumkante zu erkennen; das Hervorstehen des knorpeligen Septums z. B. rechts des Nasenstegs läßt auf eine Deviation des hinteren Septums nach links schließen – und umgekehrt (s. Abb. 1.**9 a**). Äußere Anzeichen können aber auch fehlen, zumal keineswegs ein Trauma vorausgegangen sein muß!

Tabelle 1.**4** Chronisch behinderte Nasenatmung

anhaltend	fluktuierend
beidseitig: – polypöse Rhinosinusitis *einseitig:* – schleimige Sekretion: Choanalatresie Fremdkörper – schleimig-fötide Sekretion: odontogene Sinusitis – fötid-blutige Sekretion: maligner Tumor	Rhinopathie – allergisch – vasomotorisch

Die Verbiegung der Nasenscheidewand ist oft die Ursache dafür, daß sich eine akute Rhinitis zur Rhino*sinusitis* entwickelt und daß diese dann chronisch wird. Doch auch die Ausheilung eines Schnupfens kann wegen der mangelnden Luftdurchgängigkeit der Nase ausbleiben, oder die spornartige Verbiegung des Septums (Spina) ist so extrem, daß die Belüftung und der Sekretabfluß auch aus den Nebenhöhlen gestört ist – anhaltende Kopfschmerzen sind die Folge. Abschwellen der Schleimhaut mit suprareninhaltigen Tropfen müßte eine passagere Linderung bringen.

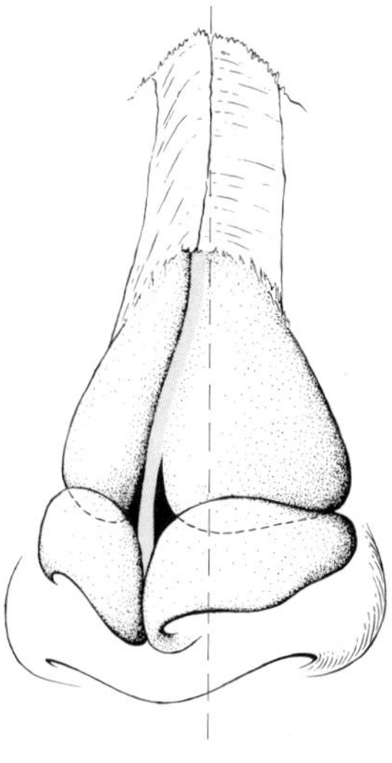

Abb. 1.**19** Das Abweichen der knorpeligen und knöchernen Nase und der Nasenspitze nach rechts weist auf eine Deviatio septi im Innern der Nase nach links hin.

Die operative Begradigung des Septums – heute in Form der *plastischen* Korrektur – schafft die Voraussetzungen für eine Ausheilung der Rhinitis und eventuell auch der Sinusitis, jedenfalls wenn nicht zu lange gezögert wurde. Mit dem Eingriff werden – vom Naseneingang her subperichondral bzw. subperiostal vorgehend – die Verbiegungen soweit als möglich gelöst; extrem unregelmäßige Knorpel- oder Knochenspäne werden herausgenommen. Die außerhalb der Nase gecrashten Knorpelteile werden reimplantiert, um dem Septum wieder Halt zu geben (vgl. Abb. 1.**18**).

Eine schwer erkennbare Besonderheit der chronisch-hyperplastischen Rhinitis sind die *verdickten* **Hinterenden der unteren Muscheln**. Sie verschließen die Choanen wie Korken einen Flaschenhals. Bei der Inspektion der Nase von vorn her ist dieser Befund oft kaum zu erkennen, wohl aber bei der technisch schwierigeren Postrhinoskopie oder der endoskopischen Ausleuchtung: maulbeerartige, blaßrosafarbene Hyperplasien der unteren Muscheln. Ihre Abtragung mit Schlinge oder Schere bringt dem Patienten augenblicklich Erleichterung (Abb. 1.**20**).

Die behinderte Nasenatmung bei chronisch-hyperplastischer Sinusitis ist – wenn sie nur lange genug besteht – gekennzeichnet durch **Schleimhautpolypen**, die sich vor allem *aus den Siebbeinzellen* in den mittleren Nasengang und schließlich in das ganze Naseninnere vorstülpen. Sie sind gestielt verbunden mit der Schleimhaut derjenigen Zelle, aus der sie hervorgingen (Abb. 1.**21**). Da es mehrere Siebbeinzellen gibt, entwickeln sich diese Polypen zumeist in der Vielzahl – im Gegensatz zum kindlichen Choanalpolypen, der aus der – singulären – Kieferhöhle stammt und deshalb nur in der Einzahl anzutreffen ist. Die Siebbeinpolypen sind nicht zu verwechseln mit den zuvor erwähnten „Polypen" der Kinder, einem Laiensynonym für die adenoiden Vegetationen.

Abschwellen mit vasokonstriktiven Nasentropfen beseitigt die Behinderung nicht oder nur unvollständig – zugleich wieder ein diagnostischer Hinweis.

Auf der okzipitomentalen Röntgenaufnahme sind Kieferhöhle, Siebbein und Nasenhöhle – eventuell auch die Keilbeinhöhle und die Stirnhöhle – verschattet, *die Knochenstrukturen aber sind erhalten* (s. Abb. 1.**10**). Für die Diagnose zu verwerten ist gegebenenfalls die anamnestische Angabe, daß schon mehrfach Polypen auf beiden Seiten extrahiert wurden. Solche Maßnahmen können jedoch das hyperplastische Krankheitsbild nicht grundlegend beeinflussen, da die Ursache, nämlich die *Nebenhöhlen*entzündung, so nicht beseitigt wird. Therapeutisch bleibt nur die Operation der Nebenhöhlen.

Prinzip aller **Nebenhöhlenoperationen** *ist* die Ausräumung der erkrankten Schleimhaut und *die Schaffung eines bleibenden breiten Zugangs zur Nase*. So wird aus der Nebenhöhle mit engem Ostium eine zum Nasenlumen weit geöffnete Bucht. Neue Infektionen sind möglich,

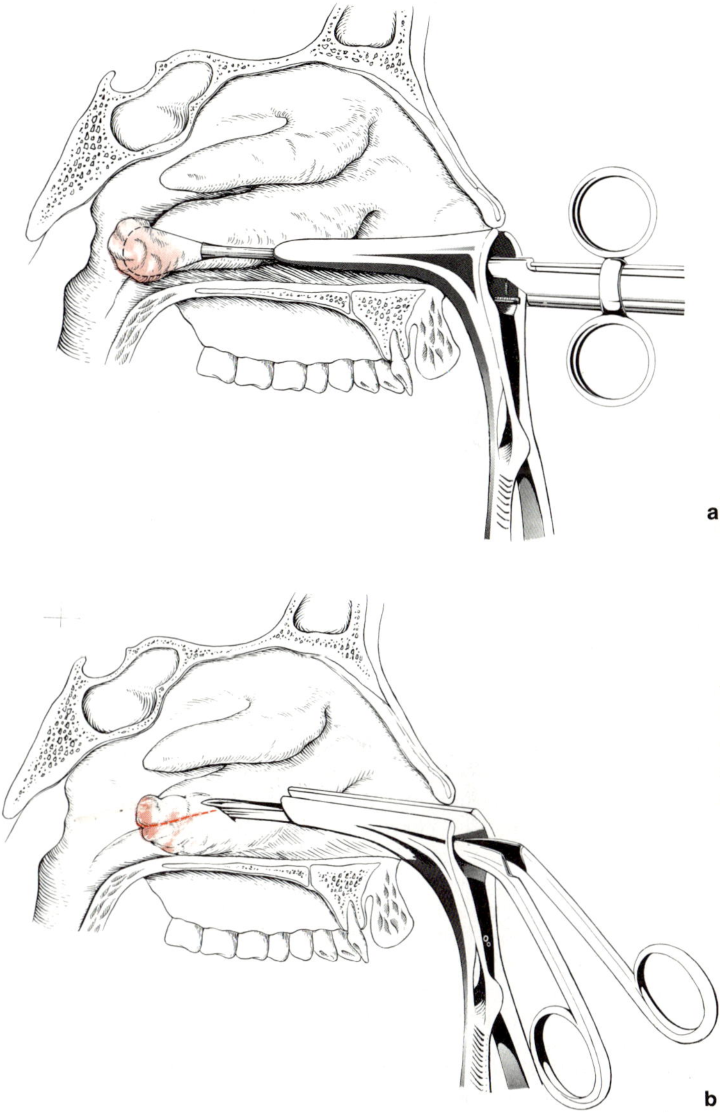

a

b

Abb. 1.**20** Choane durch entzündliche Hyperplasie der unteren Muschel eingeengt,
a Abtragung des verdickten Hinterendes mit der Schlinge,
b Kappung der unteren Muschel nach Takahashi.

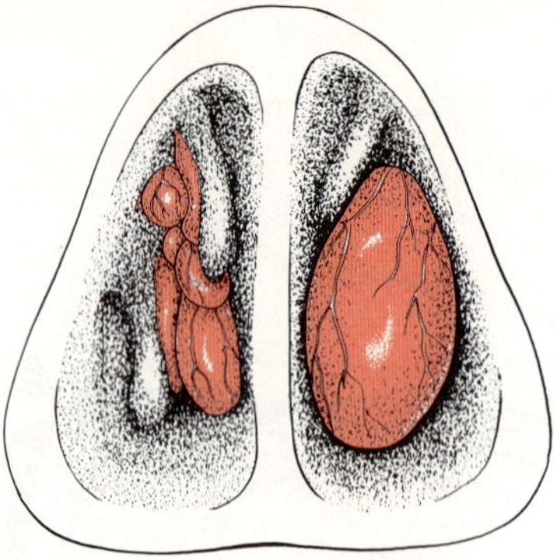

Abb. 1.**21** Entzündlich-hyperplastische Nasenpolypen; sie haben ihren Ursprung im Siebbeinzellsystem und sind deshalb im mittleren (vorn) bzw. im oberen Nasengang (hinten) gestielt (vgl. Abb. 1.**17**).

können aber wegen des nun gewährleisteten Abflusses schnell wieder heilen. An der Kieferhöhle läßt sich dieses Ziel gut verwirklichen (Schleimhaut-Lappenplastik nach Boenninghaus), weil sie einen flächenhaften Kontakt zur Nase hat (Abb. 1.**22**), weniger gut an den Siebbeinzellen und der Keilbeinhöhle, am schwierigsten an der Stirnhöhle; doch auch hier gelingt es heute fast regelmäßig, mit Hilfe der Schleimhautplastik nach Uffenorde den Zugang zur Nase offen und weit genug zu halten. Die Nebenhöhlenoperationen erfolgen im allgemeinen in Intubationsnarkose; ihre Erfolge sind wesentlich abhängig von der Operationstechnik und der individuellen Reaktionsweise des Patienten. Am wenigsten günstig sind die Aussichten bei *allergisch* bedingten Hyperplasien; vgl. Kap. 1.7!
Dieses heute noch gültige Grundprinzip wird inzwischen weitgehend endonasal realisiert, also nur ausnahmsweise noch durch den Zugang im Mundvorhof oder durch den paranasalen Hautschnitt. Vielmehr erlaubten Weitwinkeloptiken und das Operationsmikroskop ein endonasal-mikrochirurgisches Operieren (Messerklinger, Wigand). Auf diese Weise und mit speziellen Instrumenten gelingt es zuverlässig, über das Infundibulum des mittleren Nasenganges (**Infundibulotomie**) das Labyrinth der Siebbeinzellen zwischen mittlerer Muschel, Lamina orbitalis und Schädelbasis auszuräumen und weite Zugänge zur Keilbeinhöhle, zur Kieferhöhle und zur Stirnhöhle zu schaffen. Das Verfahren gehört in die Hand von speziell erfahrenen Rhinochirurgen und erfordert unbedingt eine computertomographische Darstellung des Nebenhöhlensystems einschließlich der angrenzenden Strukturen (Abb. 1.**23**).

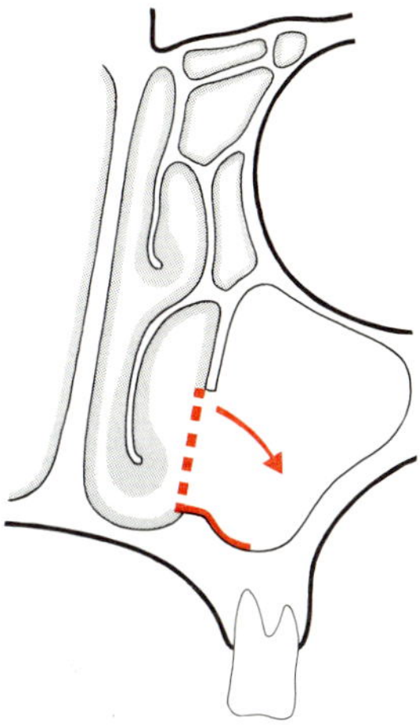

Abb. 1.**22a** Prinzip der Schleimhautplastik nach Boenninghaus. Der Zugang von der Kieferhöhle zur Nase wird durch einen Schleimhautlappen der seitlichen Nasenwand offengehalten, der auf den Boden der Kieferhöhle umgeschlagen wird.

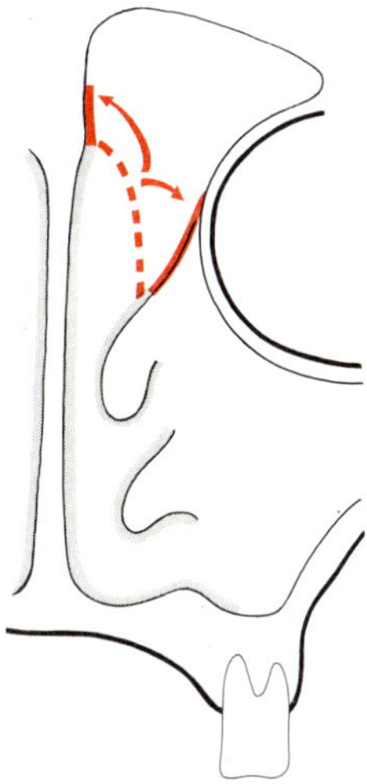

Abb. 1.**22b** Prinzip der Schleimhautplastik nach Uffenorde.
Der Zugang von der Stirnhöhle zur Nase wird offengehalten, indem die Schleimhaut der seitlichen Nasenwand – weit vorn – mit einem kleineren oberen und einem größeren unteren Schwenklappen dem Septum interfrontale bzw. der Orbita angelegt wird.

Sekundäre Behinderungen der Nasenatmung können durch *Synechien* entstehen, d. h. durch Verwachsungen zwischen zwei einander gegenüberliegenden Schleimhautflächen – am häufigsten zwischen Muschel und Septum oder zwischen unterer Muschel und Nasenboden. Vorangegangen sind Verletzungen, operative Eingriffe oder unsachgemäße Ätzungen. Nicht schwierig ist es, die Synechien zu lösen, wohl aber, erneute Verwachsungen zu verhindern.

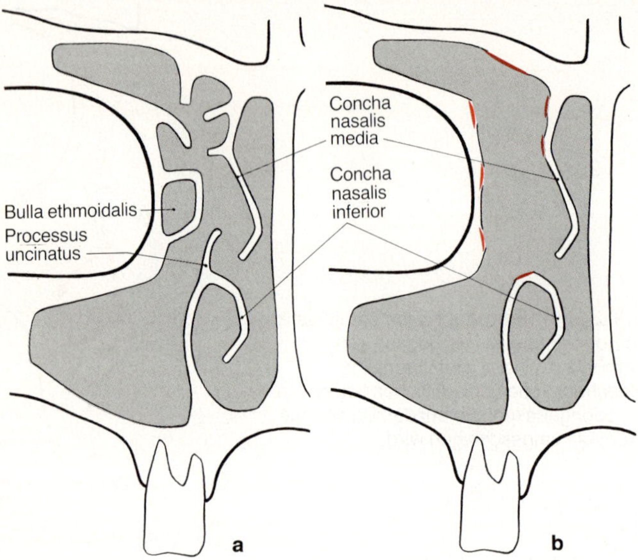

Abb. 1.**23** Infundibulotomie: endonasale, endoskopische oder mikroskopische Ausräumung des Siebbeinzellsystem und Schaffung weiter Zugänge zu den Kiefer-, Stirn- und Keilbeinhöhlen.

An tumorähnlichen Neubildungen oder echten Tumoren, die die Nasenatmung beeinträchtigen, gibt es die *Zysten*, die sich vom Nasenboden her in das Lumen entwickeln, ohne Beziehungen zu den Zähnen aufweisen zu müssen. Sie lassen sich operativ zumeist vom Vestibulum oris her entfernen; eventuell muß man sie in die Kieferhöhle und diese wiederum zur Nase hin drainieren. Selten finden sich *Chondrome* oder *Chondrosarkome* des Septums. Die notwendigen therapeutischen Maßnahmen werden von ihrer oft unsicheren Dignität bestimmt.
Mit behinderter Nasenatmung gehen weiterhin die *invertierten Papillome* der Nase und die *Hämangiofibrome des Nasenrachenraumes* einher. Beide gehören zur Gruppe benigner Geschwülste, wegen ihres versteckten Wachstums aber führen sie zu ausgedehnten Zerstörungen; außerdem erfordert ihre operative Entfernung ein aufwendiges Vorgehen.
Die **invertierten Papillome** (*Fibroepitheliome*) schienen lange Zeit zu den fakultativ malignen Tumoren zu gehören, weil sie

– *röntgenologisch* – wie die Karzinome – *mit Knochenarrosion einhergehen,*

- histologisch nur schwer vom Karzinom abzugrenzen sind und weil sie
- zu Rezidiven neigen.

Trotzdem haben sie sich als gutartig erwiesen; Lymphknoten- oder Fernmetastasen fehlen immer. Die Rezidivneigung geht auf Null zurück, wenn primär umfassend operiert wurde. Dies ist um so eher möglich, je früher die Diagnose gestellt wurde. Dazu gehören

- einseitig behinderte Nasenatmung,
- einseitig Polypen im mittleren Nasengang,
- einseitig röntgenologische Verschattung von Kieferhöhlen und Siebbein mit zumeist deutlichen Knochendefekten,
- sonst keine Zeichen malignen Wachstums (keine Doppelbilder, keine Kieferklemme, keine Lymphknotenmetastasen).

Die *juvenilen* **Nasenrachenfibrome** (*Hämangiofibrome*) betreffen ausschließlich das männliche Geschlecht und hier nur Jungen im Entwicklungsalter (Abb. 1.**24**).

- Ihr Gefäßreichtum verursacht gelegentlich rezidivierendes Nasenbluten (s. Kap. 1.5),
- sie verlegen den Nasenrachenraum, die Choanen und die Tubenostien (→ Serotympanon),
- und sie wachsen von hinten her in die Nase, das Siebbein und die Kieferhöhle ein, zur Seite in die Flügelgaumengrube sowie nach oben in die Keilbeinhöhle.

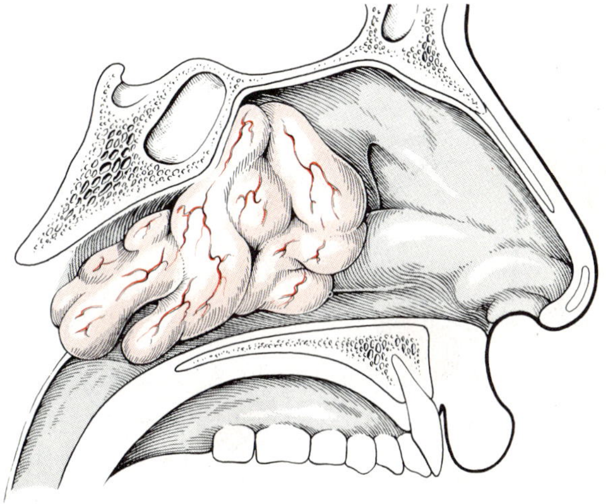

Abb. 1.**24** Juveniles Nasenrachenfibrom, das den Nasenrachen sowie die hintere Nase ausfüllt und in Flügelgaumengrube, Siebbein und Kieferhöhle einwachsen kann.

Die Knochenstrukturen bleiben weitgehend erhalten! Gelegentlich sind die Nasenrachenfibrome erst an der Vorwölbung des weichen Gaumens oder an Ausläufern entlang der Rachenhinterwand nach kaudal hin zu erkennen. Absiedlungen in Lymphknoten fehlen regelmäßig. Die Diagnose ergibt sich – leider – oft erst anläßlich einer vermeintlichen Adenotomie durch die im Vergleich zu den Adenoiden größere Derbheit des Fibroms und weil sie nach nur partieller Entfernung „unstillbar" bluten. Der histologische Befund bestätigt den Verdacht. Die seitliche Röntgenaufnahme und die Angiographie vermitteln eine Vorstellung von Ausdehnung und Gefäßreichtum der Geschwulst. Eine radikale Ausräumung ist möglich, erfordert aber eine primär groß angelegte Operation.

Maligne Tumoren behindern die Nasenatmung um so früher, je mehr sie von der Nase oder ihrer unmittelbaren Nachbarschaft ausgehen. Ein Karzinom des Septums z. B. oder ein **Nebenhöhlenkarzinom**, das seinen Ursprung im maxilloethmoidalen Winkel hat, engt die Nase eher ein als ein Karzinom, das am Boden der Kieferhöhle begann (Abb. 1.**25**).

- Anhaltender schleimig-fötider oder auch blutiger Schnupfen begleiten die Verlegung der Nasenwege.
- Auftreibung der Nase, Schwellungen im Nasen-Augen-Winkel, der Wange, am Gaumen oder im Vestibulum oris sind untrüglich Hinweise auf ein Tumorwachstum.
- Die Protrusio bulbi mit *Doppelbildern* als Zeichen der Infiltration in die Augenmuskeln vervollständigt das klinische Bild der malignen Nebenhöhlengeschwulst („Tumoren der oberen und mittleren Etage") ebenso wie

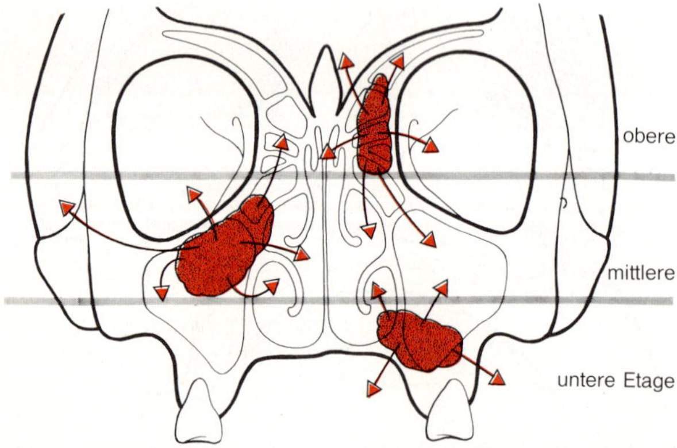

Abb. 1.**25** Bevorzugte Lokalisation der Nasennebenhöhlenkarzinome und ihrer Ausbreitungsrichtungen.

- die *Kieferklemme* bei Einwachsen des Tumors in die Flügelgaumengrube und die Pterygoidmuskeln („Tumoren der mittleren und unteren Etage“).

Auf dem *Röntgenbild* gibt sich ein Karzinom durch Verschattung der betroffenen Nebenhöhle und durch *Osteolyse* zu erkennen, das heißt durch Knochendefekte an den Begrenzungen der Höhlen einschließlich der Orbita, am Gaumen, in der Nase und eventuell auch an der Schädelbasis. Diese röntgenologische Knochenarrosion grenzt die maligne Geschwulst ab von der vergleichsweise harmlosen chronischen Entzündung der Nebenhöhlen (vgl. Abb. 1.**10**).
Zumeist sind es Plattenepithelkarzinome, seltener Adenokarzinome, adenoidzystische Karzinome (früher: Zylindrome) oder Sarkome. Daß die invertierten Papillome (Fibroepitheliome) nicht mehr zu den (fakultativ) malignen Geschwülsten zählen, wurde oben besprochen.
Die operativen Möglichkeiten beim Nebenhöhlenkarzinom sind abhängig von der Ausdehnung der Geschwulst; grundsätzlich sind Tumoren der mittleren und oberen Etage (vgl. Abb. 1.**25**) prognostisch ungünstiger zu beurteilen als solche der unteren, weil die Operabilität endet, wenn die Geschwulst auch die Schädelbasis und Hirnhaut infiltriert hat. Eingreifende Gesichts- und Orbitadefekte wird man gegebenenfalls in Kauf nehmen müssen. Lymphknotenmetastasen entstehen erst spät.

1.7 Ausfluß aus der Nase
(Tab. 1.**5**)

Einseitiger wäßriger „Schnupfen“ – zum Beispiel im Anschluß an ein auch scheinbar unbedeutendes Trauma – kann sich als Hirnliquor erweisen. Näher liegt die Vermutung nach schweren Unfällen mit offensichtlicher Beteiligung der vorderen Schädelbasis. Doch auch ohne eine entsprechende Vorgeschichte kann es zur *spontanen* **Liquorrhoe** kommen, wahrscheinlich als Folge gestörter Liquorzirkulation und chronischen inneren Hydrozephalus; ihre Behandlung gehört in die Hand des Neurochirurgen.
Der Liquor träufelt vor allem bei Vornüberbeugen des Kopfes, eventuell auch nur bei gleichzeitiger Drosselung des venösen Abflusses (mit dem Daumen die V. jugularis interna gegen die Halswirbelsäule drücken!). Liquor ist klar wie Wasser, wenn man ihn in einem kleinen Glasgefäß auffängt, es sei denn, daß er sich mit entzündlicher oder blutiger Absonderung aus der Nase vermischt hat. Die aufzufangenden Mengen sind zumeist sehr gering; chemische Untersuchungen bringen eindeutige Befunde nur, wenn der Liquor relativ frei von Sekret oder Blut geblieben war. Endoskopische Beobachtung nach Einbringen von Fluoreszin in den Liquorraum, die Szintigraphie oder das hochauflösende Computertomogramm lassen den Ursprungsort erkennen. Jederzeit droht die aufsteigende Infektion aus der Nase, zumeist als Pneumokokkenmenin-

Tabelle 1.5 Ausfluß aus der Nase (Schnupfen)

einseitig	beidseitig

wäßrig:
– Liquor
– Zystenflüssigkeit
serös-eitrig:
– Fremdkörper
– Choanalatresie
– Choanalpolyp
eitrig-fötid:
– odontogene Sinusitis
– (maligner Tumor)
fötid-blutig:
– maligner Tumor
	blutig-borkig:
	– Wegener-Granulomatose
	wäßrig-serös:
	– akute Rhinitis
	– chronische Rhinopathie
	  – allergisch
	  – vasomotorisch
	eitrig-serös:
	– Rhino-Sinusitis
	  – akut-eitrig
	  – chronisch serös-eitrig

gitis. Die operative Freilegung mit Ausräumung des Siebbeins bzw. der Stirnhöhle und das Abdecken der Fistel kann angezeigt sein.

Goldgelber – ebenfalls einseitiger – Ausfluß aus der Nase muß daran denken lassen, daß er aus einer Schleimhautzyste in der Kieferhöhle stammt. Solchen stoßweisen Absonderungen gehen oft anhaltende dumpfe Kopfschmerzen voraus, die jeweils nach dem Abfließen des Zysteninhalts nachlassen, sich dann aber zunehmend wieder einstellen. Die Röntgenaufnahme der Nasennebenhöhlen zeigt wahrscheinlich eine nach oben hin kugelig begrenzte Verschattung am Kieferhöhlenboden. Dabei muß es sich nicht um eine echte Zyste mit Epithelauskleidung handeln; viel häufiger sind es zystische Polypen, die sich als rundlicher Schatten darstellen (vgl. Abb. 1.**10**). Die Endoskopie der Kieferhöhle wird Klärung bringen.

Einseitig *serös-eitriger* Schnupfen läßt einen Fremdkörper vermuten oder einen **Verschluß der Choane** bei (angeborener) Atresie; auch beim obturierenden Choanalpolypen ist der Schnupfen eventuell nur einseitig (vgl. Kap. 1.6). Im Intervall wird er mehr wäßrig-schleimig, während interkurrenter Infekte überwiegend eitrig sein.

Ausgesprochen *eitrig-fötid* – und wiederum einseitig – imponiert der Nasenausfluß bei **odontogener Sinusitis**. Der unangenehme Geruch ergibt sich aus der Anaerobierinfektion der Pulpengangrän bzw. der gangränösen Periodontitis. Die tiefgreifende Karies oder die Mund-Kieferhöhlen-Fistel, der röntgenologische Zahnstatus und die Röntgenaufnahme der Nebenhöhlen werden den Verdacht bestätigen. Ein Knochendefekt ist nur am Boden der Kieferhöhle zu erwarten, die übrigen

Kieferhöhlenwände sind intakt (im Unterschied zum Nebenhöhlenkarzinom)! An eine möglicherweise kombinierte rhino- und odontogene Sinusitis ist zu denken beim Nachweis von Aspergillus fumigatus im Sekret. In den vom Fadenpilz gebildeten Massen glaubt man aberrantes Füllmaterial, insbesondere Zinkoxid, gefunden zu haben. Die rhinogene Sinusitis wäre dann der Nährboden, auf dem der Pilz die Metallsalze „verstoffwechselt". Im Röntgenbild stellen sich die Pilzmassen ggf. als relativ strahlendichte Areale dar. Die Therapie der Aspergillose-Sinusitis kann nur operativ sein, eventuell mit anschließenden antimykotischen Spülungen, z. B. Canesten.

Blutige Beimengungen im *fötiden* Nasenausfluß müssen einen *malignen Nasen- und* **Nebenhöhlentumor** befürchten lassen (vgl. Kap. 1.6). Die weitere Diagnostik mit röntgenologischer Fahndung nach Knochenarrosionen – auch an der seitlichen, medialen oder oberen Kieferhöhlenwand! – und mit Probeexzision ist energisch zu betreiben.

Der *beidseitige wäßrig-seröse* Schnupfen stellt das klinische Erscheinungsbild der akuten, unkomplizierten **Rhinitis** (*Coryza*) dar:

- Niesreiz, Kratzen im Nasenrachen und im Rachen,
- zunehmendes Verschwellen der Nase, Kopfdruck,
- allgemeine Abgeschlagenheit, Frösteln und Fieber

begleiten diesen unspezifischen Virusinfekt der oberen Luftwege (Common cold, selten Adeno- oder Grippeviren). Die Nasenschleimhaut ist hochrot geschwollen, die Haut am Naseneingang entzündlich gereizt, die Augen tränen, die Sprache ist näselnd, das Riechvermögen weitgehend aufgehoben. Mit gleicher Symptomatik beginnen manche Infektionskrankheiten wie Grippe, Masern, Varizellen oder Scharlach; bei Fibrinauflagerungen auf der Schleimhaut und Blutbeimengungen muß man an die – heute allerdings sehr seltene – Nasendiphtherie denken, bei Neugeborenen an eine gonorrhoische oder syphilitische Rhinitis.

Der unspezifische und unkomplizierte Schnupfen bedarf nur symptomatischer Therapie: Frühzeitig orales Schnupfenmittel (Sympathikomimetika plus Antihistaminika wie Rhinopront oder Arbid, abschwellende Nasentropfen) sowie Kamillendampfbäder und Schwitzpackungen. Antibiotika nur bei Komplikationen oder Übergang in gelbeitrige Absonderungen.

Große diagnostische und therapeutische Schwierigkeiten bereiten die *chronischen* Formen des wäßrig-serösen Schnupfens, nämlich die *allergische* und die *vasomotorische* **Rhinopathie**. Sie gehen mit Juckreiz in der Nase, häufigem wiederholtem Niesen, mäßig verlegter Nasenatmung, konjunktivitischen Beschwerden und eben den wäßrig-glasigen Absonderungen aus der Nase einher. Die Nasenschleimhaut ist eher livid gefärbt und verdickt, im Sekretausstrich finden sich zahlreiche eosinophile Leukozyten. Der Nachweis von Allergenen (Prick-Test, Intrakutantest oder RAST = Radio-Allergo-Sorbent-Test zum Nachweis des IgE als Antikörper) kann die dignostische Bestätigung bringen. Am häufigsten ist die *Pollenallergie („Heuschnupfen")*; sie beschränkt sich auf die Zeit der Gräser- und Baumblüte (Mai bis Juli). Ganzjährige Beschwerden lassen auf Nahrungsmittel-, Staub-, Federn- oder sonstige Allergene schließen. Zumeist berufsbedingt ist der allergische Schnupfen bei Bäckern, Chemiearbeitern und Friseuren. Therapeutische Möglichkeiten bestehen in der Eliminierung der Allergene, der Desensibilisierung oder in symptomatischen Maßnahmen mit Antihistaminika, Kortikoiden oder kortikoidhaltigen Nasentropfen. Mit der allergischen Rhinitis häufig kombiniert findet sich das Asthma bronchiale, auch als Zeichen fortschreitender Allergeninvasion gedeutet. Oder: die allergische Rhinitis ist das „Asthma der Nase". Zu zellvermittelten Reaktionen der Nasenschleimhaut gehört die Nickelallergie, zu den „Pseudoallergien" die Analgetika-Intoleranz.

Bei *vasomotorischer Rhinopathie* läßt sich ein Allergen nicht nachweisen. Die Überempfindlichkeit richtet sich hier gegen thermische, Witterungs- oder chemische Reize (z.B. gechlortes Badewasser). Ursächlich handelt es sich um eine Regulationsstörung der Gefäßnerven, die die Schleimhaut versorgen. Das klinische Bild unterscheidet sich sonst kaum von dem der allergischen Rhinopathie, lediglich die konjunktivitischen Beschwerden sind weniger ausgebildet. Die Schwellung der Nasenschleimhaut kann polypöse Formen annehmen, besonders am Kopf der mittleren und an den Hinterenden der unteren Muscheln.

Abschwellende Nasentropfen bringen Erleichterung, aber – wie bei allen allergischen oder chronisch-entzündlichen Rhinitiden – keine Heilung; im Gegenteil, ihr übermäßiger Gebrauch

- verstärkt die Gefäßregulationsstörung,
- schädigt das Flimmerepithel der Schleimhaut

und kompliziert so das Krankheitsbild. Diesem Abusus suprareninhaltiger Nasentropfen (Privinismus) ist energisch Einhalt zu gebieten durch Verordnung von

- Meerwasserspray,
- See-Aufenthalt,
- Dampfbädern mit Emser Salz,
- ersatzweise Targesin-Nasentropfen 3- bis 5%ig.

Für die Behandlung auch der vasomotorischen Rhinitis sind Antihistaminika und – vorübergehend – Kortikosteroide angezeigt. Operativ kann die Abtragung hyperplastischer Schleimhaut vor allem an den unteren Muscheln und ggf. die Begradigung der Nasenscheidewand notwendig sein. Zugleich unerläßlich ist die konsequente Fahndung nach Allergenen, einschließlich intranasaler Tests und gezielter Nahrungsmittelkarenz.

Der beidseitigen *eitrigen* Absonderung liegt zumeist eine *akute oder subakute* **Rhinosinusitis** zugrunde, d. h. die Rhinitis ist durch eine Sinusitis kompliziert – verursacht vornehmlich durch

- ungünstige örtliche Gegebenheiten (Septumdeviation, mangelnde Abwehrkraft),
- besondere Virulenz der Erreger
- oder unzureichende Therapie.

Zu den Beschwerden und Symptomen des Schnupfeninfekts sind dann hinzugekommen

- Spontan- und Klopfschmerz über den Kiefer- und eventuell den Stirnhöhlen,
- manchmal auch ein hinter die Augen projizierter oder ein dumpfer diffuser Kopfschmerz,
- Konzentrierung der Schmerzen auf den Morgen und Vormittag.

Druckempfindlichkeit der fazialen Kieferhöhlenwand und des infraorbitalen Nervenaustrittspunktes sprechen für eine eitrige Verhaltung in der *Kiefer*höhle, ein umschriebener Druckschmerz am Stirnhöhlenboden bzw. im Nasen-Augen-Winkel und des supraorbitalen Trigeminusastes für ein Empyem der *Stirn*höhle. In der Nase zeigen sich Eiterstraßen auf der geröteten mittleren Muschel und/oder Sekretansammlungen am Nasenboden. Röntgenologisch sind die Nebenhöhlen in unterschiedlichem Ausmaß verschattet, d. h., der Luftgehalt ist durch geschwollene Schleimhaut oder entzündliches Sekret reduziert; Flüssigkeitsspiegel weisen auf größere Eitermengen in den Höhlen hin (vgl. Abb. 1.**10**). Außer der üblichen okzipitomentalen Aufnahme ist eventuell die okzipitofrontale zur deutlicheren Darstellung der Stirnhöhlen und Siebbeinzellen erforderlich. Über ostitische oder osteomyelitische Penetration drohen der subperiostale, periorbitale und subdurale Abszeß. Orbitale oder meningitische Komplikationen sind heute zwar selten, aber keinesfalls ausgeschlossen. Frühzeitige und fortgeführte Antibiotikagaben sind zusätzlich zu den oben geschilderten symptomatischen Maßnahmen angezeigt. Nach Abklingen des ganz akuten Initialstadiums sind eventuell Spülungen der Höhlen notwendig; bei Verwicklungen ist sofort operativ einzugreifen.

Die schon *primär chronische* Rhinosinusitis äußerst sich in einem mehr *serös*-eitrigen Schnupfen; er ist nicht fötide, gelegentlich aber schleimig-zäh. Die lokalen und allgemeinen Beschwerden sind geringer als bei der akuten Form. Die Nasenatmung ist anhaltend verlegt durch diffuses Anschwellen der Schleimhäute – in der Nase wie in den Nebenhöhlen (vgl. Kap. 1.6). Diese chronisch-hyperplastische Entzündung ist die Grundlage der Polyposis nasi, einer exzessiven, schließlich eventuell alle Nebenhöhlen betreffenden Schleimhautschwellungen mit Verlegung auch der Ausführungsgänge und der Nase durch Polypen des Siebbeins, der Keilbein- und Kieferhöhle sowie – weniger oft und weniger deutlich

– der Stirnhöhle. Konservative Maßnahmen müssen dann erfolglos bleiben, eine Operation ist unumgänglich. Auf ihre Prinzipien wurde bereits hingewiesen (vgl. Abb. 1.**22**).

1.8 Riechstörungen
(Tab. 1.**6**)

Das Riechen kann nur funktionieren, wenn die Geruchsstoffe bis ans Riechepithel gelangen können (vgl. Kap. 1.1). Jede Anschwellung der Schleimhaut mit entsprechender Verlegung der Nase schränkt deshalb auch die Riechfunktion ein: **respiratorische** *Hyp- oder Anosmie.* Dies gilt allerdings nur für die vordere und obere Nase, bei ausschließlicher Anschwellung im hinteren Nasenteil muß die Riechfunktion nicht beeinträchtigt sein – vorausgesetzt, die Nasendurchgängigkeit ist nicht vollkommen aufgehoben. Solche Verschwellungen sind entzündlich, allergisch oder vasomotorisch bedingt (vgl. Kap. 1.6). Abschwellen der Nasenschleimhaut mit suprareninhaltigen Tropfen müßte das Riechvermögen vorübergehend bessern. Man prüft mit reinen Riechstoffen (Kaffee, Kakao, Kamille), mit Riechreizstoffen (Menthol, Essigsäure) und mit dem faulig stinkenden Schwefelwasserstoff – getrennt für jede Nasenseite.

Die **sensorische oder essentielle** *Hyp- und Anosmie* kann sich *entzündlich* entwickeln, zum Beispiel als Folge der akuten oder chronischen Rhinosinusitis. Dies ist möglich sowohl durch unmittelbares Übergreifen der Entzündung auf das Riechepithel als auch in Form einer Schädigung der Sinneszellen durch Entzündungs*toxine*. Entzündlich entsteht die Anosmie wahrscheinlich auch bei *rhinogener Meningitis*, also bei foudroyant-eitrigen Infektionen der Nase und der Nebenhöhlen, die auf die Meningen und eventuell auf das Riechepithel übergreifen. Auch bei der *plötzlichen* Anosmie *im Verlauf eines Virusinfekts* ist eine Funktionsstörung des Riechepithels zu vermuten.

Ausschließlich toxischer Genese sind die Schädigungen des Riechepithels, die sich nach langanhaltender oder exzessiver Einwirkung chroni-

Tabelle 1.**6** Riechstörungen (Hyp- oder Anosmie)

respiratorisch	sensorisch	neural	zentral

verlegte Nasenatmung:
– Rhinosinusitis
  – akut
  – chronisch
	geschädigtes Riechepithel:
	– entzündlich
	  – bakteriell
	  – virugen
	– chemisch-toxisch
		geschädigte Fila olfactoria:
		– Traumen
		– Tumoren
		– virugen
			Störungen im ZNS:
			– Entzündungen
			– Traumen
			– Tumoren

scher Noxen – wie Staub, Chemikalien oder Gase – entwickeln. Das klinische Bild wird dann jedoch dadurch kompliziert, daß der Anosmie ein Stadium chemisch-toxischer Schleimhautschwellung vorangeht, die ihrerseits schon eine respiratorische Einschränkung des Riechvermögens mit sich bringen kann.
Neurale und zentrale *Riechstörungen* entstehen am häufigsten durch Schädeltraumen und hier besonders durch die frontobasale Fraktur; dabei zerreißen die Fila olfactoria, gestört ist also die neurale Erregungsleitung. Ebenso kann das Trauma oder eine Blutung den Bulbus bzw. den Tractus olfactorius schädigen, oder die Riechbahnen bzw. das Riechzentrum sind an dem begleitenden Hirntrauma beteiligt.
Diagnostische Möglichkeiten der topischen Einordnung stehen nicht zur Verfügung – jedenfalls nicht über die Abgrenzung von der respiratorischen Hyposmie hinaus (durch Abschwellen der Schleimhaut). Die therapeutischen Möglichkeiten sind bei allen diesen Entstehungsmodi gering: Versuche mit hohen Gaben von Kortikoiden (unter Antibiotikaschutz), Vitamin A und Strychninpräparaten (z. B. Movellan).
Besondere Erscheinungsformen sind die *Parosmie* (Fehlriechen) und die **Kakosmie** (Übelriechen) – wohl ausschließliche Folge toxischer Teilschädigung des Riechepithels oder der neuralen Anteile des Riechsystems.

1.9 Niesreiz

Der *Niesreflex* wird vom Trigeminus ausgelöst und zwar durch Reizung der Nasenschleimhaut. Wiederholtes Niesen kann einen beginnenden banalen Infekt mit akuter Rhinitis ankündigen oder nur die Folge einer harmlosen Abkühlung sein. Ebenso vermag die Berührung der Nasenschleimhaut mit Staubteilchen oder scharf riechenden Gasen den Niesreflex auszulösen; hierher gehört auch der Nieszwang nach Tamponade der Nase.
Nies*attacken* deuten auf eine allergische oder vasomotorische Reaktion hin. Von allergieverdächtigen Niesanfällen sollte jedoch erst die Rede sein, wenn sie sich wiederholt einstellen und wenn sie vom Patienten als unangenehm empfunden werden. Mit mehrmaligem Niesen beginnen auch die allergischen Schockzustände (durch Penizillin, Salizylate, Pyrazolon u. a.) – ein Signal für die Notwendigkeit sofortiger medikamentöser Gegenmaßnahmen!

1.10 Trockene Nase

Diese kommt vor bei:

- Rhinitis sicca anterior,
- Ozaena cum foetore,
- postoperativ zu weiter Nase,
- blutig-borkig bei Wegener-Granulomatose.

Unter **Rhinitis sicca anterior** werden durch

- Staub,
- trockene Luft oder
- Nasentropfenabusus

ausgelöste ekzemartige Veränderungen auf der Schleimhaut der vorderen Nase und des Septums verstanden; es bilden sich Borken oder Krusten, die wegen des anhaltenden Juckreizes mit dem Finger zu entfernen versucht werden. Dadurch entstehen immer wieder Epitheldefekte und eventuell auch ein durchgehender Defekt des Septums. Er verstärkt zusätzlich die Austrocknung der Nase und den Juckreiz; wieder bilden sich Borken, der Defekt vergrößert sich usf. usf. Anfeuchtung der Luft, eventuell auch der Nase durch Meerwasser oder indifferente Salben bringen Linderung.

Als **Ozäna (Stinknase)** wird ein ursächlich unbekanntes Krankheitsbild bezeichnet, bei dem es durch Atrophie des submukösen Schwellgewebes und fibröse Umwandlung der Schleimhaut über den Muscheln und am Septum zu einer extremen Aufweitung des Nasenlumens kommt. Die Menge durchströmender Luft wird dadurch so groß, daß der Schleim zu großen, die Nase mehr oder weniger ausfüllenden Borken eintrocknet. Bedingt wahrscheinlich durch die konstitutionelle Komponente dieser Krankheit (vornehmlich Frauen oder familiäre Häufung) entwickeln sich in dem ausgetrockneten Sekret Bakterien, deren Zersetzungsprodukte einen aashaften Gestank verbreiten. Deshalb sind die Ozänapatienten an einem süßlichen, abstoßenden Geruch aus der Nase zu erkennen – z. B. anläßlich zahnärztlicher Behandlung! Die Patienten selbst werden durch den Gestank nicht gestört, weil an der Austrocknung auch der spezifische Schleim des Riechepithels und deshalb das Riechvermögen stark eingeschränkt ist. Diese durch den typischen Fötor gekennzeichnete, zu weite und trockene Nase entsteht wohl immer *primär*, d. h. sie ist nicht Folge einer atrophischen Rhinitis, sondern sie ist eine essentielle Störung.

Davon abzutrennen ist die *sekundär* zu weite und deshalb zur Austrocknung neigende Nase. Zu weit wird die Nase z. B. durch einen Septumdefekt (nach Manipulationen, Septumoperation oder dystrophisch entstanden), durch übermäßige Abtragung der Muscheln oder nach Tumorresektion ausgedehnter Strukturen. Auch in diesen trockenen Höhlen bilden sich Borken, die, wenn sie lange genug liegenbleiben, sich zersetzen und stinken, aber nicht in der aashaften, süßlichen Art der Ozäna. Diese *sekundär* trockene Nase hätte sich oft durch sachgemäßes Vorgehen vermeiden lassen, oder sie mußte als kleineres Übel der Tumorbehandlung in Kauf genommen werden.

Die Behandlung der (primären) Ozäna und der sekundär zu weiten Nase erfolgt symptomatisch, nämlich durch

- Schnupfen oder Einstäuben von Traubenzucker,
- feuchte Watteeinlagen zur Aufweichung und Entfernung der Borken,
- eventuell unterschiedliche operative Maßnahmen zur Einengung des Nasenlumens oder zur Befeuchtung der Nasenschleimhaut mit Speichel.

Als trockene Nase imponiert auch der *blutig-borkige* „Schnupfen“ bei der **Wegener-Granulomatose**. Hier ist die Schleimhaut diffus oberflächlich ulzeriert, blutet deshalb leicht, jedoch nur kapillär und schnell wieder gerinnend. Auf der Schleimhaut bilden sich krustige Borken, die das Gefühl einer trocken-verstopften Nase schaffen. Die Schleimhautulzera führen zu trophischen Störungen des Septumknorpels und dadurch zum Einsinken der knorpeligen Nase. Blutig-borkiger Schnupfen und Sattelnase sind häufig erste Hinweise auf dieses früher regelmäßig letale, heute aber durch Kortikoide und Immunsuppressiva zu behandelnde Leiden (vgl. Kap. 1.3.1).

2 Ohr

2.1 Anatomie und Physiologie

Das **Mittelohr** liegt zwischen der Tuba auditiva (Eustachi-Röhre) und dem äußeren Gehörgang. Gegen den äußeren Gehörgang ist es durch das Trommelfell abgeschlossen. Diese dünne Membran von etwa 1 cm^2 Fläche enthält drei Schichten, einen äußeren Epithel- und einen inneren Schleimhautbelag sowie eine dazwischenliegende, radiär und zirkulär angeordnete Faserstruktur. Sie ist mit dem Anulus fibrosus in einen knöchernen Rahmen eingespannt, lediglich vorn oben im Bereich der Pars flaccida (Shrapnell-Membran) ist dieser Faserring unterbrochen.
Mit dem Trommelfell fest verbunden ist der lange Hammergriff – er verläuft von vorn oben zur Mitte (Umbo) des Trommelfells. Der Hammer*kopf* ist beim Blick auf das Trommelfell hinter der oberen Wand des knöchernen Gehörgangs zu suchen, ebenso der Amboß*körper*, mit dem er gelenkig verbunden ist. Der lange Amboß*schenkel* dagegen ist mit seinem untersten Ausläufer wieder hinter dem Trommelfell zu vermuten und bei genauem Hinsehen auch hinten oben zu erkennen (Abb. 2.**1**). Er überträgt den vom Trommelfell aufgefangenen und vom Hammer weitergeleiteten Schall auf den Steigbügel, der seinerseits die Innenohrflüssigkeit in Schwingungen versetzt: *Schalleitung*.
Trommelfell und Gehörknöchelchenkette können nur optimal schwingen, wenn auf beiden Seiten des Trommelfells – im äußeren Gehörgang wie in der Paukenhöhle – der gleiche Luftdruck herrscht; dieses Druckgleichgewicht aufrechtzuerhalten, ist Aufgabe der Tuba auditiva.
Der Paukenhöhle nach dorsal hin angeschlossen ist ein System lufthaltiger Zellen im Warzenfortsatz; es wird ebenfalls von der Tube her via Pauke belüftet und kann sich deshalb überhaupt nur entwickeln, wenn die Tube funktioniert (vgl. schlechte Pneumatisation bei Gaumenspaltträgern!).
Die Paukenhöhle und die Warzenfortsatzzellen sind von einer papierdünnen, gefäßarmen Schleimhaut ausgekleidet, die mit einem einschichtigen kubischen Epithel bedeckt ist; dieses geht zum Tubeneingang hin in ein zweischichtiges Flimmerepithel über. Die beiden Mittelohrmuskeln (M. tensor tympani und M. stapedius, Abb. 2.**1** und 2.**2**) verhindern ein Klirren der Gehörknöchelchenkette bei sehr großen Lautstärken.
Die Fußplatte des Steigbügels verschließt das ovale Fenster der Labyrinthkapsel und ist doch – ringsum aufgehängt in einem feinen Ringbändchen – frei beweglich. Mit jeder *Einwärts*bewegung des Steigbügels weicht die hauchdünne Membran des runden Fensters *nach außen aus*,

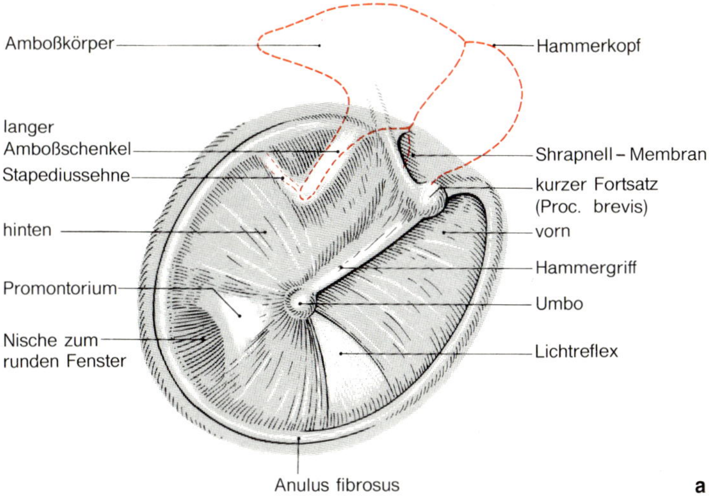

a

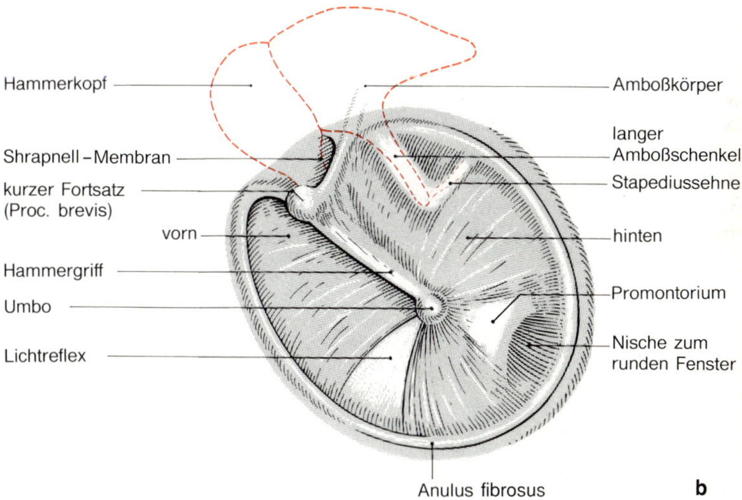

b

Abb. 2.1 Schematische Darstellung der beiden Trommelfelle mit den Gehörknöchelchen; der vordere untere Teil des Trommelfells ist in Wirklichkeit zumeist durch die knöcherne Gehörgangswand teilweise verdeckt. Hammerkopf und Amboßkörper (gestrichelt) liegen hinter der oberen Gehörgangswand verborgen.

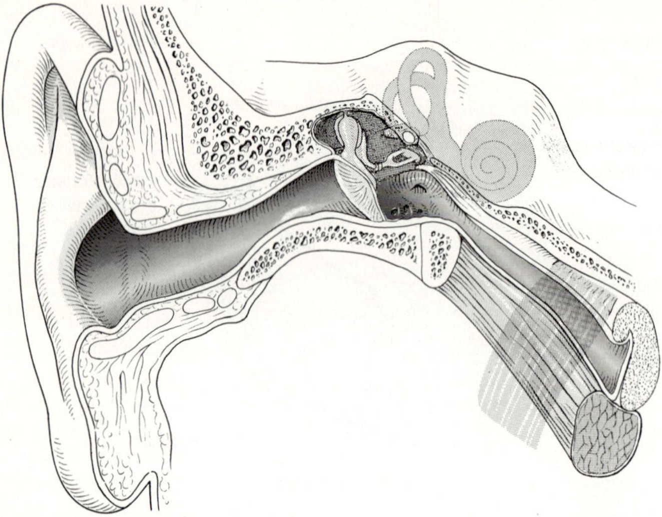

Abb. 2.**2** Längsschnitt durch äußeren Gehörgang, Mittelohr, Innenohr, inneren Gehörgang und Tube beim Blick von vorn; rechtes Ohr, schematisiert.

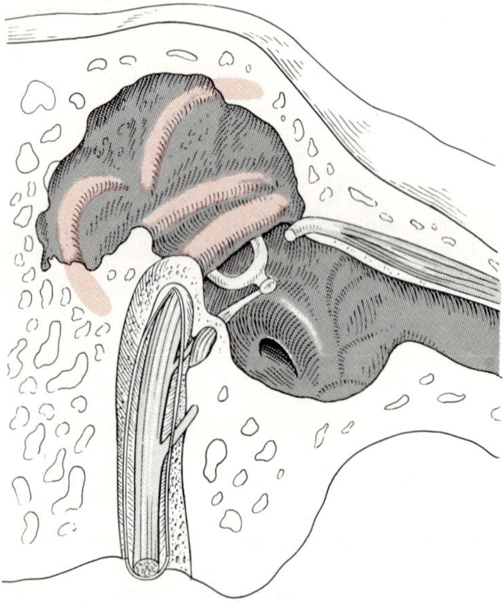

Abb. 2.**3** Blick auf die mediale Paukenhöhlenwand und in die oberen pneumatischen Räume. Bogengänge und N. facialis rötlich hervorgehoben.

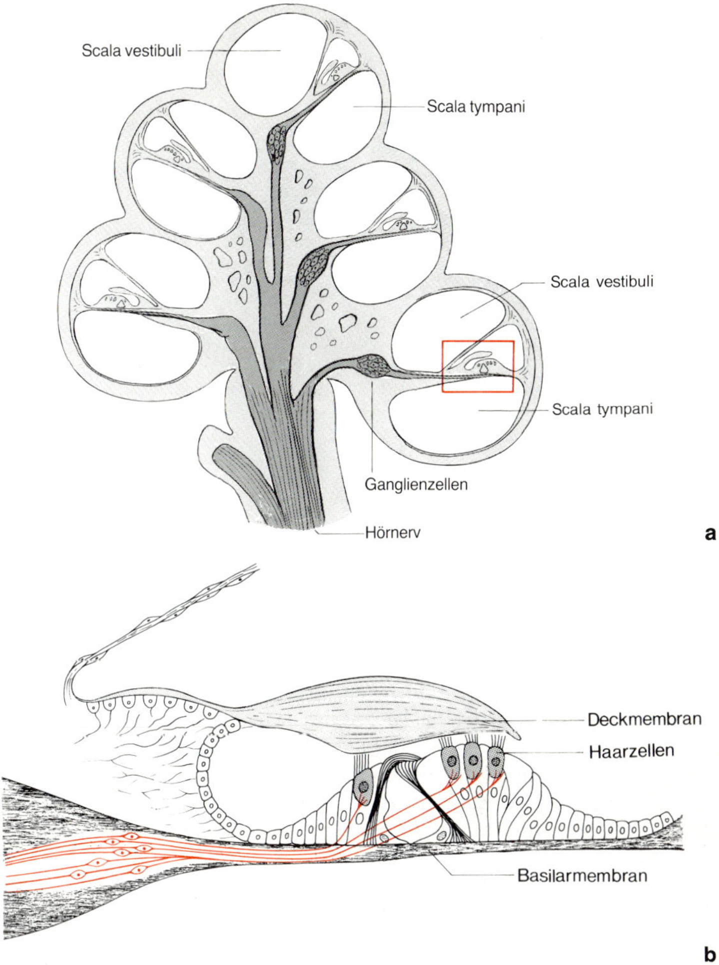

Abb. 2.**4** **a** Querschnitt durch die Schnecke (Kochlea).
b Ausschnittvergrößerung des Corti-Organs.

bei einem 1000-Hz-Ton beispielsweise 1000mal pro Sekunde (Abb. 2.**3**).

Zwischen beiden Fenstern des **Innenohres** liegt die Basilarmembran, und zwar spiralig angeordnet entsprechend den 2½ Windungen der Schnecke. Sie kann den schnellen Druckschwankungen folgen, bei tiefen

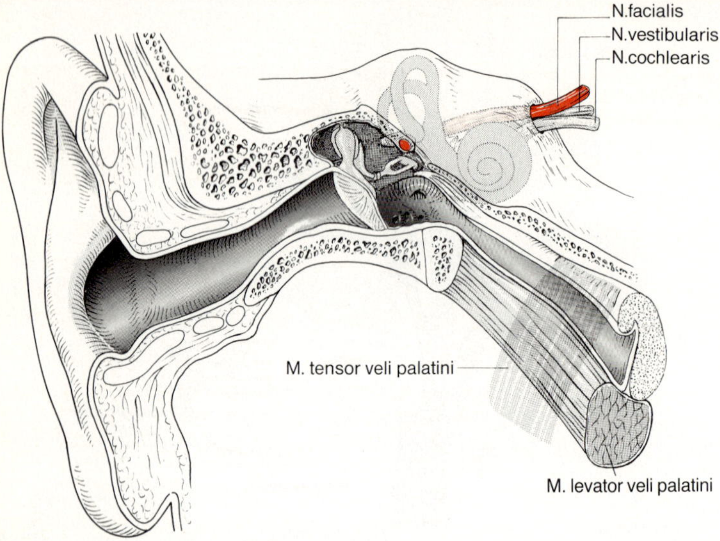

Abb. 2.**5** Labyrinth und innerer Gehörgang mit Schnecke, Bogengängen, Hör- und Gleichgewichtsnerv sowie N. facialis (rot).

Tönen mit ihrem in der Schneckenspitze gelegenen Ende, bei hohen Tönen mit dem Teil, der in der basalen Schneckenwindung nahe den Fenstern liegt. Zusammen mit der Basilarmembran schwingt das auf ihr liegende Corti-Organ, das die Sinneszellen (auch Haarzellen genannt) enthält; hier wird der mechanische Wechseldruck in einen biochemischen Vorgang und damit in einen elektrischen Reiz umgewandelt: *sensorischer* Teil des Hörvorgangs (Abb. 2.**4**).
Der Reiz geht auf die Nervenendigungen der einzelnen Hörnervenfasern über, deren Gesamtheit den Hörnerven bildet; dieser leitet die Reizfolge zum Hörkern im Hirnstamm weiter, von wo aus er über die verschiedenen Stationen der Hörbahn schließlich die Hirnrinde erreicht: neuraler bzw. zentraler Teil des Hörorgans (Abb. 2.**5**).

2.2 Hörprüfung

Die **quantitative** Hörprüfung erfolgt zunächst mit zweistelligen Zahlen, einmal leise geflüstert und einmal in der Lautstärke normaler Umgangssprache. Das jeweils nicht geprüfte Ohr wird verschlossen, indem eine Hilfsperson den Tragus mit dem Finger in den Gehörgang drückt (bei Prüfung der Flüstersprache) bzw. dabei mit dem Finger zugleich Schüttelbewegungen ausführt (für die Umgangsspracheprüfung). Notiert wird die Entfernung, aus der jeweils noch drei hintereinander gesprochene Zahlen richtig nachgesprochen wurden. Der Normalhörende versteht auch Flüstersprache aus mindestens 6 m Entfernung. Bei der Mittelohrschwerhörigkeit sind Flüster- *und* Umgangssprachverstehen annähernd gleichermaßen eingeschränkt, bei der Innenohrschwerhörigkeit das Flüstersprachverstehen wesentlich mehr als das Umgangssprachverstehen.

Die **topische** Hördiagnostik, d.h. die Einteilung in Mittelohr- oder Innenohrschwerhörigkeit, macht zum mindesten die Verwendung der Stimmgabel notwendig. Beim *Rinne-Versuch* wird das Hören über *Luftleitung* mit dem über *Knochenleitung* verglichen: Der Hörgesunde nimmt den ihm angebotenen Ton (A_1 = 435 Hz) über Luftleitung lauter wahr, als wenn die Stimmgabel mit dem Stiel auf den Warzenfortsatz aufgesetzt wurde: *Rinne-Versuch positiv*. Gleiches gilt für den *Innenohr*schwerhörigen, beide aber – der Luftleitungs- wie der Knochenleitungston – erscheinen ihm leiser. Bei einer Behinderung der Schalleitung im *Mittelohr* dagegen funktioniert das Knochenleitungshören weiterhin ungestört, weil dabei die Schwingungen das Innenohr unter Umgehen des Mittelohres erreichen, während der Luftleitungston vom Trommelfell oder den Gehörknöchelchen nur unvollständig fortgeleitet wird: *Rinne-Versuch negativ* (Abb. 2.**6**). Das heißt

- Luftleitung besser als Knochenleitung = normalhörend oder innenohrschwerhörig,
- Knochenleitung besser als Luftleitung = mittelohrschwerhörig.

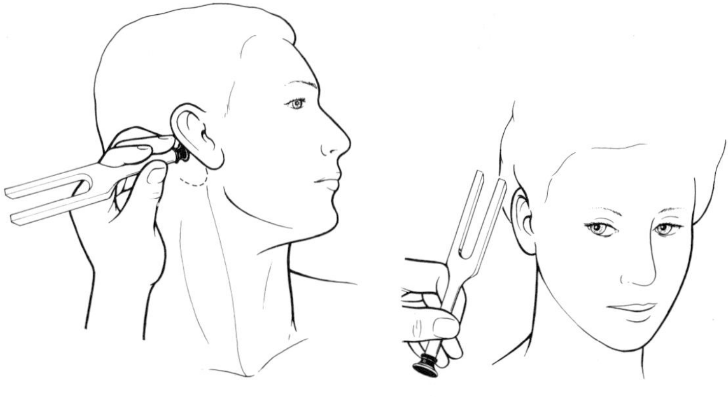

Abb. 2.**6** Stimmgabelversuch nach Rinne: Vergleich des Knochenleitungshörens (am Warzenfortsatz) mit dem Luftleitungshören (vor dem Ohr).

Der zweite Stimmgabelversuch ist der nach Weber; bei ihm wird die *Knochenleitung beider Ohren miteinander verglichen.* Dazu setzt man die Stimmgabel auf den Scheitel auf und läßt den Patienten angeben, in welchem Ort er den Ton wahrnimmt. Bei annähernd seitengleichem Gehör (gleichgültig, ob normal, mittelohrbehindert oder innenohrgestört) erscheint der Ton diffus im Kopf oder in beiden Ohren. Besteht eine einseitige *Mittel*ohrschwerhörigkeit, so hört der Patient den Ton im *kranken* Ohr; ist aber das *Innen*ohr gestört, so wird der Ton im *gesunden* Ohr wahrgenommen (der Patient darf nicht etwa ein Ohr zuhalten!) (Abb. 2.**7**).

Diese beiden Stimmgabelproben sind für jedwede Diagnostik einer Mittelohr- oder Innenohrkrankheit bzw. -schwerhörigkeit unerläßlich (Tab. 2.**1**); ihre Ergebnisse sind deshalb auch der nachfolgenden Gliederung zugrundegelegt. Zu empfehlen sind zwei Selbstversuche:

1. Stimmgabel auf den Scheitel setzen: Der Ton wird auf beiden Seiten gehört. Dann ein Ohr zuhalten; der Ton wandert nun in dieses (vorübergehend schalleitungsgestörte) Ohr: Weber-Versuch lateralisiert ins „kranke“ Ohr.
2. Stimmgabel vor eines der Ohren halten (Ton erscheint relativ laut), dann auf den Warzenfortsatz aufsetzen (Ton ist deutlich leiser); Luftleitung besser als Knochenleitung = normal). Gleiches Vorgehen wiederholen mit zugehaltenem Ohr; der Ton erscheint jetzt auf dem

Rechts		Links
6 m	Flüstersprache	2 m
> 6 m	Umgangssprache	3 m
	α^1-Stimmgabel	
+	Rinne	–
	Weber	→

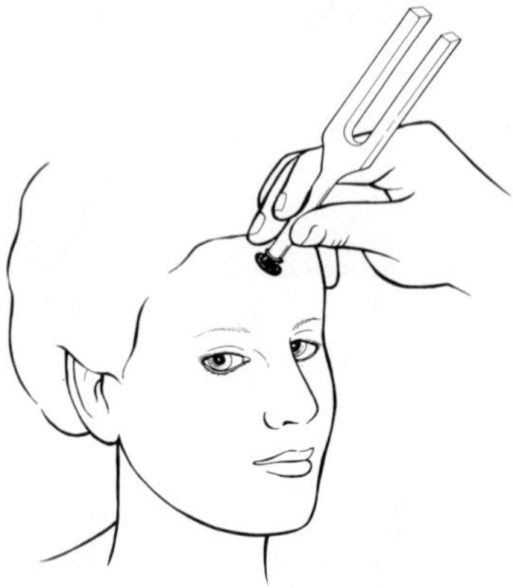

Abb. 2.**7** Stimmgabelversuch nach Weber: Vergleich der Knochenleitung beider Ohren miteinander. Hier Lateralisation nach links, d. h. entweder Mittelohrschwerhörigkeit links oder Innenohrschwerhörigkeit rechts. In diesem Falle deutet der negative Ausfall des Rinne-Versuchs auf eine Mittelohrschwerhörigkeit links. Zusätzlich eingetragen sind die Hörweitenwerte für Flüster- und Umgangssprache (zweistellige Zahlen).

Warzenfortsatz lauter als vor dem Ohr: Knochenleitung (KL) besser als Luftleitung (LL) = „mittelohrschwerhörig“.

Neben der Stimmgabel- und der Hörweitenprüfung verfügt der Facharzt über verschiedene *audiometrische* Techniken zur quantitativen und topischen Einordnung von Schwerhörigkeiten. Im *Ton*audiogramm wird die Hör*schwelle* für Töne unterschiedlicher Höhe (250–8000 Hz) bestimmt, der Hörverlust gegenüber der Norm wird in Dezibel (dB) angegeben. Bei der Mittelohrschwerhörigkeit ist nur die Luftleitungsschwelle beeinträchtigt, bei der Innenohrschwerhörigkeit sind Luft- *und Knochen*leitung gestört (Abb. 2.**8** oben).

Das *Sprach*audiogramm ergibt sich aus *Hörverlust* (dB) für die – leichtverständlichen – Zahlen und dem *prozentualen Verstehen* – relativ schwer verständlicher – einsilbiger Wörter bei überschwelligen Lautstärken (Schalldruck).

An Hand des akustischen Widerstandes (Impedanz), den das Trommelfell und die Gehörknöchelchenkette einem auftreffenden Ton darbieten, wird die Funktion des Mittelohres gemessen – eine Methode, die sich vor allem zur Objektivierung einer Mittelohrschwerhörigkeit z. B. bei Kindern mit Adenoiden oder mit Gaumenspalte eignet. Dabei wird *tympanometrisch* die Nachgiebigkeit (Compliance) des Trommelfells bei zunehmendem und wieder abnehmendem Druck im äußeren Gehörgang gemessen. Das Trommelfell (mit dem Mittelohr) ist um so nachgie-

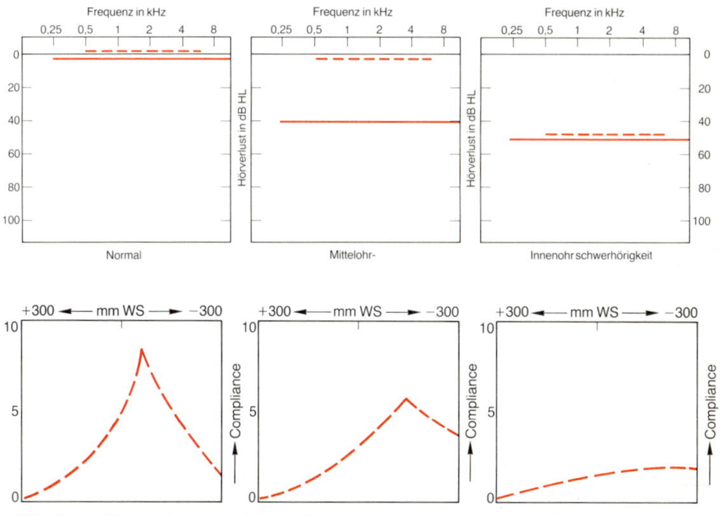

Abb. 2.**8** Ton- (oben) und impedanzaudiometrische (unten) Befunde.

biger, je ausgeglichener der Druck im Gehörgang gegenüber dem im Mittelohr ist. Auf diese Weise läßt sich der Mittelohrdruck bestimmen: In Abb. 2.**8** unten ist er links normal (= 0), in der Mitte erniedrigt (−250 mm H_2O) und rechts nicht zu registrieren, weil hier das Mittelohr mit Flüssigkeit gefüllt ist.

Mittels *über*schwelliger tonaudiometrischer Tests läßt sich zwischen Innenohr- und Hörnervenschwerhörigkeit unterscheiden – ausgehend von der Beobachtung, daß große Lautstärken vom Innenohrschwerhörigen ebenso laut empfunden werden wie vom Normalhörenden (Rekruitment nach Fowler positiv), während Hörnervenschwerhörige auch gegenüber großen Lautstärken unempfindlich sind (Rekruitment negativ).

Zunehmend setzt sich auch die *ERA (Electric Response Audiometry)* durch, eine objektive EEG-Audiometrie; dabei werden mittels eines Computers die Antworten (Reaktionen) verschiedener Stationen des Hörvorgangs aus dem Störgeräusch des Hirnstrombildes (EEG) „herausgemittelt". Der Patient gibt also nicht an, ob oder wie er hört, sondern das *Instrument zeigt an, daß er hört.* Aus der Verzögerung zwischen Reiz und Antwort (= Latenz) oder aus der Amplitude der Reizantwort lassen sich Rückschlüsse auf die Funktion des jeweils angesteuerten Hörbahnabschnittes ziehen. Selbst aus dem Innenohr schon sind die bioelektrischen Vorgänge auf diese Weise erfaßbar (Elektrokochleographie); das heißt, daß auch das Funktionieren des Innenohres heute objektivierbar ist.

2.3 Schwerhörigkeit, Rinne-Versuch negativ
(Tab. 2.**1**)

2.3.1 Ohne Sekretion aus dem äußeren Ohr

Eine sonst unauffällige Schwerhörigkeit kann Begleitsymptom von Erkrankungen der Nase sein, wenn nämlich eine Schwellung der Nasenschleimhaut die Tubenostien verlegt bzw. die Tubenfunktion behindert. Der Rinne-Versuch fällt dann negativ aus.

Die **Eustachi-Röhre** als Verbindungsgang zwischen Nasenrachen und Mittelohr stellt in ihrem pharyngealen Teil einen Schleimhautschlauch dar, der innerhalb einer Knorpelrinne in sich zusammengefaltet ist und der sich nur öffnet im Moment des Schluckens; sofort nach dem Schlucken legen sich die Schleimhautblätter wieder aneinander, Nasenrachenraum und Mittelohr sind wieder voneinander getrennt. Diese Trennung ist notwendig, um ein Mitschwingen des Mittelohres während des Sprechens zu verhindern. Außerdem würden sich durch eine stets offenstehende Tube die Atembewegungen der Luft dem Trommelfell mitteilen; beides sind subjektiv unangenehme Phänomene (Autophonie), die das pathologische Bild der „klaffenden Tube" kennzeichnen.

Tabelle 2.**1** Mittelohrschwerhörigkeit (Rinne negativ, Weber ggf. lateralisiert ins kranke Ohr)

ohne Sekretion	mit Sekretion
äußeres Ohr: – Cerumen obturans – Stenose, Atresie – (Exostosen) – Otitis externa diffusa circumscripta necroticans Mittelohr: – Tubenfunktionsstörung nasopharyngeale muskuläre chronisch entzündliche – Mittelohrnarben, -defekte – Otosklerose	Mittelohr: – Otitis media acuta – Otitis media chronica Schleimhauteiterung Knocheneiterung – Mittelohrkarzinom

Der tympanale, also mittelohrnahe Abschnitt der Eustachi-Röhre hat ein knöchernes Grundgerüst mit trichterförmiger Öffnung zum Mittelohr hin; das Lumen bleibt hier konstant offen, nimmt also am Öffnungs- und Schließungsvorgang nicht teil.
Die Öffnung der Tube wird von Muskeln bewirkt, die teils am Tubenknorpel inserieren (M. tensor veli palatini), teils an der knöchernen Schädelbasis (M. levator veli palatini); beide sind mit den Muskeln der Gegenseite in der Raphe mediana des weichen Gaumens verbunden (Abb. 2.**9**). Im Moment des Schluckens zieht der Tensor an der einen Lefze des Tubenknorpels, während der Levator durch Anspannung seines Muskelbauches den Knorpel von unten her anhebt. Dadurch entfaltet sich die Knorpelrinne, und der Schleimhautschlauch der Tube öffnet sich – dies alles in dem Augenblick, in dem sich der weiche Gaumen anspannt. Der Vorgang ist endoskopisch im Nasenrachen als Verformung des schlitzförmigen in ein dreieckig sich öffnendes Tubenostium zu erkennen (Abb. 2.**10**).

An sich selbst kann man den Vorgang verfolgen, indem man während des Schluckens auf ein leises knackartiges Geräusch achtet, das vom Trommelfell ausgeht und anzeigt, daß in diesem Augenblick der Luftdruck in der Pauke via kurzzeitig geöffnete Tube dem atmosphärischen Druck angepaßt wurde. Umgekehrt bemerkt man bei schneller Talfahrt vorübergehend einen Druck auf den Ohren, der dadurch entsteht, daß der äußere Luftdruck auf das Trommelfell größer ist als derjenige in der Paukenhöhle; einmal Schlucken – eventuell bei zugehaltener Nase

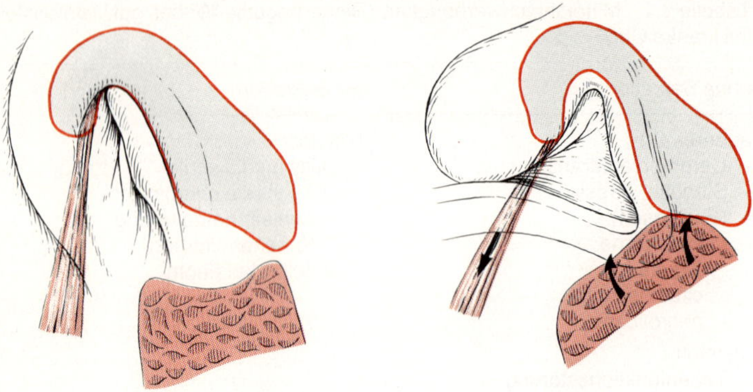

Abb. 2.**9** Zusammenwirken der Mm. tensor und levator veli palatini. Während der Levator durch Anspannung seines Muskelbauchs den Tubenknorpel anhebt, zieht der Tensor an der kleineren Knorpellefze. Beide Tubenmuskeln treffen sich in der Raphe mediana des weichen Gaumens mit dem jeweiligen Muskel der Gegenseite (vgl. auch Abb. 3.**3**!).

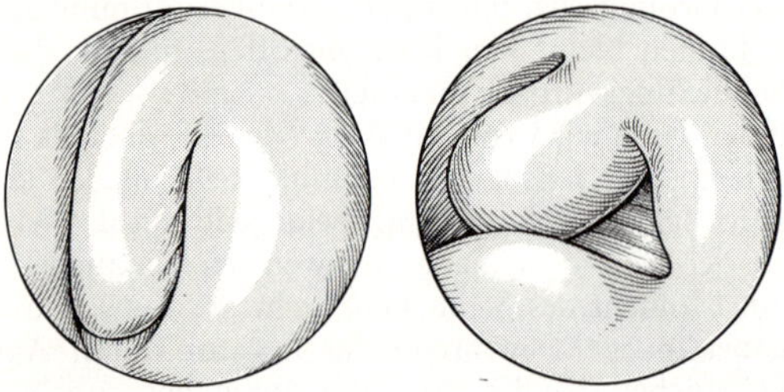

Abb. 2.**10** Tubenostium links, in Ruhe schlitzförmig, während des Schluckens dreieckig geformt (nach Zöllner).

(Toynbee-Versuch) – oder kräftiges Gähnen öffnet die Tube und gleicht die Druckdifferenz aus, das Druckgefühl und die damit einhergehende leichte Schwerhörigkeit sind wieder verflogen. Diese „Schwerhörigkeit" war Folge davon, daß Trommelfell und Gehörknöchelchen wegen des Unterdrucks in der Paukenhöhle nicht optimal schwingen konnten.
Als Ursache für die Verlegung des *pharyngealen* Ostiums kommen alle entzündlichen oder tumorösen Anschwellungen im Nasenrachenraum oder in der hinteren Nase in Betracht, bei Kindern am häufigsten die *adenoiden Vegetationen*, bei Erwachsenen die *hyperplastischen Sinusiti-*

den. Einseitige Tubenfunktionsstörung beim Erwachsenen ist verdächtig auf ein Karzinom, das das pharyngeale Tubenostium verlegt (vgl. Kap. 1.6)!
Beim Tumor ist die Tubenfunktion überwiegend mechanisch behindert; doch auch eine *entzündliche* Mitbeteiligung der Tubenschleimhaut genügt, um den sehr feinen Öffnungsmechanismus zu stören; so beispielsweise erklärt sich das „Zufallen der Ohren" bei akuter Rhinopharyngitis, d. h. bei Infekten der Nase und des Rachens. Die Schwerhörigkeit klingt nach dem Schnupfen wieder ab oder läßt sich allein durch einen kurzen Überdruck im Nasenrachenraum beheben: *Valsalva-Versuch*. Dazu hält der Patient sich die Nase zu und versucht, bei geschlossenem Mund forciert auszuatmen. Da dann die Luft nicht durch die Nase entweichen kann, sprengt sie eventuell die Tube und gelangt so ins Mittelohr; den Erfolg registriert man an einem fühlbaren und für den Arzt über einen Schlauch hörbaren Auswärtsdrängen des Trommelfells. Ein aktiveres Vorgehen ist das Durchblasen der Tube mit einem *Politzer*-Ballon oder besser heute mit einem dosierbaren Druckgerät; der Katheterismus der Tube ist tunlichst zu umgehen.
Eine Schwerhörigkeit aus mangelnder *muskulärer* Tubenfunktion ist die *bei* **Gaumenspaltträgern**. Wenn die Raphe mediana wegen der Dehiszenz im weichen Gaumen fehlt, können die beiden Tubenmuskeln ihrer Aufgabe als Tubenöffner nicht nachkommen: Der Tensor übt auf den Tubenknorpel keinen Zug aus, und der Levator hebt ihn nicht an, weil beiden der Ansatz im weichen Gaumen bzw. der sehnige Übergang in den Muskel der Gegenseite fehlt. Beim Gaumenspaltenkind also

- kann sich die Tube nicht *öffnen*,
- wird der Druck im Mittelohr nicht dem der Außenluft angepaßt,
- wird die Luft in der Pauke von der Schleimhaut resorbiert,
- entsteht ein Unterdruck, der als Reiz auf die Schleimhaut des Mittelohres wirkt und
- eine Flüssigkeitsausscheidung veranlaßt: das **Sero- oder Mukotympanon** (Abb. 2.**11**).

Auch an die Möglichkeit einer submukösen Gaumenspalte sollte man denken, wenn eine sonst nicht erklärbare Tubenfunktionsstörung vorliegt. Sie ist an dem Auseinanderweichen der Muskulatur unter der geschlossenen Schleimhautdecke des weichen Gaumens zu erkennen (Abb. 2.**12**).
Durch die Flüssigkeit im Mittelohr werden die Nachgiebigkeit und die Schwingungsfähigkeit des Trommelfells weiter eingeschränkt, die Schwerhörigkeit nimmt zu (vgl. Abb. 2.**8**). Bleibt die Tube funktionsuntüchtig, so dickt der Mukus im Tympanon immer mehr ein; Kalkeinlagerungen lassen ihn schließlich erhärten, es kommt zur **Tympanosklerose** oder – wenn lediglich ein anhaltender Unterdruck mit *Sero*tympanon bestand – zum tympanalen **Adhäsivprozeß**.

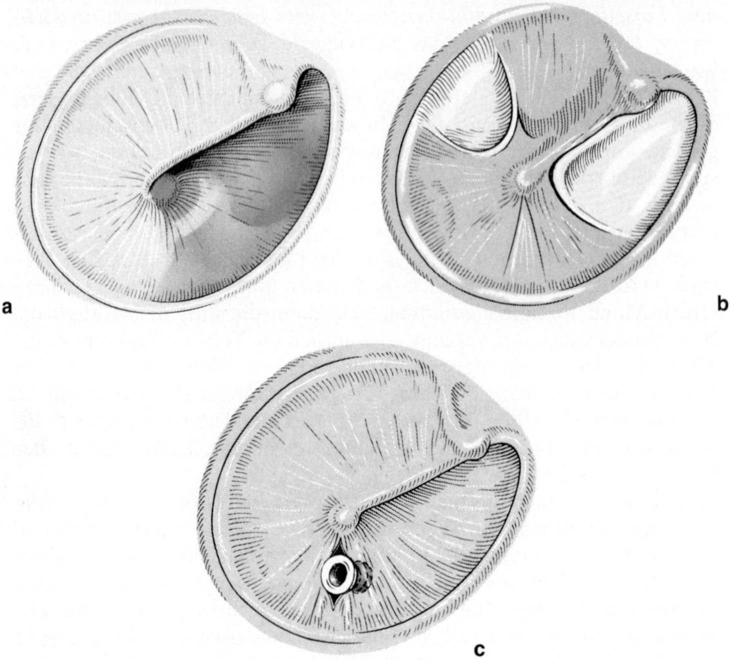

Abb. 2.**11** **a** „Retrahiertes" Trommelfell rechts. Wegen mangelnder Tubenfunktion ist der Druckausgleich ausgeblieben; die Luft in der Pauke wurde von der Schleimhaut resorbiert, in der Paukenhöhle ist ein Unterdruck entstanden.
b Serotympanon. Auf den Reiz des Unterdrucks hin hat die Schleimhaut ein Exsudat in das Paukenlumen abgesondert; die Flüssigkeitsansammlung im unteren Teil der Paukenhöhle zeichnet sich mit Spiegelbildung ab.
c Trommelfell nach Einlage eines Paukenröhrchens.

So zwangsläufig dieser Ausgang früher bei Gaumenspaltenpatienten war, so weitgehend ist er heute zu vermeiden, nämlich durch eine Dauerbelüftung der Paukenhöhle vom äußeren Gehörgang her. Dies gelingt durch Einlegen eines winzigen Kunststoffröhrchens in das Trommelfell. Es muß möglichst frühzeitig appliziert und gegebenenfalls mehrfach erneuert werden, d.h. vor Entwicklung einer chronisch-narbigen Entzündung (Abb. 2.**11 c**).
Da bei Gaumenspaltträgern die Tubenfunktionsstörung seit frühester Kindheit besteht, bleibt hier auch die Pneumatisation des Warzenfortsatzes aus, weil zu ihrer Entwicklung nicht nur

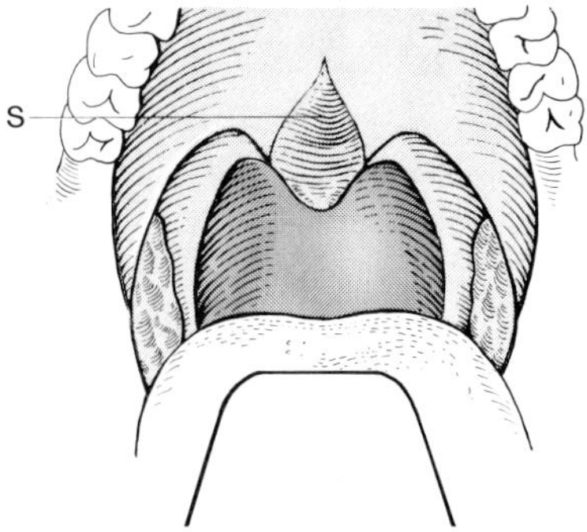

Abb. 2.**12** Submuköse Gaumenspalte (S). Weil Tensor und Levator veli palatini medial nicht miteinander verbunden sind, kommt es zu Störungen der Tubenfunktion.

- eine funktionstüchtige Schleimhaut, sondern auch
- eine gut funktionierende Eustachi-Röhre

notwendig ist. Bei normal angelegten Tubenmuskeln wird die Paukenhöhle regelmäßig belüftet – ja, es werden wahrscheinlich immer erneute Überdrücke im Mittelohr aufgebaut. Diese sind zwar sehr gering, reichen offensichtlich aber aus, um als vis a tergo für die Pneumatisation des Warzenfortsatzes zu fungieren. Bei Gaumenspaltkindern fehlt der leichte Überdruck, es herrscht sogar ein ständiger Unterdruck, der Warzenfortsatz bleibt kompakt; eine röntgenologische Vorstellung erhält man auf der Röntgenaufnahme nach Schüller: Der Kopf liegt der Platte seitlich an, der Zentralstrahl weicht vom gegenüberliegenden Gehörgang um 20° nach oben und hinten ab (Abb. 2.**13**). Neben dem Warzenfortsatz sind die Begrenzung der mittleren Schädelgrube und des Sinus sigmoideus sowie die *Konturen des Kiefergelenks* zu erkennen. Äußerer und innerer Gehörgang projizieren sich übereinander.

Tympanosklerose und Adhäsivprozeß sind vom Trommelfellbefund und von der Schwerhörigkeitsform her kaum zu unterscheiden von der **Defektheilung einer chronischen Mittelohrentzündung**; eine Eiterung braucht nie bestanden zu haben oder kann schon seit vielen Jahren sistieren. Ebenso sind Tympanosklerose und Adhäsivprozeß keine für die *muskuläre* Tubenfunktionsstörung spezifischen Veränderungen, sondern können sich in gleicher Weise nach langanhaltender nasopharyngeal behinderter Tubenfunktion ausbilden, also auch ohne Gaumenspalte (über die chronische Mittelohr*eiterung* bei Gaumenspaltträgern s. Kap. 2.3.2).

Abb. 2.**13** Schema der Röntgenaufnahme – hier des rechten Ohres – nach Schüller, angezeigt bei Mittelohrprozessen. **a** Einstellung, **b** gute, **c** fehlende Pneumatisation des Warzenfortsatzes.

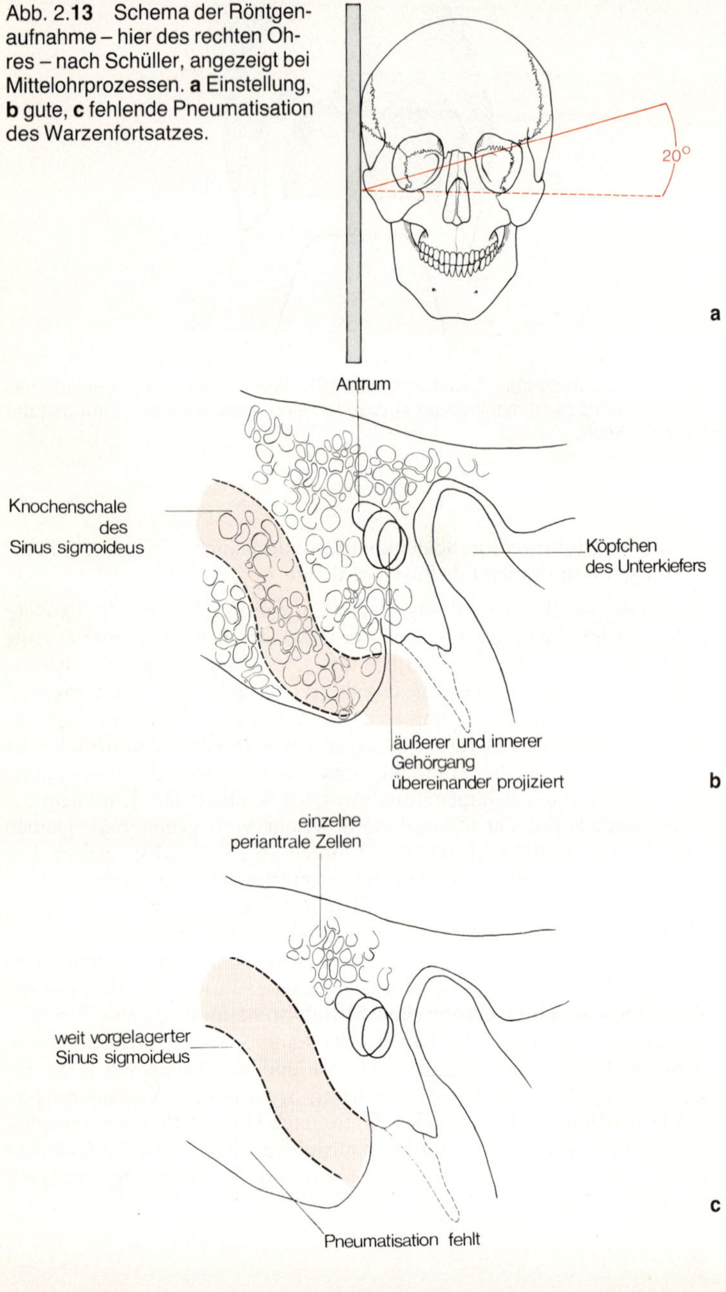

Eine andere Form der chronischen Mittelohrschwerhörigkeit *ohne Sekretion* ist die **Otosklerose** (Abb. 2.**14**):

- Die Eustachi-Röhre funktioniert normal,
- entzündliche oder narbige Veränderungen im Mittelohr fehlen gänzlich, eine Mittelohreiterung hat zumeist auch nicht vorübergehend bestanden,
- die Schwerhörigkeit entwickelt sich im dritten Dezennium,
- langsam fortschreitend,
- überwiegend bei Frauen, familiär und in der Schwangerschaft gehäuft,
- der negative Rinne-Versuch weist die Schwerhörigkeit als mittelohrbedingt aus,
- beim Weber-Versuch wird zumeist nicht lateralisiert, weil die Schwerhörigkeit in aller Regel beidseitig, wenn auch nicht immer symmetrisch entsteht.
- Auf Befragen geben die Patienten an, im Lärm, im Auto oder in der Eisenbahn relativ gut zu verstehen (Paracusis Willisii) – im Gegensatz zur Empfindung der *Innenohr*schwerhörigen, die sich gerade durch Lärm besonders gestört fühlen.

Die Schwerhörigkeit bei Otosklerose ist Folge einer knöchernen Versteifung des Steigbügelringbandes. Der otosklerotische Knochen entsteht durch einen pathologischen herdförmigen Um- und Anbau in der knöchernen Labyrinthkapsel und hier insbesondere in der Nische des ovalen Fensters. Dadurch wird der Steigbügel in seiner Schwingungsfähigkeit behindert, d.h. die Schalleitung im Mittelohr gedämpft oder gänzlich blockiert. Die Innenohrfunktion bleibt lange erhalten: Knochenleitungshören besser als Luftleitungshören.
Die Behandlung dieser in ihrer Pathogenese noch unbekannten Krankheit kann nicht die Ursachen beseitigen, wohl aber das Symptom Schwerhörigkeit. Dies gelingt, indem der fixierte Steigbügel mikrochirurgisch entfernt und durch eine Stahldraht-Bindegewebsprothese ersetzt wird (Stapedektomie, Abb. 2.**14**), oder es wird die Fußplatte lediglich perforiert (0,5 mm Ø) und in diese Öffnung ein Teflon-Stahldrahtpiston eingebracht, der seinerseits wieder am langen Amboßschenkel fixiert wird (Stapedotomie). Das Hören funktioniert danach zumeist wieder normal, und der Erfolg hält an.
Otosklerosekranke sollten deshalb möglichst bald operiert werden; es sind – um dies zu wiederholen – die Patienten, die ab drittem Dezennium fortschreitend mittelohrschwerhörig werden (Rinne-Versuch negativ), ohne daß früher oder jetzt eine Mittelohreiterung bestand.

Eine *Mittelohr*schwerhörigkeit, die in ganz auffälliger Weise durch ein *pulsierendes Ohrrauschen* gekennzeichnet ist, wird durch den in der Paukerhöhle sich entwickelnden *Glomustumor* verursacht (Abb. 2.**15**). Die Schwerhörigkeit ist stets einseitig, eine Sekretion aus dem Mittelohr fehlt. Das Trommelfell ist intakt, läßt aber den gefäßreichen rötlichen Tumor zumeist deutlich durchscheinen.

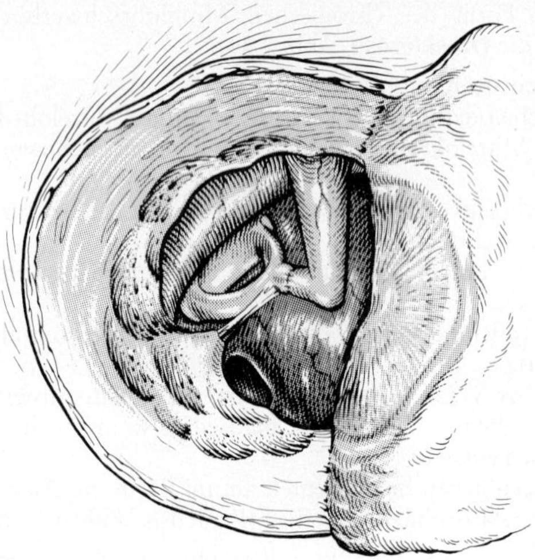

a

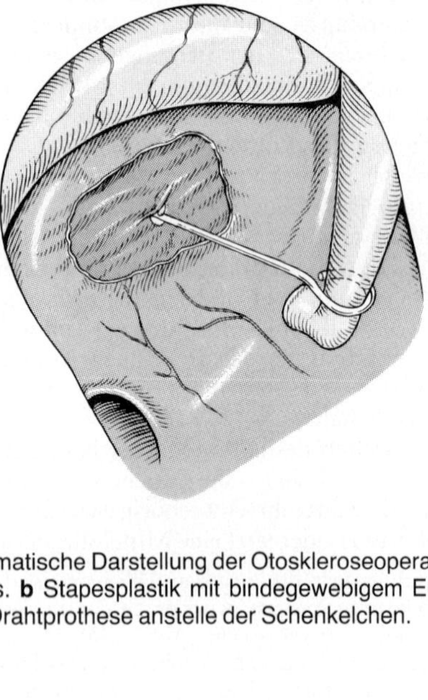

b

Abb. 2.**14** Schematische Darstellung der Otoskleroseoperation, rechtes Ohr. **a** Operationssitus. **b** Stapesplastik mit bindegewebigem Ersatz der Steigbügelfußplatte und Drahtprothese anstelle der Schenkelchen.

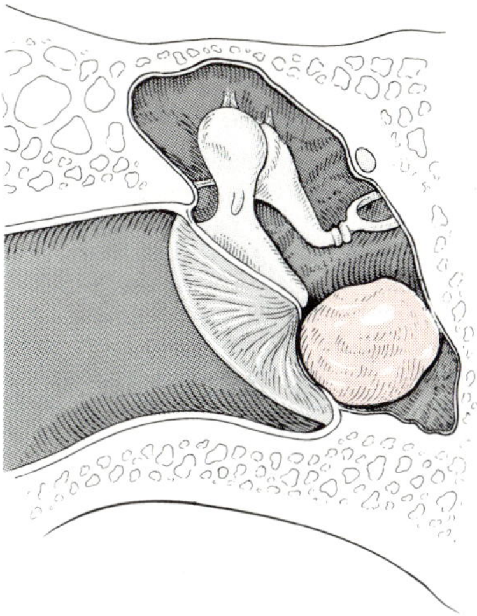

a

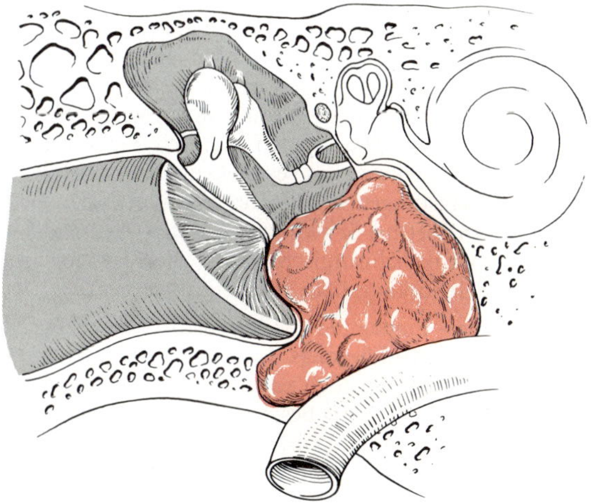

b

Abb. 2.**15** Schematische Zeichnung **a** eines tympanalen Glomustumors im rechten Mittelohr: Mittelohrschwerhörigkeit und *pulsierendes* Ohrgeräusch.
b Schematische Zeichnung eines jugulären Glomustumors mit Arrosion auch des Labyrinths.

Geradezu pathognomonisch ist also die Trias

- einseitige Mittelohrschwerhörigkeit ohne Sekretion,
- pulsierende Empfindung im Ohr,
- rötlich durchscheinendes Trommelfell.

Histologisch entspricht der Glomustumor einem nichtchromaffinen Paragangliom, hervorgegangen aus dem parasympathischen Nervengeflecht der Paukenschleimhaut. Das Trommelfell hält dem Pulsieren lange stand, spät erst kommt es zum Durchbruch in den Gehörgang, dann eventuell mit Sekretion und Blutung. Vorher schon werden die Gehörknöchelchen usuriert, insbesondere der lange Amboßschenkel, gelegentlich auch der N. facialis. Die vom *Glomus jugulare* ausgehenden Tumoren wachsen versteckt in die mittlere und hintere Schädelgrube ein und bewirken hier Lähmungen auch der IX. bis XII. Hirnnerven, oft bevor sie eine Mittel- oder Innenohrschwerhörigkeit verursachen.
Frühzeitig erkannte *tympanale* Glomustumoren lassen sich relativ leicht durch die sogenannte Hypotympanotomie entfernen; später wird die Operation wegen des Gefäßreichtums der Tumoren sehr schwierig. *Juguläre* Glomustumoren, die bereits die Schädelbasis erreicht haben, sind nur durch umfassendes operatives Vorgehen zu beherrschen.

Eine Schalleitungsschwerhörigkeit ohne Sekretion kann schließlich durch **Exostosen des äußeren Gehörganges** verursacht sein. Sie gehen von den Knochenwänden des Gehörgangs aus und engen – zumeist von vorn, hinten und oben vorwachsend – das Gehörgangslumen zunehmend ein. Eine Schwerhörigkeit tritt erst dann in Erscheinung, wenn der Gehörgang fast zugewachsen und das Restlumen durch Zerumen verschlossen ist. Sie ist also nicht eigentlich mittelohrbedingt, sondern entsteht durch eine Behinderung der Schall*zu*leitung zum Mittelohr; im Stimmgabelversuch ist ein Unterschied dadurch nicht gegeben. Exostosen des äußeren Gehörgangs entstehen wahrscheinlich durch geringfügige Dauerbelastungen der Gehörgangshaut (z. B. durch Wasser, weil sie sich vermehrt bei Schwimmern finden). Behandelt werden sie chirurgisch bzw. mikrochirurgisch, indem die Knochenvorsprünge unter Schonung der Gehörgangshaut abgetragen werden.

Von der – sekundären – Einengung durch Exostosen ist abzugrenzen die angeborene **Atresie des Gehörgangs**. Sie kann total oder nur partiell sein; das Restlumen ist dann jedoch zumeist extrem eng. Nur selten ist die Verbildung auf den Gehörgang beschränkt, oft sind die Ohrmuschel und/oder das Mittelohr beteiligt. Dabei kommen embryologische Gegebenheiten zum Tragen insofern, als die Ohrmuschel aus dem Ektoderm des ersten und zweiten Schlundbogens hervorgeht und der äußere Gehörgang aus der sog. Ohrmuschelgrube zwischen den ersten beiden Schlundbögen. Die Mittelohrräume dagegen entstammen dem Entoderm und zwar einer Einsenkung der ersten Schlundtasche; Hammer und Amboß einschließlich der lateralen Teile des Steigbügels werden aus dem Mesenchym der beiden ersten Schlundbögen gebildet (Abb. 2.**16**).

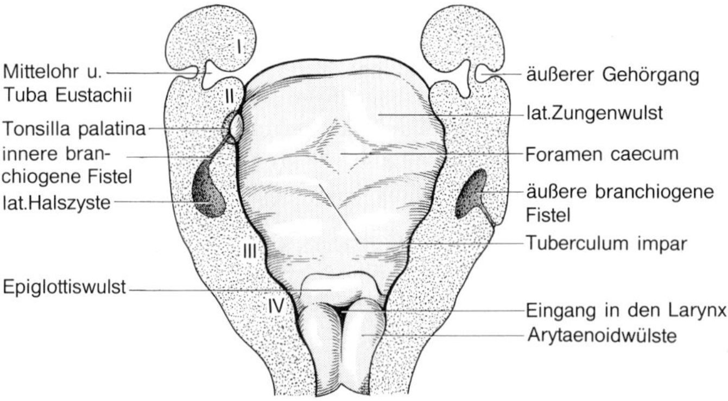

Abb. 2.**16** Embryologische Grundstrukturen des Ohres sowie der medialen und lateralen Halszysten bzw. -fisteln (vgl. Kap. 5). I–IV = Kiemenbögen.

Das häutige Labyrinth andererseits entwickelt sich wieder aus dem Ektoderm, das knöcherne Labyrinth aber aus Mesenchym. Dies hat zur Folge, daß um so öfter nur ein Teil des äußeren, des mittleren oder inneren Ohres betroffen wird, je begrenzter die Fehlbildung ist, zum Beispiel nur der Gehörgang (Atresie, Stenose) oder nur die Ohrmuschel **(Aplasie Mikrotie).** Das Trommelfell ist wegen seiner Zugehörigkeit zum Ektoderm oft an den – partiellen – äußeren Anomalien beteiligt, weniger oft sind es die Gehörknöchelchen und kaum einmal auch das Innenohr, d. h., äußere Verbildungen lassen *nicht* auf eine gänzliche (Innenohr-)Taubheit schließen, sondern bedingen zumeist nur eine Schalleitungsschwerhörigkeit, die allerdings erheblich (50 dB) sein kann.

Zerumen behindert die Schallzuleitung zum Mittelohr, wenn es das Lumen *gänzlich* obturiert. Dies ist viel seltener der Fall, als allgemein angenommen, da eine Höreinschränkung so lange ausbleibt, als noch ein winziges Restlumen besteht (bedingt durch die im Vergleich zu den Abmessungen des Gehörgangs großen Wellenlängen des hörbaren Schalls) und solange der Pfropf nicht dem Trommelfell anliegt. Den letzten Anlaß zur Obturation geben zumeist Duschwasser oder Manipulationen mit Wattestäbchen. Das Verwenden solcher sog. Q-Tips ist heute weitverbreitet in der Annahme, damit den Gehörgang reinigen zu können und zu müssen. In Wirklichkeit wird so die Selbstreinigung des Gehörgangs gestört und das Zerumen nur weiter in den Gehörgang hineingedrängt.

Zerumen ist kein Zeichen mangelhafter Körperpflege, sondern ein Vehikel für die Selbstreinigung des Gehörgangs!

Es wird von den Zeruminaldrüsen der Gehörgangshaut abgesondert, um abgeschilferte Epithelien und Staub aufzufangen; mit dem Abschilferungsvorgang wird der Pfropf langsam zum Gehörgangseingang nach außen transportiert, trocknet dabei zunehmend ein und fällt schließlich als Krümchen heraus. Durch Wattestäbchen aber wird die Gehörgangshaut gereizt und übermäßig ausgetrocknet, vielleicht auch wird eine überschießende Zerumenabsonderung angeregt; zusätzlich können kleinste Verletzungen der Gehörgangshaut die Bildung von Gehörgangsfurunkeln provozieren (vgl. Otalgie, Otitis externa). Obturierendes Ohrenschmalz muß durch Spülung (eventuell vorher aufweichen!) oder *unter dem Untersuchungsmikroskop* instrumentell entfernt werden.

2.3.2. Schwerhörigkeit *(Rinne negativ)* mit Sekretion aus dem Ohr

(Tab. 2.**2**; vgl. auch Tab. 2.**1**)

Bei einer Schwerhörigkeit ohne Sekretabsonderung aus dem **Gehörgang** konnte der Rinne-Versuch negativ sein (s. Kap. 2.3.1) oder positiv (s. Kap. 2.4); besteht jedoch eitriger Ausfluß, so fällt der Rinne-Versuch in aller Regel negativ aus, weil das Sekret aus dem äußeren Gehörgang oder dem Mittelohr stammt und die Schwerhörigkeit deshalb schalleitungsbedingt sein wird.

Die Entzündung des äußeren Gehörgangs (**Otitis externa**) betrifft *diffus* die gesamte Gehörgangshaut oder äußert sich als *Furunkel* mit zirkumskripter Einschmelzung. Der Furunkel bereitet erhebliche, eventuell auch auf die Umgebung des Ohres ausstrahlende Schmerzen; zur Sekretion kommt es erst, wenn die zentrale Nekrose verflüssigt ist und sich in den Gehörgang entleert. Die *diffuse* Otitis externa dagegen kann mit profuser Absonderung einhergehen („nässendes Ekzem“) oder nur eine

Tabelle 2.**2** Ohrsekretion

Gehörgang	Mittelohr
wäßrig:	*wäßrig-eitrig:*
– Otitis externa	– Otitis media acuta
– nässendes Ekzem	– Mastoiditis
– Myringitis granulomatosa	– Otitis necroticans
– Gehörgangskarzinom	– Chronische Schleimhauteiterung
– Otitis necroticans	– Mittelohrkarzinom
	eitrig-fötid:
	– Chronische Knocheneiterung (Cholesteatom)

vermehrte Epithelabschilferung mit zumeist deutlichem Juckreiz zeigen (trockenes Ekzem).
Bei der nässend-diffusen Form und der zirkumskripten Einschmelzung ist der Gehörgang so weit verschwollen, daß der Einblick in die Tiefe und damit auf das Trommelfell verwehrt ist; die Abgrenzung von einer Entzündung des Mittelohres wird dann schwierig. Der Schmerz vor allem des Furunkels läßt sich durch *Druck auf den Tragus* auslösen oder verstärken; er ist so heftig, daß man auf starke Abwehrreaktionen schon bei der leisesten Berührung gefaßt sein muß; in dieser Heftigkeit ist er pathognomonisch für die Entzündung des *äußeren* Ohres. Bei der trockenen Otitis externa bleibt der Gehörgang offen, es quält vor allem der Juckreiz; er kann Folge der ekzematösen Hautveränderungen sein, aber auch der Manipulationen mit Wattestäbchen oder Instrumenten!
Eine Schwerhörigkeit fehlt – wie beim *Zerumen* – solange das Gehörgangslumen frei ist. Der Grad der Schwerhörigkeit ist abhängig also vom Zuschwellen des Gehörgangs; die Höreinschränkung geht dementsprechend zumeist parallel mit dem dumpfen, die ganze Kopfhälfte einbeziehenden Schmerz.
Therapie:

- Vorsichtiges (!) Reinigen des Gehörgangs,
- Einlegen eines Gazestreifens, der mit Borglyzerinalkohol-Tropfen getränkt ist,
- eventuell feucht-warme Auflagen,
- Analgetika,
- eventuell Antibiotika systemisch,
- möglichst keine Kortison- oder Antibiotikasalben.

Eine heute nicht mehr so seltene Sonderfrom der sezernierenden Otitis externa ist die *Myringitis granulomatosa.* Sie galt früher als speziell durch das Baden im Mittelmeer ausgelöst, findet sich heute auch ohne eine solche Exposition. Das Trommelfell ist oberflächlich erodiert mit flachen, sezernierenden Granulationen besetzt. Schwerhörigkeit fehlt! Sorgfältiges Absaugen unter dem Mikroskop und eventuell Kurettagen sind notwendig, um die Reepithelisierung anzuregen und damit die Sekretion zu stoppen.
In sehr schweren Fällen einer **Otitis externa** muß man an die **nekrotisierende**, auch *maligne* genannte Form denken, die erst in den letzten Jahrzehnten bekannt wurde. Betroffen sind ganz überwiegend Männer jenseits des 60. Lebensjahres mit (latentem) Diabetes. *Akut* einsetzende eitrige oder schleimige Sekretion mit Schwerhörigkeit und anhaltenden, kaum beeinflußbaren Schmerzen sind die Leitsymptome dieser eventuell letalen Krankheit. Entzündung und Nekrosen machen auch vor dem Mittelohr nicht Halt, d.h. die Otitis externa wird zur Otitis externa *et media* necroticans. Die histologische Untersuchung ergibt bestenfalls Verdachtsmomente für eine besonders schwere Entzündung, jedoch

keine diagnostisch verwertbaren Besonderheiten. Zur Behandlung ist eine extrem ausgedehnte operative Freilegung und Offenhaltung des Operationsgebietes notwendig, außerdem sollten schon möglichst frühzeitig extrem hoch dosiert Antibiotika eingesetzt werden.
Von der „malignen" Otitis externa abzugrenzen ist das **Karzinom** des äußeren Gehörgangs. Es entwickelt sich vornehmlich im Gehörgangseingang, also vom Cavum conchae aus; nur selten entsteht es primär in der Tiefe des Gehörgangs. Eine histologische Klärung ist notwendig bei allen langanhaltenden scheinbaren „Entzündungen" des Gehörgangs. Gleiches gilt für Hautveränderungen auf der Ohrmuschel (eventuell auch deren Hinterfläche) – vor allem für solche, die ulzerieren oder über das Niveau der Hautoberfläche hinauswuchern. Karzinome wie auch die Basaliome und Spinaliome des äußeren Ohres bedürfen einer ausgedehnten Operation, oft zusammen mit radikaler Ausräumung der Halsweichteile.
Die *vom* **Mittelohr** *ausgehenden Schwerhörigkeitsformen* sind, soweit sie mit Sekretion („Ohrlaufen") einhergehen, entzündungsbedingt, sie sind also Begleiterscheinung einer **Otitis media acuta sive chronica**. Bei einseitigen Befunden wird die auf den Scheitel aufgesetzte Stimmgabel (Weber-Versuch) in das kranke Ohr lateralisiert. Der Rinne-Versuch ist negativ, das Luftleitungshören also behindert; über Knochenleitung aber wird weiterhin gut gehört.
Die akute Otitis media geht mit

- plötzlichem dumpfen Gefühl im Ohr,
- Ohrsummen,
- unterschiedlicher Schwerhörigkeit und schließlich
- Spannungsschmerz einher.

Die entzündliche Sekretansammlung im Mittelohr drängt von innen gegen das Trommelfell, wölbt es nach außen vor, lockert es auf und durchwandert es (Trommelfellperforation) (Abb. 2.**17**). Soweit dies nicht spontan geschieht, muß man durch zirkuläre Inzision im hinteren unteren Quadranten des Trommelfells für den Abfluß des Sekrets oder Eiters aus dem Mittelohr sorgen (Parazentese). Der Schmerz klingt zumeist sofort nach Eröffnung des Trommelfells ab, das Ohrlaufen hält für ein paar Tage an, um dann spontan wieder zu sistieren. Nur ausnahmsweise ist es notwendig, antibiotisch zu behandeln, in aller Regel genügen

- Auswischen des Sekrets aus dem Gehörgang,
- Wärmebestrahlung,
- Nasentropfen zur Behandlung des begleitenden Schnupfens und zur Abschwellung der Schleimhaut am Tubenostium.

Dies ist notwendig, weil die Mittelohrentzündung oft aus einer Rhinitis via Tube oder zusammen mit einem Infekt des Nasenrachens entsteht. Antibiotika sind zunächst nicht notwendig, wohl aber, wenn nach fünf

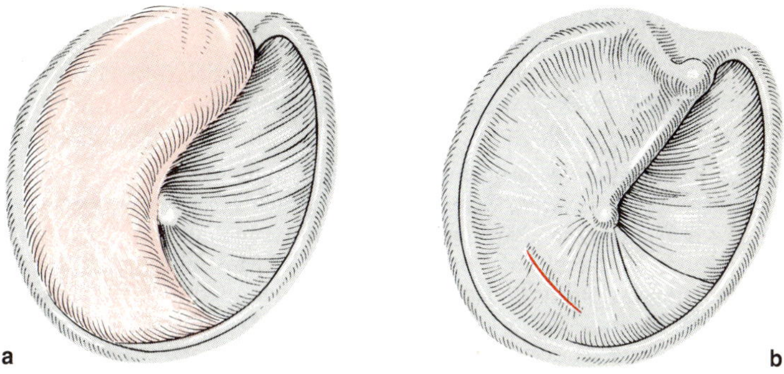

Abb. 2.**17** **a** Akute Otitis media rechts. Trommelfell gerötet und vorgewölbt, Lichtreflex und sonstige Trommelfellstrukturen nicht mehr zu erkennen.
b Abklingende akute Otitis media nach Parazentese im hinteren unteren Quadranten des Trommelfells.

Tagen eine Besserung sich nicht abzeichnet; dann auch sollten sie bis zur vollständigen Ausheilung gegeben werden. Als Erreger der akuten Mittelohreiterung finden sich zumeist Streptokokken (pneumoniae und pyogenes) oder Staphylokokken (aureus), seltener Haemophilus influenzae und Pseudomonas aeruginosa oder Viren (Grippe-Otitis mit der Gefahr einer Schädigung auch des Innenohres). Die Scharlach- oder Masern-Otitiden sowie die gefährliche Mukosus-Otitis bedürfen heute keiner besonderen Besprechung mehr.

Das Typische der *akuten* Otitis media ist ihre Ausheilung ad integrum, also die narbenlose Wiederherstellung der ursprünglichen anatomischen und physiologischen Verhältnisse – zumeist innerhalb 1–2 Wochen; das Trommelfell verheilt, das Gehör kehrt zur Norm zurück.

Nur ausnahmsweise entwickelt sich heute noch aus einer Otitis media eine **Mastoiditis,** d. h. eine Einschmelzung der knöchernen Septen zwischen den lufthaltigen Zellen des Warzenfortsatzes. Mit seiner *Schleimhaut*auskleidung ist das pneumatische System an jeder Entzündung des Mittelohres beteiligt, ohne daß dies klinisch auffällig wird. Sobald aber die Eiterung auf die zarten *Knochen*strukturen übergreift (Druckschmerz über dem Warzenfortsatz, röntgenologische Aufhellung), ist eine spontane Ausheilung der Veränderungen kaum mehr zu erwarten, im Gegenteil, jederzeit droht jetzt das Übergreifen auf die benachbarten Strukturen:

– Otitis interna (Labyrinthitis),
– Arrosion des Fazialiskanals,

- Thrombophlebitis des Sinus sigmoideus,
- Durchbruch durch das Periost unter die Haut,
- Durchbruch in die mittlere oder hintere Schädelgrube (epi- oder subduraler Abszeß, Meningitis, Schläfenlappen- oder Kleinhirnabszeß) (Abb. 2.**18**).

Verschlechterung des Allgemeinzustandes, anhaltendes Fieber, hohe septische Temperaturen, Schwindel, Hörverschlechterung, Fazialisparese, Kopfschmerzen, Nackensteifigkeit und zunehmende Eintrübung müssen den Verdacht auf Komplikationen der Mastoiditis aufkommen lassen. Die Mastoiditis bedarf deshalb sofortiger operativer Behandlung (Mastoidektomie) und bei Übergreifen auf die Nachbarschaft entsprechend weitergehender Maßnahmen (Ausräumung ostitischen Knochens, Drainage von Abszessen und eventuell ausgedehnte Freilegung des entzündlich gelähmten Fazialisnervs). Die Operation beschränkt sich jedoch auf die *retro*tympanalen Räume, das heißt, die Paukenhöhle

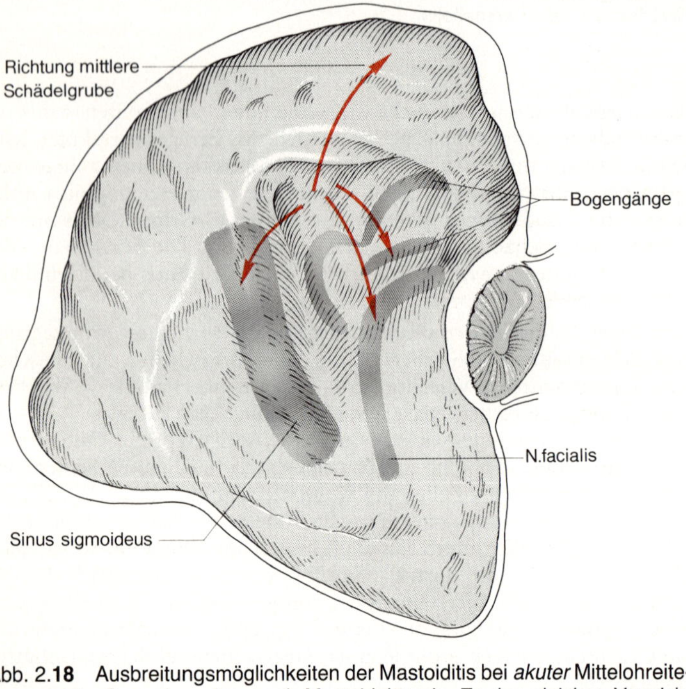

Abb. 2.**18** Ausbreitungsmöglichkeiten der Mastoiditis bei *akuter* Mittelohreiterung rechts. Operationssitus nach Mastoidektomie. Zu den gleichen Verwicklungen kann es auch bei der *chronischen* Knocheneiterung (Cholesteatom) kommen.

und damit das Gehör bleiben zumeist unversehrt; nur bei der Labyrinthitis ist das Gehör unwiederbringlich verloren. Zusätzlich sind gezielte hohe Antibiotikadosen indiziert!
Von Anfang an weniger auffallend verläuft die **chronische Otitis media.** Sie entwickelt sich nicht aus der akuten Form, sondern ihr *chronischer Verlauf ist primär vorbestimmt.* Dies erklärt sich daraus, daß mit einer chronischen Entzündung nur die Patienten reagieren, deren Mittelohrschleimhaut zu akuten, energischen Reaktionen nicht imstande ist. Diese Schleimhaut war auch nicht befähigt, während der Kindheit ein pneumatisches System im Warzenfortsatz zu entfalten. Insofern ist später die fehlende oder unterentwickelte Pneumatisation ein indirektes Zeichen für die mangelnde Abwehrfähigkeit der Schleimhaut; eine akute Reaktion bleibt von vornherein aus, es kommt zur (primär-) chronischen Entzündung (s. Abb. 2.**13**).
Die Schwerhörigkeit bei chronischer Mittelohrentzündung stellt sich dementsprechend mehr schleichend ein, ebenso wie

- die Sekretion wenig auffällig beginnt,
- Schmerzen und Fieber fast vollständig fehlen.

In der Paukenhöhle kommt es nicht zum Sekretstau, sondern sehr bald zu einem *Defekt* im trophisch gestörten Trommelfell und damit zu einer anhaltenden serös-schleimigen Sekretion in den Gehörgang. Die Schwerhörigkeit hält sich trotz des Trommelfelldefekts in Grenzen, jedenfalls solange dieser nicht die überwiegenden Teile oder gar die Gesamtfläche des Trommelfells („Totaldefekt") einnimmt. Eine Heilungsneigung für den Defekt besteht nicht, gerade der bleibende Charakter des Trommelfell*defekts* ist typisch für die *chronische* Otitis media (im Gegensatz dazu schließt sich die *Perforation* bei der akuten Mittelohrentzündung regelmäßig wieder) (Abb. 2.**19**)!
Die geschilderte Verlaufsform gilt für die **chronische mesotympanale Mittelohreiterung;** sie ist auf den mittleren Anteil der Paukenhöhle beschränkt und hier auf die Schleimhaut, deshalb auch mesotympanale *Schleimhauteiterung* genannt. Defekte in der Gehörknöchelchenkette entstehen nur ausnahmsweise, d. h., hinter dem defekten Trommelfell bleiben Hammer, Amboß und Steigbügel intakt, wenngleich sie durch Schleimhautnarben in ihrer Schwingungsfähigkeit häufig eingeschränkt sind.
Ziel der Behandlung ist es, die Sekretion zu stoppen und damit eine zunehmende Vergrößerung des Trommelfelldefekts zu vermeiden. Die Therapie besteht im

- Ausschalten rhinosinugener Infektionsherde (Septumdeviation, hyperplastische Rhinitis, Sinusitis), weil diese oft Ursache der anhaltenden Sekretion aus dem Mittelohr sind,
- gezielten Sekretabsaugen aus der Paukenhöhle und
- Einbringen antiseptischer oder antibiotischer Medikamente zur Trockenlegung der Mittelohrschleimhaut.

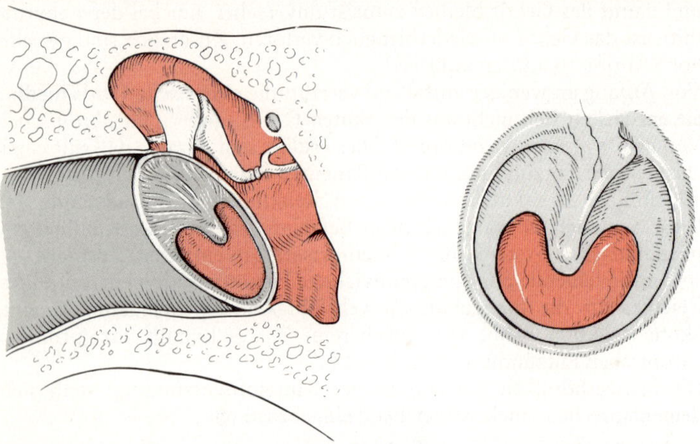

Abb. 2.**19** *Zentraler* Trommelfell*defekt* bei chronisch-mesotympanaler Mittelohreiterung; Anulus fibrosus ringsherum intakt. Wenn eine Sekretion besteht, ist sie schleimig-eitrig, jedoch nicht fötid. Sie kann nach lokalen konservativen Maßnahmen oder Sanierung rhinosinugener Infektionsherde sistieren, der Defekt bleibt dann bestehen, die Gehörknöchelchenkette zumeist intakt.

Bei Verdacht auf Pilzrasen im Mittelohr oder Gehörgang (zumeist Candida albicans) ist besonders gründliche Reinigung mit Absaugen auch der befallenen Epithelien und der Myzelien notwendig; anschließend wiederholte Einlagen von Gazestreifen, die mit *Bor*glyzerinalkohol getränkt sind.

Aus der chronischen und rezidivierenden Mittelohreiterung soll also eine *trockene Defektheilung* nach Mittelohreiterung werden. Die Schwerhörigkeit bleibt, sie kann operativ aber durch mikrochirurgischen Trommelfellverschluß (Myringoplastik) behoben werden. Eine solche Operation hat nur dann Aussicht auf Dauererfolg, wenn das Mittelohr schon trocken ist oder wenn zum mindesten bei der Operation Infektionsherde im Ohr ausgeräumt werden oder solche in Nase und Nebenhöhlen schon saniert wurden. Andernfalls würde die erneute Sekretion das aufgelegte Transplantat wieder fortschwemmen und damit zum Sekundärdefekt des Trommelfells führen.

Aus der mesotympanalen Schleimhauteiterung des Mittelohres kann sich eine **epitympanale Knocheneiterung** entwickeln, wenn der – eventuell bislang zentrale – Trommelfelldefekt den Anulus fibrosus einbezieht und damit *rand*ständig wird; viel häufiger jedoch ist der Defekt von Anfang an randständig gewesen (Abb. 2.**20**). Aus der Zerstörung des fibrösen Ringbandes – in der Regel an der *hinteren* oberen Zirkum-

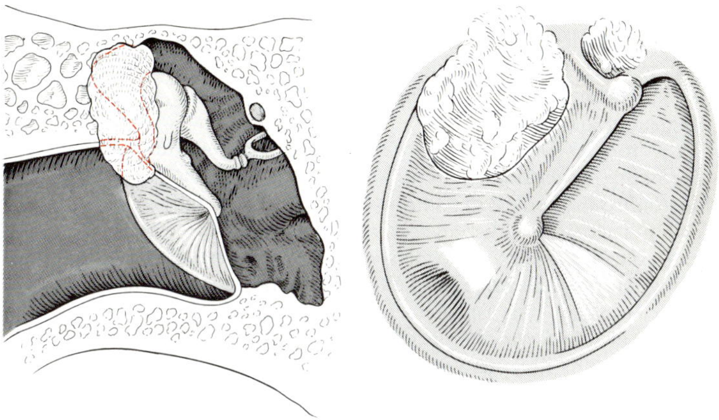

Abb. 2.**20** *Randständiger* Trommelfelldefekt; Anulus fibrosus hinten oben unterbrochen. Fötide Sekretion, eventuell wenig auffällig. Operation dringend angezeigt, um fortschreitende Zerstörung der Gehörknöchelchen und der sonstigen Knochenstrukturen des Mittelohres (rot gestrichelt) zu verhindern.

ferenz des Trommelfells – ergibt sich eine grundsätzlich andere, den weiteren Verlauf bestimmende Situation. Man erkennt sie daran, daß

- das Sekret im Gehörgang fötide riecht (nicht zu verwechseln mit dem muffigen Geruch älteren eitrigen Sekrets!) und daß
- die Gehörknöchelchen der Eiterung zum Opfer fallen (zuerst meist der lange Amboßschenkel);
- die Zerstörung kann auf die knöcherne Labyrinthkapsel übergreifen (drohende Ertaubung)
- oder auf die knöcherne Bedeckung des motorischen Gesichtsnervs (Fazialisparese), des Sinus sigmoideus (Thrombophlebitis) oder der mittleren und hinteren Schädelgrube (Meningitis, Hirnabszeß).

Der Knocheneiterung liegt ein eigenartiger Mechanismus zugrunde: Nach der Nekrose des Anulus fibrosus – wenn auch nur an umschriebener Stelle – wächst das Gehörgangsepithel in das Mittelohr ein; hier bleiben die abgeschilferten Epithelschuppen liegen, sie zerfallen und bilden einen Nährboden für die vorhandene bakterielle Infektion. Die Epithelien ordnen sich dabei zumeist zwiebelschalenartig an – gerade wie bei den Tumoren der Hirnhaut, die als Cholesteatome bezeichnet werden. Deshalb wird die epitympanale Knocheneiterung auch „Cholesteatom des Mittelohres" genannt (eigentlich *Pseudo*cholesteatom, da sie dem echten Cholesteatom lediglich vom Aspekt her ähnelt).
Letztlich kann die *chronische Knochen*eiterung – bei allen sonstigen

Verschiedenheiten – zu den gleichen Komplikationen führen wie die Mastoiditis der *akuten* Mittelohrentzündung (vgl. Abb. 2.**18**). Die baldige Operation ist deshalb angezeigt, einmal um eitrige Verwicklungen zu verhindern, zum anderen, um einer weiteren Hörverschlechterung zuvorzukommen.

Der Fötor des Sekrets bei chronischer Mittelohreiterung ist eine gleichermaßen *zwingende Indikation zur Operation* wie die Zeichen der *Mastoiditis* im Verlauf der *akuten* Mittelohrentzündung!

Als Sonderform von diesem *sekundären* Pseudocholesteatom abzugrenzen ist das *primäre* Pseudocholesteatom. Die vorangehende Mittelohreiterung fehlt hier gänzlich, und auch später hält sich die Ohrsekretion in engen Grenzen – sie ist aber *ebenfalls fötide!* Diese Knocheneiterung beginnt im *vorderen* oberen Quadranten des Trommelfells, also dort, wo der Anulus fibrosus von der Shrapnell-Membran unterbrochen ist. Später ist sie allerdings kaum oder gar nicht mehr als solche zu erkennen und geht dann klinisch mit den oben beschriebenen Symptomen der sekundären Knocheneiterung einher. Auch die drohenden Komplikationen und die therapeutischen Maßnahmen sind die gleichen.

Die mit anhaltender Eiterung immer deutlicher werdende Mittelohrschwerhörigkeit ist nur zu beheben, wenn es gelingt, die Knocheneiterung zu beseitigen: Sanatio geht vor Functio! Die sich anschließende **Tympanoplastik** muß dieses Gebot berücksichtigen, da sonst die Eiterung rezidiviert und damit sowieso die hörverbessernden Maßnahmen wieder zunichte werden läßt. Auch ohne Belüftung der Pauke durch die Tube sind alle tympanoplastischen Versuche von vornherein zum Scheitern verurteilt (von besonderer Bedeutung z.B. für die Prognose bei Gaumenspaltenpatienten!).

Mit den **gehörverbessernden Operationen** wird das Ziel verfolgt, die Schalleitungsfunktion des Mittelohres wieder aufzubauen. Sie setzt sich zusammen aus Schalldrucktransformation und Schallprotektion. Die *Schalldrucktransformation* entsteht durch die Übertragung von der relativ großen Fläche des Trommelfells auf die kleine Steigbügelfußplatte entsprechend einem Faktor von etwa 20:1. Die *Schallprotektionsfunktion* des Trommelfells ist darin begründet, daß es den Schall einerseits direkt über die Knöchelchenkette dem ovalen Fenster zuleitet, ihn andererseits aber am direkten Auftreffen auf das runde Fenster hindert; nur so kann eine möglichst große Druckdifferenz zwischen beiden Fenstern entstehen – eine Voraussetzung dafür, daß entlang der Basilarmembran eine Perilymphbewegung entsprechend der sog. Wanderwelle zustandekommt.

Soweit irgend möglich, soll also mit Hilfe der Tympanoplastik die Schalldrucktransformation (großes Trommelfell:kleine Steigbügelfußplatte) und damit zugleich die Protektion für das runde Fenster wieder aufgebaut werden. Hierzu gehört neben dem Trommelfellverschluß die Überbrückung des Knöchelchendefekts, zumeist des langen Amboß-

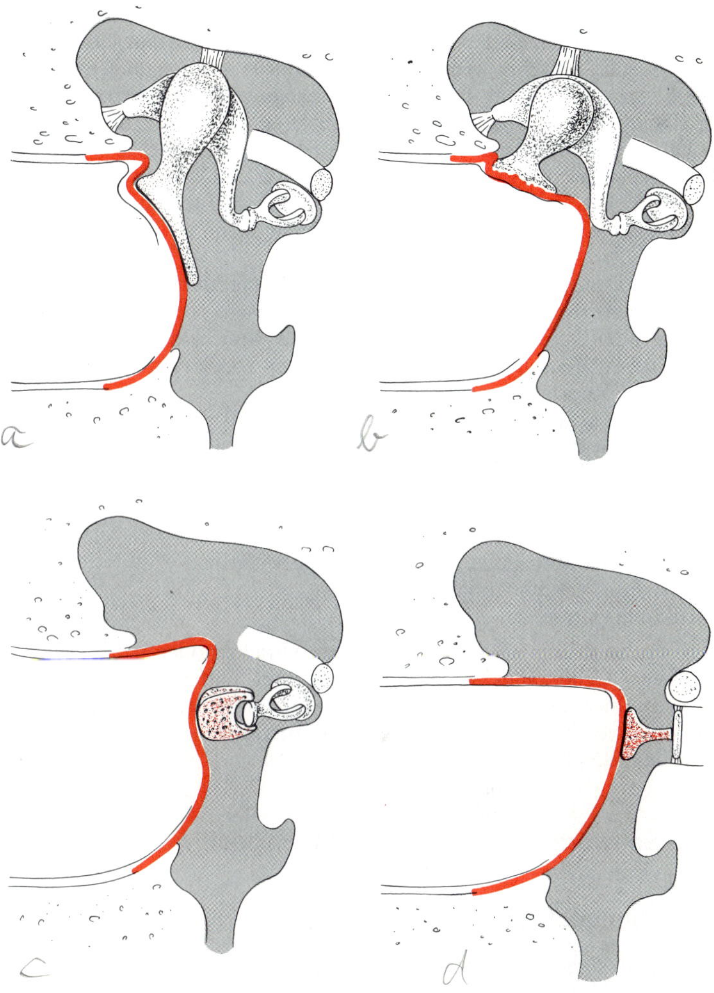

Abb. 2.**21** Schematische Darstellung der gehörverbessernden Operationen:
a Myringoplastik bei zentralem Trommelfelldefekt.
b Deckung eines Defekts des Trommelfells und des langen Hammergriffs.
c Tympanoplastik bei Defekt des Trommelfells sowie von Hammer und Amboß, sog. Columellaplastik.
d Tympanoplastik bei Defekt des Trommelfells und der gesamten Knöchelchenkette mit Einfügen eines „Pistons" zwischen Steigbügelfußplatte und Trommelfellersatz.

schenkels und des Steigbügel-„Oberbaues"; die Fußplatte bleibt lange erhalten. Statt der Kette aus Hammer und Amboß wird eine kleine Säule (Columella) zwischen Trommelfell-Innenfläche und Steigbügelfußplatte eingesetzt und so eine fast der Norm entsprechende Übertragung des Schalldrucks erreicht. Nur wenn dies nicht zu schaffen ist, begnügt man sich mit der Protektion für das runde Fenster, verzichtet also – notgedrungen – auf die Schalldrucktransformation und läßt statt dessen den Schall direkt auf die kleine Fläche des ovalen Fensters auftreffen. Eine optimale Mittelohrfunktion ist dann nicht mehr zu erwarten (Abb. 2.**21**).
Die Tympanoplastiken sind erst durch das Operationsmikroskop möglich geworden; als Trommelfelltransplantat wird vorwiegend Muskelfaszie oder Perichondrium verwendet, als Knöchelchenersatz eignen sich neben den eigenen Knöchelchenresten konservierte Leichenknöchelchen, Kunststoffe oder Keramiken.
Als seltene späte Komplikation der sonst – quoad vitam – so ungefährlichen mesotympanalen Mittelohreiterung kann sich aus der chronisch metaplastisch veränderten Paukenschleimhaut ein *Plattenepithelkarzinom* entwickeln. Es beeindruckt durch

- plötzlich zunehmende Schwerhörigkeit,
- vermehrte schleimige, jetzt auch blutige Sekretion,
- eventuell erhebliche Schmerzen und
- Fazialisparese.

Die Probeexzision aus Granulationen im Mittelohr oder in der Tiefe des äußeren Gehörgangs sichert die Diagnose. Differentialdiagnostisch kommt hier vor allem eine in das Mittelohr vorgedrungene Otitis externa necroticans (sive maligna) in Betracht (s. Kap. 2.3.2); sie entsteht jedoch akut.

2.4 Schwerhörigkeit, Rinne-Versuch positiv (Tab. 2.**3**)

2.4.1 Innenohrschwerhörigkeit

Alle jenseits des Steigbügels, also *im Innenohr, im Hörnerv oder in der zentralen Hörbahn entstehenden Schwerhörigkeitsformen* sind bei der Stimmgabelprüfung durch den positiven Ausfall des Rinne-Versuches gekennzeichnet, d. h., der vor das Ohr gegebene Ton wird lauter empfunden als der auf den Warzenfortsatz applizierte. Über Luftleitung wird also besser gehört als über Knochenleitung – entsprechend den Verhältnissen bei normalem Gehör; beide Wahrnehmungen aber sind abgeschwächt. Soweit die Schwerhörigkeit nicht Folge einer Labyrinthitis ist, die sich aus einer Mittelohreiterung entwickelte, erscheinen Gehörgang und Mittelohr unauffällig.

Tabelle 2.**3** „Innenohr"schwerhörigkeit (Rinne positiv, Weber lateralisiert, ggf. ins gesunde Ohr)

Innenohr	Hörnerv, Hörbahn
– angeboren – vaskulär – virugen – degenerativ – lärmbedingt – traumatisch – sog. Altersschwerhörigkeit	– Akustikusneurinom – Kleinhirnbrückenwinkeltumor – multiple Sklerose

Die meisten Formen *innenohr*bedingter Schwerhörigkeit entstehen im Verlauf **vaskulärer Ernährungsstörungen** und ihrer stoffwechselbedingten Folgen: degenerative Innenohrschwerhörigkeit. Nur wenige Innenohrschwerhörigkeiten sind toxischer Genese, wie die durch Streptomyzin oder andere ototoxische Antibiotika. Auch das, was als „Altersschwerhörigkeit" angesprochen wird, ist weniger Ausdruck eines physiologischen Alterungsprozesses als die Summe mehrerer, den einzelnen in unterschiedlichem Ausmaß während des Lebens treffender Schäden: Kreislauf- oder Stoffwechselstörungen, Toxine, Traumen, Lärm usw. Andere Formen von Innenohrschwerhörigkeit sind angeboren – eventuell familiär-hereditär – oder frühkindlich erworben, so als Folge pränataler Infektionskrankheiten (vor allem Rubeola, Lues), einer Asphyxie während der Geburt oder einer Blutgruppenunverträglichkeit (Rh- oder AB0-Erythroblastose). Oft bleibt die Ursache der Innenohrschwerhörigkeit unklar, und vor allem bei den chronischen Formen fehlen zumeist jegliche therapeutischen Möglichkeiten.
Bei der *akut einsetzenden Innenohr*schwerhörigkeit (Tab. 2.**4**) ist es wichtig, sie an Hand des Stimmgabelversuchs (Rinne-Versuch positiv, Weber-Versuch ins gesunde Ohr lateralisiert) von der harmlosen Zerumenverlegung des Gehörgangs oder der akuten Tubenfunktionsstörung abzugrenzen (Rinne-Versuch negativ, Weber-Versuch ins kranke Ohr lateralisiert).
Soweit als Ursache eine plötzliche vaskuläre Mangelversorgung des Innenohres zu vermuten ist, spricht man vom **Hörsturz.** Die daraus resultierenden Höreinbußen können im Ausmaß sehr unterschiedlich sein, d. h. von einer nur angedeuteten Schwerhörigkeit bis zur annähernden Taubheit reichen. Häufig sind sie von subjektiv quälenden Ohrgeräuschen (Pfeifen, Zischen oder Klingen) begleitet, manchmal auch von leichten Gleichgewichtsstörungen (Dreh- oder Schwankschwindel), (vgl. Kap. 2.6.1). Die Diagnose „Hörsturz" wird leider viel zu oft gestellt. Sie verlangt den Ausschluß sonstiger Ursachen für die

Tabelle 2.4 Akute Schwerhörigkeit (zumeist einseitig)

Gehörgang	Mittelohr	Innenohr	Hörnerv, Hörbahn
– Cerumen obturans – Otitis externa	– Tubenfunktionsstörung – Otitis media	– Hörsturz – vaskulär/virugen – Labyrinthitis – Zoster oticus	– Multiple Sklerose – Blutung

plötzliche Verschlechterung des Gehörs, sie ist also eine Ausschlußdiagnose. Der Hörsturz trifft immer *nur ein* Ohr und ausschließlich das Innenohr. Eine ausgiebige audiometrische und röntgenologische (CCT) Diagnostik ist unumgänglich.
Andererseits sollte die Verdachtsdiagnose rasch gestellt werden, weil die Heilungschancen u. a. bestimmt werden von der möglichst frühzeitigen Förderung der Innenohrdurchblutung.
Einseitig und ganz akut – jedoch schon im frühen Kindesalter – entsteht die Innenohrschädigung während einer **Mumps**erkrankung; sie stellt sich immer als vollständige **Taubheit** dar, aber glücklicherweise nur einseitig. Schwindelerscheinungen fehlen zumeist, obwohl gelegentlich auch das Vestibularorgan betroffen ist. Beim Weber-Versuch wird ins gesunde Ohr lateralisiert! Therapeutische Möglichkeiten bieten sich hier nicht an. Die Kinder leiden kaum unter der Taubheit, das andere Ohr bleibt verschont.
Akut und einseitig tritt auch die **Schwerhörigkeit beim Zoster oticus** – einer Varicellenviruskrankheit – auf; sie geht einher mit

- neuralgischen Schmerzen im Ohr,
- Bläschenbildung am Gehörgangseingang,
- eventuell mit Ohrgeräuschen und
- Schwindel
- oder auch mit einer Fazialisparese.

Obwohl ein *neuro*tropes Virus und obwohl oft eine umschriebene Meningitis nachzuweisen sind, imponiert die Schwerhörigkeit zumeist als *innenohr*bedingt; sie ist nur wenig reversibel.
Eindeutig und zumeist unschwer zu erkennen ist der ursächliche Zusammenhang zwischen **beruflicher Lärmexposition** und Innenohrschwerhörigkeit. *Die Belastung muß allerdings nach Ausmaß (≥ 85 dB(A)) und Dauer erheblich gewesen sein (8 Stunden arbeitstäglich über mehrere Jahre),* bevor man die Entstehung einer Schwerhörigkeit auf den Lärm beziehen kann. Betroffen werden nur der Hoch- und später auch der Mitteltonbereich; die tiefen Töne bleiben immer erhalten (Abb. 2.**22**). Die Schwerhörigkeit fällt subjektiv erst spät auf, weil das

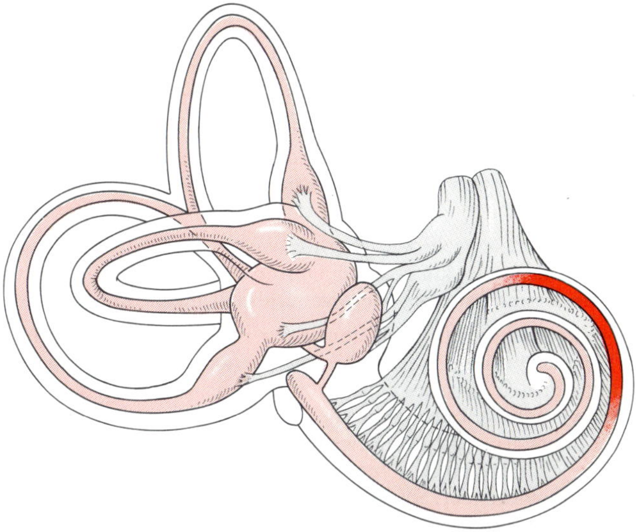

Abb. 2.**22** Der Lärm schädigt anfangs nur einen umschriebenen Abschnitt der Basalwindung des Innenohres (rot), später den gesamten Hochtonbereich.

Sprachverstehen unter dem anfänglichen Hochton-Hörverlust kaum leidet. Subjektive Ohrtöne (Pfeifen oder Zischen) werden häufig angegeben, sind aber nicht regelmäßig anzutreffen und stehen auch nicht im Vordergrund der Beschwerden; Schwindel fehlt immer. Behandlungsmöglichkeiten sind nicht gegeben.

Vorbeugende Maßnahmen aus ärztlicher Kompetenz bestehen in der frühzeitigen Verordnung von Hörschutzwatte, -stöpseln oder -kapseln. Anderweitig Innenohrschwerhörige dürfen nicht in den Lärm!

Der chronischen Lärmschwerhörigkeit ähnlich ist die akute Schädigung des Innenohres durch **Knall oder Explosion** sowie die nach stumpfem Schädeltrauma ohne oder mit Fraktur der Schädelbasis. Während aber der Lärm nie zur Ertaubung führt, ist eine solche nach **Fraktur** des Felsenbeins nicht selten. Dies gilt vor allem für die *Quer*brüche der Felsenbeinpyramide, die das Innenohr oder den inneren Gehörgang treffen und die deshalb regelmäßig eine Taubheit verursachen. Bei Frakturen in der Längsrichtung des Felsenbeins wird entweder nur das Mittelohr getroffen, oder der – leichtere – Innenohrschaden wird von einer Mittelohrschwerhörigkeit überlagert.

Auch eine Explosion kann zur Taubheit führen durch Zerreißung der Feinstrukturen im Innenohr. Die Schwerhörigkeit nach Knallbelastung dagegen hält sich in engen Grenzen, geschädigt werden hier wieder nur die hohen Frequenzen.

2.4.2 Hörnervenschwerhörigkeit

Schwerhörigkeit kann Folge von Tumoren sein, die vom Hörnerv ausgehen **(Akustikusneurinom)** oder die, im Kleinhirnbrückenwinkel wachsend, den Hörnerv in Mitleidenschaft ziehen. Sie treten in Erscheinung

- als *progrediente einseitige* Schwerhörigkeit,
- mit pfeifendem oder klingelndem Ohrton
- und zumeist nur diskreten Gleichgewichtsstörungen (Abb. 2.**23**).

Die Hörnervenschwerhörigkeit ähnelt der im Innenohr entstandenen: Rinne-Versuch positiv, Weber-Versuch lateralisiert ins gesunde Ohr. Nur audiometrisch ist sie als neural von der innenohrbedingten sensorischen Schwerhörigkeit abzugrenzen: Der neural Schwerhörige ist auch für große Lautstärken schwerhörig (Rekruitment negativ), während der Innenohrgeschädigte große Lautstärken eventuell gleichlaut empfindet wie ein Normalhörender. Soweit eine Geschwulst die Ursache ist, macht sich die Schwerhörigkeit nur in einem Ohr bemerkbar, und auch das Ohrensausen ist einseitig. Die Schwindelbeschwerden sind das am wenigsten auffällige Symptom, weil die Degeneration des Vestibularisnervs so langsam fortschreitet, daß die zentrale Kompensation damit Schritt halten kann und der Ausfall deshalb subjektiv kaum empfunden wird. Röntgenologisch ist im Computertomogramm eine Erweiterung des inneren Gehörgangs oder ein Knochendefekt an der Spitze der Felsenbeinpyramide zu erkennen (Abb. 2.**24**). Die genannte Symptomatik wird zumeist schon deutlich, lange bevor Kompressionserscheinungen des Hirnstamms oder allgemeine Stauungsbeschwerden (Kopfschmerzen) auftreten. Der Verdacht ergibt sich aus der einseitig fortschreitenden Schwerhörigkeit plus Ohrensausen! Die operativen Möglichkeiten sind um so günstiger, je kleiner der Tumor noch ist. Die Frühdiagnose ist deshalb das wichtigste Gebot!

Störungen der zentralen Hörbahn sind selten, in ihrer Symptomatik auch sehr unterschiedlich. Als plötzlich einsetzende Hörstörungen kommen Entzündungsherde **(multiple Sklerose)** oder umschriebene Blutungen in Frage. Langsam progrediente Hörverschlechterungen – zusammen mit anderen neurologischen Symptomen – müssen an intrazerebrale Tumoren entlang der Hörbahn denken lassen.

Auch die zumeist erst viele Jahre später deutlich werdenden Hörstörungen nach stumpfen Schädeltraumen entstehen in den zentral-neuralen Stationen der Hörbahn. Sie sind wahrscheinlich Folge diffuser Ganglienzelldegeneration im Hirnstamm und imponieren deshalb als neurale Schwerhörigkeit. Überlagerungen mit Schäden des Innenohres durch das gleiche Trauma sind möglich.

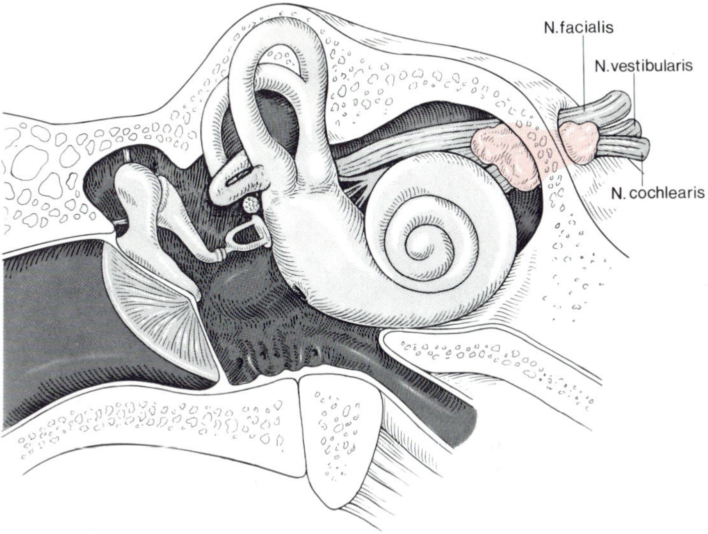

Abb. 2.**23** Akustikusneurinom im inneren Gehörgang; es geht zumeist vom vestibulären Anteil des VIII. Hirnnervs aus.

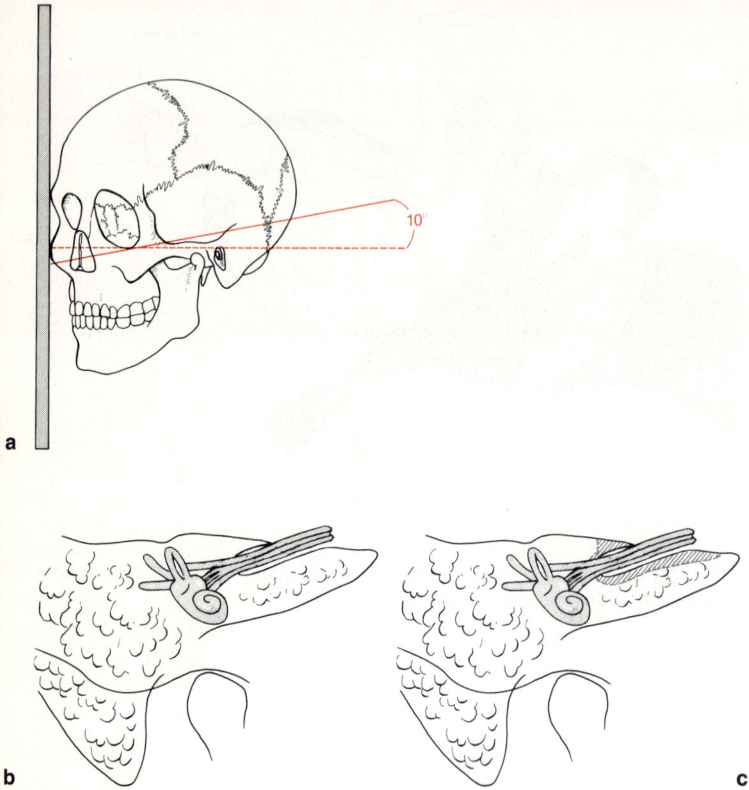

Abb. 2.**24** Röntgenaufnahme der Felsenbeinpyramide nach Stenvers, ehemals angezeigt vor allem zum Ausschluß eines Akustikusneurinoms. Inzwischen vom Computertomogramm abgelöst.
a Einstellung,
b normale Strukturen,
c innerer Gehörgang durch Knochenresorption erweitert.

2.5 Ohrgeräusche

(Tab. 2.5)

Subjektive Ohrgeräusche sollte man nach der empfundenen Tonhöhe bzw. dem Frequenzcharakter des Rauschens und nach der Lautheit einzuordnen versuchen. Die Angaben sind zunächst oft unklar oder gar widersprechend. Erst wenn man dem Patienten mögliche Höreindrücke sprachlich beschreibt, wird er sie näher definieren können: Summen, Brummen, Pfeifen, Klingen, Singen, Zischen oder Rauschen, eventuell auch Knacken.

Die subjektive Lautheit kann man nur mit Hilfe eines Audiometers erfassen. Ohne Hilfsmittel aber ist vom Patienten zu erfahren, ob die „Ohrgeräusche" überhaupt im Ohr oder „im ganzen Kopf" empfunden werden (vermutlich sind sie dann im Hirn entstanden), und wenn im Ohr, ob auf beiden Seiten oder nur einseitig. Weiter sollte man fragen, ob die Ohrgeräusche pulsieren oder ob vielleicht nur der Puls im Ohr verspürt wird, ob das Ohrgeräusch dauernd zu hören ist oder nur bei Aufregung bzw. Ermüdung, vielleicht auch nur in leiser Umgebung (z. B. vor dem Einschlafen), ob es gleichbleibend ist oder in seiner Art und Intensität wechselt. Ohrgeräusche bei vollkommen normalem Gehör sind anders zu beurteilen (psychogen überbewertet?) als Ohrgeräusche, die auch frequenzmäßig im Tonaudiogramm einer Schwerhörigkeit zuzuordnen sind.

Im Gehörgang oder Mittelohr entstehende Ohrgeräusche haben *Tieftoncharakter* – eventuell pulsierend. Als *Fühlen* des Pulses im Ohr werden die Empfindungen bei akuter Mittelohrentzündung beschrieben oder – wenn jegliche Entzündungszeichen fehlen – das Pulsieren beim Glomustumor (vgl. Kap. 2.3.1).

Tabelle 2.5 Ohrgeräusche (Tinnitus), (vgl. Schwerhörigkeit)

Gehörgang	Mittelohr	Innenohr	Hörnerv	Hörbahn
– Cerumen obturans (dumpfes Summen)	– Unterdruck – Sero-, Muko-tympanon (Summen) – Glomus-tumor (Pulsieren)	– chronische Sinnes-zelldege-neration – Lärm- oder Knall-schaden – Hörsturz – Morbus Menière	– Akustikus-neurinom – Kleinhirn-brücken-winkel-tumor	– Zerebral-sklerose

Bei den Innenohrschwerhörigen entspricht die Tonhöhe dem geschädigten Frequenzbereich – also zum Beispiel einem *Hochton*geräusch bei der Lärm- oder Knallschwerhörigkeit. Die Menière-Krankheit (s. Kap. 2.6) dagegen geht zumeist mit tieffrequentem Summen oder Rauschen einher, was insofern nicht verwundert, als auch der Hörverlust hier den Tieftonbereich bevorzugt oder über alle Frequenzen etwa gleichermaßen verteilt ist; immer wird der Ton *im Ohr* empfunden und zumeist als kontinuierlich, also nicht pulsierend. Chronische und akute Schwerhörigkeitsformen unterscheiden sich insoweit nicht voneinander.

- Ein helles Klingen in nur einem Ohr gilt als Erstsymptom des Akustikusneurinoms;
- die Einseitigkeit,
- das Fortschreiten der Schwerhörigkeit und
- gelegentliche Gleichgewichtsstörungen vervollständigen das klinische Bild (vgl. Kap. 2.4.2).

Gleiches gilt für Tumoren, die zwar nicht vom Hör- bzw. Gleichgewichtsnerv ausgehen, diesen oder die zentrale Hörbahn aber tangieren. Auch zerebralsklerotische Patienten leiden häufig unter Ohrgeräuschen, die sie jedoch nicht einseitig und weniger ins Ohr als diffus in den Kopf lokalisieren. Ausgesprochen quälend sind offenbar die Ohrgeräusche, die Folge einer *vertebragenen* Mangeldurchblutung des Ohres bzw. der hinteren Schädelgrube sind.

Manche Ohrgeräusche werden nur empfunden, wenn die Aufmerksamkeit darauf gelenkt wurde, andere stören vor allem beim Einschlafen, weil dann der Umgebungslärm fehlt, durch den sie sonst überdeckt werden. Einige Patienten glauben, *wegen* der Ohrgeräusche aufgewacht zu sein, wahrscheinlich aber haben sie sie nur gleich nach dem Aufwachen wieder wahrgenommen. Die persönliche Einstellung des Patienten zum Leiden bestimmt die Wertung dieser subjektiven Empfindung. Objektivieren lassen sich nur die – sehr seltenen – Ohrgeräusche, die *unmittelbar durch pathologische Gefäßvarianten bedingt* sind, nicht also die – weit häufigeren – subjektiven Empfindungen. Gerade deshalb darf man beim Patienten nicht den Eindruck aufkommen lassen, seine Beschwerden würden ihm nicht geglaubt.

Die therapeutischen Möglichkeiten sind oft gleich Null, vor allem bei den Sensationen, die im Innenohr ihren Ursprung haben. Dem Patienten aber hilft es eventuell schon, wenn er einmal seine Beschwerden ausführlich schildern darf und wenn der Arzt dabei durch gezieltes Zwischenfragen Interesse und Sachkenntnis bezeugt. Auch wenn dem Patienten – soweit dies möglich ist – bestätigt wird, daß sein Ohrgeräusch zwar kaum zu beeinflussen, aber gewiß nicht Zeichen einer lebensgefährdenden Krankheit oder Vorbote einer fortschreitenden Schwerhörigkeit ist, dann fühlt er sich erleichtert. Um so wichtiger ist in jedem Fall einseitigen Ohrenklingens, das Akustikusneurinom o. ä. ausgeschlossen zu haben.

2.6 Gleichgewichtssystem

Das vestibuläre Sinnesorgan ist zusammen mit dem Innenohr im Labyrinth untergebracht. Es besteht aus drei Bogengängen mit den Ampullen (Sinneszellen und Kupula) sowie dem Statolithensystem mit Macula utriculi und Macula sacculi. Die Bogengänge sind nach den drei Ebenen des Raumes ausgerichtet und vermitteln die Drehempfindung um jede der drei möglichen Achsen; dabei wirken Trägheitsbewegungen der Endolymphe auf die Kupula und damit auf die Sinneszellen ein. Utrikulus und Sakkulus orientieren über die Lage des Kopfes im Raum und über lineare Beschleunigungen des Körpers. Die mechanischen Reize der Otolithen und der Kupulä werden in den Sinneszellen in bioelektrische Potentiale umgewandelt, die die neurale Erregung in die zentrale Vestibularisbahn fortleiten (Abb. 2.**25**).

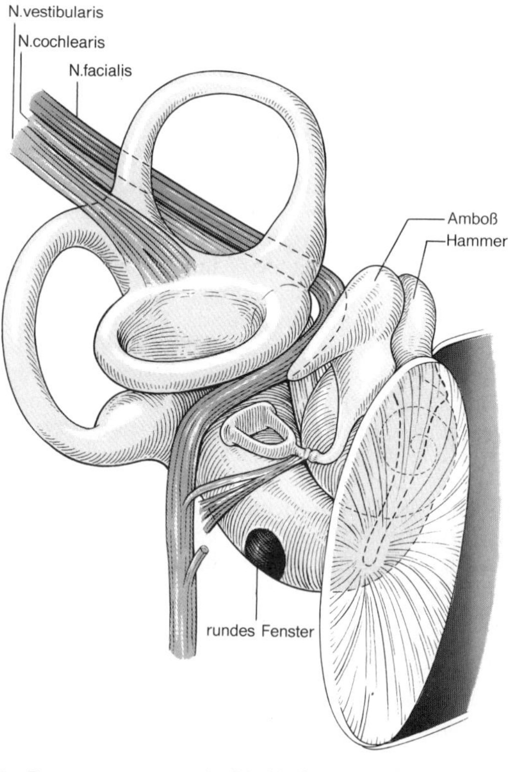

Abb. 2.**25** Bogengangsystem in Verbindung mit Schnecke und Mittelohr; rechtes Ohr, von hinten gesehen.

Tabelle 2.**6** Nystagmus

spontan	latent	physiologisch
– ohne Provokation evtl. in allen 5 Blickrichtungen nachweisbar	auslösbar – durch extreme Kopfbewegungen, – in bestimmten Körperlagen, – durch Lageänderung, – durch Druck oder Sog im Gehörgang	– Endstellungsnystagmus, – Fixationsnystagmus, – optokinetischer Nystagmus, – experimenteller Nystagmus

Das Gleichgewichtsorgan ist so unmittelbar an der optischen Kontrolle im Raum beteiligt, daß jede Tonusdifferenz zwischen rechtem und linkem Vestibularorgan zu einer langsamen Deviation der Augen zur tonusschwächeren Seite hin führt, die durch eine schnelle reflektorische Rückstellbewegung zur Gegenseite ausgeglichen wird. Dieses Augenzittern (Nystagmus) ist – von wenigen Ausnahmen abgesehen – ein zuverlässiges Kriterium vestibulärer Störungen (Tafel 2.6). Zur Beobachtung des Nystagmus sollte man das Zimmer verdunkeln und gleichzeitig durch einen unmittelbaren Lichteinfall in die Augen eine Fixation verhindern; zuverlässiger zu beurteilen ist der Nystagmus bei Benutzung der Frenzel-Leuchtbrille, die bei Betrachtung von außen die Augen größer erscheinen läßt und zugleich ein Fixieren und damit eine Unterdrückung des Nystagmus verhindert. Für das Erkennen der Schlag*richtung* des Nystagmus bezieht man sich auf die schnelle Rückstellphase. Nystagmen können horizontal und vertikal gerichtet sein, manchmal auch rotatorisch. Für die orientierende Prüfung werden zum mindesten die *Spontan*nystagmen in den fünf Blickrichtungen notiert: Beim Blick geradeaus und jeweils um etwa 30° nach rechts, links, oben und unten (Abb. 2.**26**).

Konstant in immer die gleiche Richtung schlagende Nystagmen sprechen für eine periphere Schädigung: *richtungsbestimmter Nystagmus* (vgl. Abb. 2.**26b**). Wechselnde Schlagrichtungen sind typisch für eine zentrale Entstehung, d. h. für eine Störung innerhalb der Vestibulariskerne oder ihrer Verbindungsbahnen zu den höher gelegenen Schaltstationen. Soweit die Schlagrichtung hierbei mit der Blickrichtung übereinstimmt, spricht man vom *Blickrichtungsnystagmus* (vgl. Abb. 2.**26 c**). Nystagmen müssen nicht Ausdruck subjektiven Schwindels sein, das heißt, trotz Nystagmus kann der Schwindel fehlen; Nystagmen weisen aber das Gleichgewichtssystem als gestört aus und sind deshalb als objektives Indiz bedeutungsvoll. Die Fahndung nach Nystagmen unter besonderen Provokationsbedingungen sowie die thermische und die

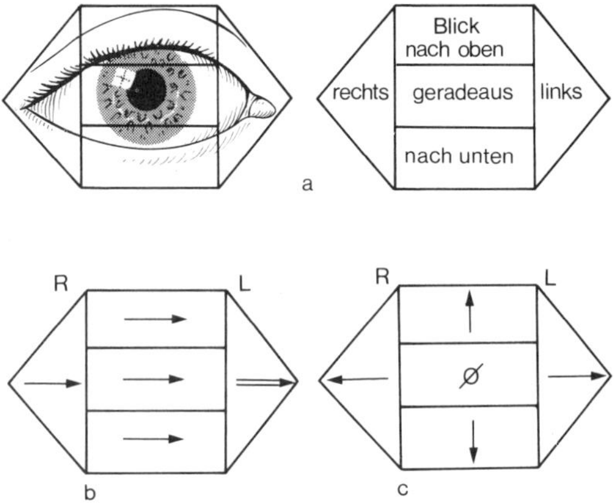

Abb. 2.**26** Notierung des Spontannystagmus in den fünf Blickrichtungen.
a Schema nach Frenzel,
b Beispiel eines – peripheren – richtungsbestimmten Nystagmus nach links,
c Beispiel eines – zentralen – regelmäßigen Blickrichtungsnystagmus.

rotatorische Vestibularisprüfung gehören in die Hand des Facharztes. Immerhin ist auch für die orientierende Untersuchung vorteilhaft, zwischen den

- spontan erkennbaren,
- nur latenten, aber provozierbaren zu unterscheiden und sie von den
- physiologischen Nystagmen

abgrenzen zu können.
Nicht vestibulär, sondern okulär bedingt ist der Pendelnystagmus, den man gelegentlich bei sehr schwachsichtigen Patienten beobachtet.
Hinter dem Symptom „Schwindel“ können sich mannigfache Empfindungen verbergen. Manche Patienten verstehen darunter ein „komisches Gefühl im Kopf“, andere ein „Schwarzwerden vor den Augen“, eventuell sogar mit kurzer Ohnmacht. Schwindel aber, der vom peripheren Gleichgewichtsorgan ausgeht, verursacht eine *Dreh*empfindung, ein horizontales Seitwärtsschwanken oder ein vertikales Liftgefühl. Diese Differenzierung ist für die Diagnose einer vestibulären Störung von grundlegender Bedeutung. Nur durch entsprechend gezieltes – jedoch nicht suggestives(!) – Fragen ist es möglich, einen Eindruck von Empfindungen zu erhalten, die der Patient als Schwindel bezeichnet.

Tabelle 2.7 Drehschwindel (Zeitgang)

anfallartig	latent	anhaltend
– Morbus Menière, – Sekundenschwindel	– Labyrinthfistel, – Mangeldurchblutung des Labyrinths, – Akustikusneurinom	– Labyrinthitis, – Neuropathia vestibularis, – manche Hirn- bzw. Kleinhirntumoren

Hinsichtlich des Zeitgangs (Tab. 2.7) ist beim **vestibulären Schwindel** zu unterscheiden zwischen der Drehempfindung, die

– für Minuten bis Stunden anhält und mit Übelkeit sowie eventuell Erbrechen einhergeht, und einer
– nur Sekunden dauernden Unsicherheit (Sekundenschwindel).

Der sogenannte Sekundenschwindel ist Folge einer *flüchtigen*, vom Kreislauf her auf das periphere oder zentrale Gleichgewichtssystem einwirkenden *Regulationsstörung*. Im Gegensatz dazu führt das Kreislauf*versagen* zu einem Kollaps oder gar zur Ohnmacht.
Die massive Drehempfindung wird durch eine Störung *innerhalb des Labyrinths* verursacht; sie kann sich als plötzlicher, offenbar aus heiterem Himmel auftretender *Anfall* äußern, verbunden mit Übelkeit (Erbrechen), Ohrensausen und Hörverschlechterung. Dieses – und nur dieses – Krankheitsbild ist als *Morbus Menière* anzusprechen. Seine Symptomatik wird vervollständigt durch

– Druckgefühl in der Tiefe des Ohres,
– den audiometrischen Nachweis einer einseitigen, im Corti-Organ des Innenohres gelegenen und während des Anfalls oft verschlimmerten Schwerhörigkeit,
– ein Augenzittern, das im Anfall mit der schnellen Komponente zur labyrinthkranken Seite schlägt,
– das Fehlen einer Bewußtseinsstörung,
– die Wiederholung der Anfälle in unregelmäßigen Abständen.

Dem **Morbus Menière** liegt zumeist eine endolabyrinthäre Liquorregulationsstörung zugrunde mit einem Hydrops des Endolymphsystems. Die Behandlung kann sich auf rein symptomatische Medikation gegen den Schwindel oder gegen den Endolymphstau beschränken; man kann versuchen, durch (das ototoxische) Streptomyzin die Sinneszellen des Labyrinths gänzlich auszuschalten und so eine Wiederholung der Schwindelempfindung zu verhindern oder operativ die Endolymphe in den Hirnliquor bzw. den Warzenfortsatz abzuleiten (Sakkotomie), oder man kann den Gleichgewichtsnerv durchschneiden und damit weiteren Anfällen vorbeugen (Neurektomie). Oft ist allein eine straffe psychologische Führung und/oder eine sorgfältige Regulierung der zumeist hypotonen Kreislaufsituation erfolgreich.

Während der Menière-Anfall ohne jeden erkennbaren Anlaß auftritt, sind die *latenten Drehschwindelempfindungen* durch eine Provokation des Gleichgewichtssystems auslösbar. Wenn beispielsweise eine Knocheneiterung des Mittelohres die Labyrinthkapsel am lateralen Bogengang arrodiert hat (Labyrinth-„Fistel“) und das häutige Labyrinth nun freiliegt, genügt ein Druck oder Sog im äußeren Gehörgang, um Schwindel – eventuell mit Nystagmus – hervorzurufen: Fistelsymptom (Abb. 2.**27**). Latent ist auch der Schwindel bei pathologischen Veränderungen an der Halswirbelsäule; das Drehgefühl läßt sich hier auslösen durch abrupte Kopfdrehung oder extreme Kopfhaltung. Zu unterscheiden ist dabei zwischen dem Schwindel bei funktioneller Störung des „Kopfgelenks“ und dem Schwindel bei Insuffizienz der A. vertebralis; die Differenzierung bedarf spezieller Röntgentechnik und der dopplersonographischen Untersuchung. Schließlich kann eine latente Gleichgewichtsstörung – z. B. bei einseitigem Befund – nur während des Treppengehens im Dunkeln zum Vorschein kommen, also bei Fortfall der optischen Orientierung.

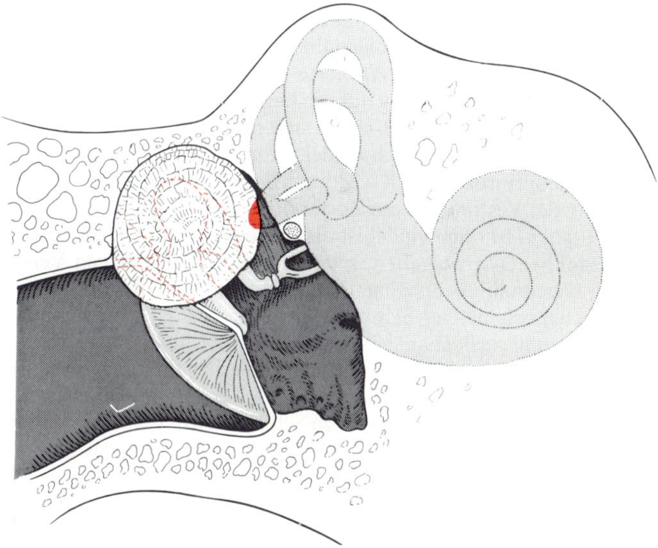

Abb. 2.**27** Fistelsymptom. Ist der laterale Bogengang des Labyrinths durch eine Knocheneiterung arrodiert (rot), so führt eine abrupte Druckänderung im äußeren Gehörgang zu Schwindel und eventuell auch Nystagmus. Zumeist genügt schon ein ruckartiges Einpressen des Tragus in den Gehörgang.

Anhaltenden Charakters ist der Schwindel

- bei der Labyrinthitis (im Gefolge einer Mittelohreiterung),
- unmittelbar nach Funktionsausfall des Vestibularisnervs (Neuropathia vestibularis, Zoster oticus) und
- bei manchen Hirn- bzw. Kleinhirntumoren.

Die Dauer *peripher* entstandener Schwindelbeschwerden ist glücklicherweise insofern begrenzt, als das vestibuläre System extrem anpassungsfähig ist, sowohl hinsichtlich der Anforderungen beim Gesunden (vgl. Astronauten) als auch in der Kompensation von Ausfällen. Bis zur Beschwerdefreiheit vergehen wenige Wochen bis einige Monate, je nach Lebensalter und *Kreislaufstabilität. Zentrale* Störungen der Gleichgewichtsfunktion sind weniger gut oder nur langsam kompensierbar.

Die *Ursache* vestibulären Schwindels (Tab. 2.8) kann *im Mittelohr* zu suchen sein, wenn nämlich im Gefolge einer akuten Mittelohr- oder einer chronischen Knocheneiterung eine Usur der Labyrinthkapsel (Druck-/Sog-Schwindel) oder eine Labyrinthitis (anhaltender Schwindel) entstanden ist.

Den *Innenohrschwindel* verkörpert der Morbus Menière, ein eigenständiges Leiden. Typisch ist der Anfallcharakter, jegliche Entzündungserscheinungen fehlen (s. o.). Sogenannte Menière-ähnliche Symptombilder sind – unter Umständen nur mit großem diagnostischen Aufwand – vom eigentlichen Morbus Menière abzugrenzen.

Die von Erkrankungen des *Hörnervs* ausgehenden Schwindelerscheinungen treten nicht anfallartig auf, sie halten vielmehr für einige Zeit an oder sind latent vorhanden, d. h., sie sind durch Provokation auslösbar. Hierher gehören der Drehschwindel beim Akustikusneurinom, beim isolierten Labyrinthausfall (Neuropathia vestibularis) oder bei einer Beteiligung des Vestibularis am Zoster oticus.

Zentral-vestibulärer Schwindel ist als Begleitsymptom vieler neurologischer Krankheiten anzutreffen, schon wegen der vielfältigen Verknüpfung der vestibulären Schaltstationen mit anderen Regulations- und Reflexmechanismen. Der Schwindel ist hier ebenfalls anhaltend oder durch Belastung auslösbar. Ursächlich in Betracht kommen vor allem der Kleinhirnbrückenwinkeltumor, zerebrale Durchblutungsstörungen, die Zerebralsklerose, viele neurologische Leiden und auch z. B. die zentralen Regulationsstörungen nach Schädel-Hirn-Traumen.

Für die diagnostische Einordnung und die Beurteilung des Symptoms Schwindel ist – wie für kaum ein anderes Beschwerdebild – die gezielte Befragung bezüglich Anamnese und Art der Empfindung von entscheidender Bedeutung. Auf komplizierte Untersuchungstechniken darf der Nichtspezialist verzichten; die Beobachtung des Nystagmus verlangt keinen technischen Aufwand (Tab. 2.9 und 2.10).

Tabelle 2.**8** Drehschwindel (Ursache)

Mittelohr entzündlich	Innenohr vaskulär	Hörnerv	zentral
– Usur des lateralen Bogenganges – Labyrinthitis	– Morbus Menière – menièreähnliche Bilder	– Akustikusneurinom – Neuronitis vestibularis	– Kleinhirnbrückenwinkeltumor – Durchblutungsstörungen

Tabelle 2.**9** Anfallsschwindel

Vestibuläre Störung	Kreislaufstörung	Kreislaufversagen
– Drehempfindung für Minuten bis Stunden, – evtl. auch Übelkeit mit Erbrechen	– Unsicherheit für Sekunden – keine Übelkeit	– Kollaps – Ohnmacht

Tabelle 2.**10** Schwindel (Genese und Symptome)

vestibulär	kreislaufbedingt
– Drehempfindung – Seitwärtsschwanken – Liftgefühl	– Schwarzwerden vor den Augen – Kollaps

3 Rachen

3.1 Anatomie und Physiologie

Die oberste Etage des Rachens, der *Nasenrachen* **(Nasopharynx)** gehört schon deshalb zur Einheit Nase – Nasenrachen – Ohr, weil seine Schleimhaut wie die der Nase, der Tube und des tympanalen Tubeneingangs mit Flimmerepithel bedeckt ist. Der Nasenrachen beginnt oben an der Schädelbasis (= Keilbeinhöhlenboden) und endet unten in der Höhe der Uvula; beim Blick vom Mund her liegt er also versteckt hinter dem weichen Gaumen (Abb. 3.**1**). Den Übergang von der Nase her bilden die Choanen, den Zugang zu den Ohren die Tubenostien an beiden Seiten. Die – kindliche – Rachenmandel (Tonsilla pharyngea) liegt am Dach und an der Hinterwand des Nasenrachens; beim Erwachsenen ist sie

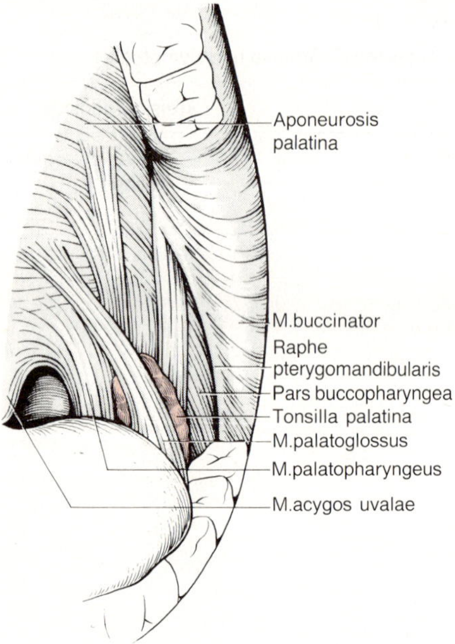

Abb. 3.1 Der *Nasenrachen* liegt dorsokranial des weichen Gaumens, dessen linke Hälfte hier ohne Schleimhautüberzug dargestellt ist.

weitgehend zurückgebildet. Seitlich an den Nasenrachen grenzt der retromaxilläre Raum, in dem auch die medialen und lateralen Mm. pterygoidei liegen und durch den der II. und III. Trigeminusast ziehen. Diese engen topographischen Beziehungen des Nasenrachens und der Tube zu den Kaumuskeln und zur sensiblen Versorgung des Gesichts sind von Bedeutung für die Symptomatik mancher vom Nasenrachen ausgehenden Krankheiten.

Der **Mesopharynx** ist derjenige Teil des Rachens, der vom Mund her zu übersehen ist, deshalb auch *Oropharynx* genannt. Seine Öffnung zum Munde hin ist der Isthmus faucium mit den Gaumenmandeln (Tonsillae palatinae), die auf beiden Seiten zwischen den vorderen und hinteren Gaumenbögen liegen. Der Zungengrund bildet die vordere untere Begrenzung des Mesopharynx; er endet an der pharyngealen Fläche der Epiglottis mit den Valleculae epiglotticae beiderseits des Bändchens, das sich vom Zungengrund zum Kehldeckel spannt (Lig. glossoepiglotticum).

Kaudal des Epiglottisoberrandes beginnt der **Hypopharynx;** er reicht – spaltförmig hinter dem Kehlkopf nach unten sich erstreckend – bis zum Ösophaguseingang. Die Sinus piriformes erscheinen von oben her als zwei birnenförmige Buchten, die auf beiden Seiten neben dem Kehlkopfeingang liegen. *Die Vorderwand des Hypopharynx ist zugleich Hinterwand des Kehlkopfes* (Abb. 3.**2**)!

Die Schleimhaut des mittleren und unteren Pharynx trägt ein Plattenepithel und läßt schon so die Bindegliedfunktion zwischen Mund und Speiseröhre erkennen. Demgegenüber sind Nase und Nasenrachen vollständig und der Kehlkopf überwiegend mit Flimmerepithel ausgekleidet. Der unter der Schleimhaut gelegene Muskelschlauch ist oben an der Schädelbasis aufgehängt und endet am Übergang zur Speiseröhre in der Pars cricopharyngea, dem klinisch bedeutsamen Schleudermuskel. Nach dorsal bildet der *retropharyngeale* Raum nur einen schmalen Spalt zwischen dem Muskel und der prävertebralen Faszie. Auf beiden Seiten des Oro- und Hypopharynx verlaufen die großen Gefäße und Nerven des Halses (A. carotis, V. jugularis interna, N. vagus, N. hypoglossus) und die zervikalen Lymphbahnen.

Der *harte* Gaumen grenzt Mund und Nase voneinander ab, der *weiche Gaumen* mit Uvula den Mund vom Nasenrachenraum. Die elastischen Teile des weichen Gaumens setzen sich aus den in die Zunge (M. palatoglossus) und in den Pharynx (M. palatopharyngeus) einstrahlenden Muskeln zusammen sowie aus den zugleich die Tubenfunktion regulierenden Mm. tensor und levator veli palatini. Sie werden motorisch vom 3. bzw. 2. Trigeminusast ($V_{3/2}$) gesteuert, die Schleimhaut wird sensibel vom N. trigeminus (V) versorgt (Abb. 3.**3**).

Die *Zunge* als kräftiges muskuläres Organ geht mit der Zungenwurzel über in den muskulären Mundboden und in die Aufhängung zwischen Unterkiefer, Zungenbein und Schädelbasis (Abb. 3.**4**). Die Zungen-

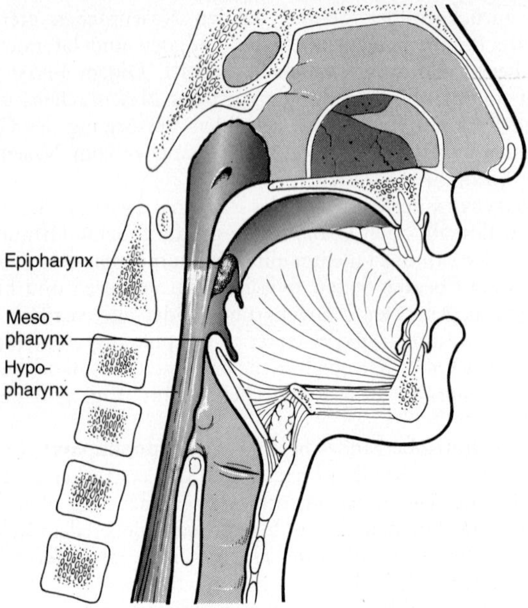

Abb. 3.**2** Sagittalschnitt zur Darstellung des Rachens mit Epi-, Meso- und Hypopharynx.

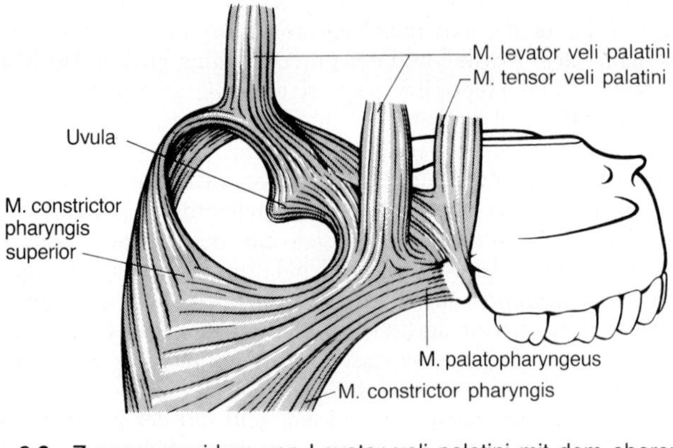

Abb. 3.**3** Zusammenwirken von Levator veli palatini mit dem oberen Anteil des M. constrictor pharyngis.

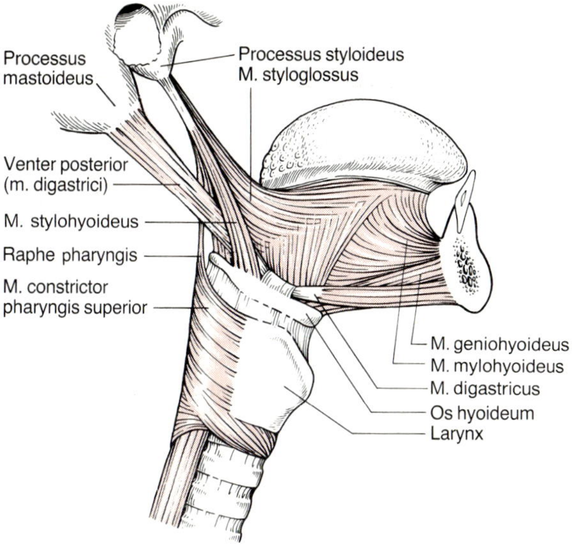

Abb. 3.4 Muskuläre Aufhängung des Pharynx und Larynx an der Schädelbasis.

schleimhaut enthält Papillae fungiformes, filiformes und foliatae; die Papillae circumvallatae beiderseits des Foramen caecum bilden den Übergang vom Zungenkörper zu Zungenwurzel oder Zungengrund. Die flachen Erhebungen auf den seitlichen Anteilen des Zungengrundes sind die Zungengrundmandeln (Tonsillae linguales). Die Zunge füllt in Ruhe die Mundhöhle aus und trägt damit zur Formgestaltung des Gaumengewölbes und der Zahnbögen bei; bei behinderter Nasenatmung mit offenstehendem Mund sinkt sie aus dem Gaumengewölbe herab und kann dann dieser Aufgabe nicht mehr nachkommen – ein kieferorthopädisch wichtiger Gesichtspunkt.

Die Zungenunterseite wird durch das mediane Zungenbändchen (Frenulum) unterteilt; beiderseits davon am Mundboden münden – deutlich sichtbar – die Ausführungsgänge der *Glandulae submandibulares* und dahinter auf der Plica sublingualis – kaum zu erkennen – die kleinen Öffnungen der *Glandulae sublinguales*.

In die Wangenschleimhaut mündet auf beiden Seiten der Ductus parotideus – gegenüber dem ersten oder zweiten oberen Molaren. Er ist zunächst nur bis in ca. 2 cm Tiefe sondierbar; dann biegt der Gang in rechtem Winkel um die Vorderkante des M. masseter nach dorsal um.

Nur wenn es gelingt, diesen Knick durch Nachvornziehen der Wange zu überwinden, gelangt die Sonde bis in die Drüse hinein. Entsprechendes gilt für den Ductus submandibularis; auch er ist rechtwinklig abgebogen, aber erst in etwa 6 cm Tiefe um den Hinterrand des M. mylohyoideus herum. Dieser Knick ist nicht zu überwinden.

Die **Submandibularspeicheldrüse** liegt medial des Kieferwinkels und unmittelbar davor auf dem M. digastricus; beim Schlucken oder bei leicht gestrecktem Hals ist sie als flache Vorwölbung zu erkennen und gegen den Finger im Mund zu palpieren. Die **Glandula parotis** erstreckt sich um den äußeren Gehörgang herum und sitzt dem M. masseter auf. Sie ist schwer zu tasten, projiziert sich bei diffusen Schwellungszuständen aber deutlich auf die Haut.

Bei chirurgischen Eingriffen an der Parotis ist der N. facialis gefährdet, weil er sich innerhalb der Drüse in etliche kleine Äste aufteilt (Pes anserinus). Beim Zugang zur Submandibulardrüse ist es der R. marginalis mandibulae des Fazialis, der verletzt werden kann, wenn zu nahe am horizontalen Unterkieferast eingegangen wurde.

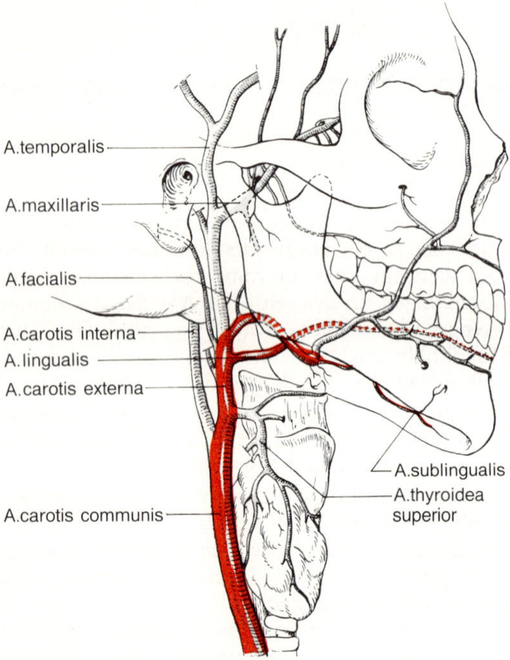

Abb. 3.5 Arterielle Gefäßversorgung der Zunge, des Mundbodens, des Kehlkopfes und der Schilddrüse.

Die Gefäße der Zunge und des Mundbodens kommen aus der A. carotis externa (A. lingualis und A. sublingualis; Abb. 3.**5**). Das Blut fließt über die V. facialis ab, die Lymphe in die submentalen und tiefen Halslymphknoten.

Die motorische Innervation der Zunge erfolgt über den N. hypoglossus (XII), die sensible über den N. lingualis (V_3). Auch die Geschmacksfasern für die vorderen zwei Drittel stammen aus dem N. lingualis; sie ziehen durch die Chorda tympani zum N. intermedius. Der Zungengrund wird gustatorisch vom N. glossopharyngeus versorgt. Vom weichen Gaumen geht die Reizleitung des Geschmacks über den N. petrosus major wieder zum N. intermedius (vgl. Abb. 3.**18**).

Die funktionelle Besonderheit des Rachens für das Schlucken besteht darin, daß der Mesopharynx noch dem Schlucken *und* der Atmung dient, daß dann aber während des Schluckens der Kehlkopfeingang verlegt und umgekehrt während der Atmung die Stimmritze weit und der Speiseröhrenmund geschlossen sein muß. Im Moment des Schluckens hebt sich der weiche Gaumen und legt sich der Rachenhinterwand an; dadurch schließt sich der Zugang zum Nasenrachen. Zugleich wird der Kehlkopf nach vorn und oben gezogen, Kehldeckel und Zungengrund verschließen den Kehlkopfeingang und lassen die Speisen am Kehlkopf vorbei in den gleichzeitig erweiterten Schlund gleiten. Von hier aus gelangt der Brei mittels peristaltischer Kontraktionen der Speiseröhre in den Magen. Dieser Mechanismus ist so weit abgesichert, daß er z. B. *auch ohne Kehldeckel oder ohne Zäpfchen funktioniert.*

Im übrigen ist der Rachen beteiligt an der Infektabwehr und deren Programmierung. Hierzu werden im lymphatischen Rachenring (Rachenmandel, Gaumenmandeln, Zungengrundmandeln und Lymphfollikel der Rachenhinterwand) Lymphozyten, Plasmazellen und Antikörper gebildet. Den unmittelbaren Kontakt mit Bakterien und Schadstoffen gewährleisten die Krypten der Tonsillen und das retikuläre Epithel der verschiedenen lymphoepithelialen Gewebe.

Fehlempfindungen beim Schlucken:

- Schluckschmerzen (Kap. 3.2)
- Schluckschmerzen und -behinderung (Kap. 3.3)
- Schluckbehinderung (Kap. 3.4)
- Schluckbeschwerden (Kap. 3.5)

3.2 Schluckschmerzen

(Tab. 3.**1**)

Das Leitsymptom vieler Krankheiten des Rachens ist die subjektive oder objektive Beeinträchtigung des Schluckens. Schluck*beschwerden* müssen nicht mit einer Behinderung des Schluckvorgangs einhergehen; sie sind auch nicht als echte Schmerzen zu verstehen. Umgekehrt können Schluckstörungen oder -behinderungen schmerzfrei sein, und trotz

Tabelle 3.1 Schluckschmerzen

Mundrachen	Rachen, Ösophagus
– Tonsillitis – Angina Plaut-Vincenti – Pfeiffer-Drüsenfieber – Aphthosis – Peritonsillarabszeß – Angina tonsillopriva – Pharyngitis granularis oder lateralis – Mundbodeninfiltrat – Sialoadenitis submandibularis	– Fremdkörper – maligne Tumoren (beide auch mit Schluckbehinderung)

Schmerzen kann das Schlucken ungestört und unbehindert sein. Exakte Begriffsbestimmung und Definition der Beschwerden müssen deshalb am Anfang der Diagnostik stehen.

Isolierte **Schluckschmerzen** rangieren unter dem Begriff Angina (lat.: Enge). Der Schluckvorgang ist nicht behindert, d. h., die Speisen können geschluckt werden, jedoch nur mit recht heftigen Schmerzen.

Angina kann gleichbedeutend sein mit einer akuten **Tonsillitis palatina,** also einer Entzündung der Gaumenmandeln. Dann werden die Patienten neben den

- Schluckschmerzen unter einer
- Beeinträchtigung des Allgemeinbefindens und Fieber leiden;
- der Rachen ist gerötet,
- die Gaumenmandeln sind geschwollen (Angina follicularis oder catarrhalis) oder
- mit Stippchen belegt (Angina lacunaris), (Abb. 3.**6**).

Aus Belägen der Tonsillenoberfläche lassen sich oft β-hämolysierende Streptokokken, eventuell auch Pneumokokken oder Staphylokokken

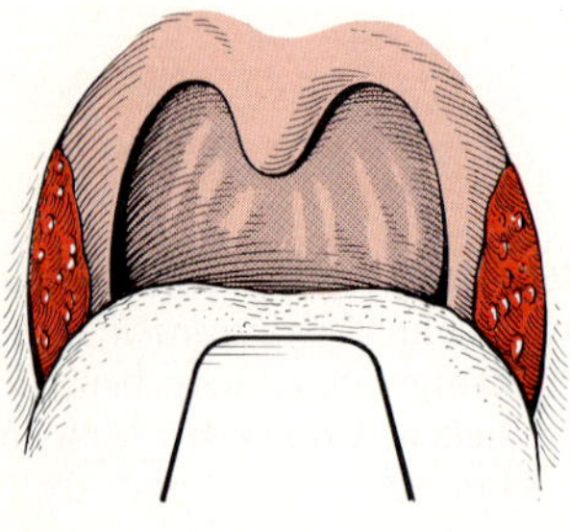

Abb. 3.**6** Angina lacunaris. Gelbe Pfröpfe in beiden Tonsillen, Rachen gerötet.

nachweisen. Die regionären Lymphknoten am Kieferwinkel sind geschwollen und schmerzhaft.

Sind die *Nacken*lymphknoten vergrößert, sollte man an eine **Angina retronasalis** denken, also eine Entzündung der lymphoepithelialen Follikel im Nasenrachen, und bei einem Epiglottisödem oder gar -abszeß an Absenkungen einer **Angina lingualis,** d. h. einer Zungengrundtonsillitis. In beiden Fällen handelt es sich also nicht mehr um eine *Gaumenmandel*tonsillitis, sondern um Entzündungen benachbarter Formationen lymphoepithelialen Gewebes – klinisch in gleicher Weise als „Angina" imponierend.

Analoges gilt für die Entzündungen der mehr verstreut angeordneten Lymphfollikel in der Rachenschleimhaut (**Pharyngitis granularis;** Abb. 3.**7**) oder des in den *Seitensträngen* der Rachenhinterwand gelegenen lymphatischen Gewebes (**Seitenstrangangina,** Abb. 3.**8**); auch sie sind vom Beschwerdebild und der Symptomatik her kaum von einer Tonsillitis palatina zu unterscheiden. Immer sind es *Schmerzen,* die *insbesondere beim Schlucken fester Speisen und auch beim Leerschlucken auftreten.*

Auch die (selteneren) Sonderformen der Tonsillitis palatina gehen mit Schluck*schmerzen* einher, so z. B. die **Angina Plaut-Vincenti;** sie ist gekennzeichnet durch ein

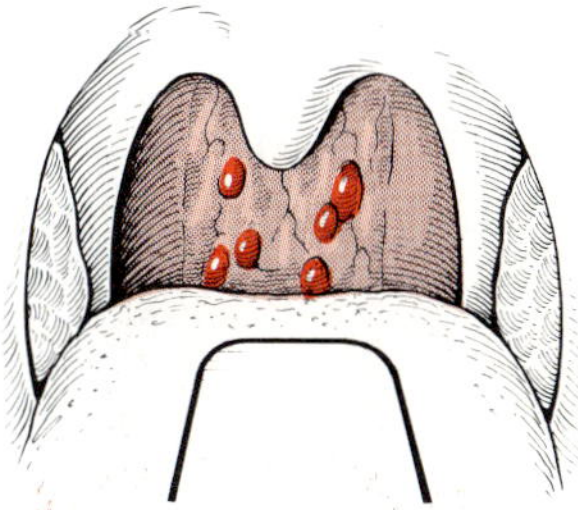

Abb. 3.**7** Pharyngitis granularis. Die Lymphfollikel der Rachenhinterwand sind gerötet und geschwollen.

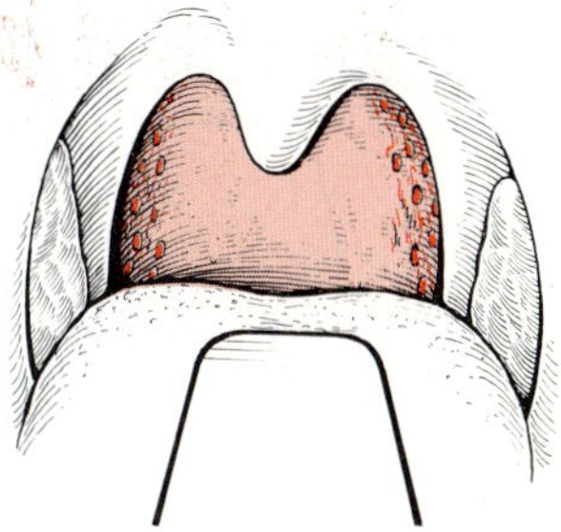

Abb. 3.**8** Pharyngitis lateralis, Seitenstrangangina. Die lateral angeordneten „Stränge" lymphatischen Gewebes in der Rachenhinterwand sind gerötet und geschwollen.

- kraterförmiges Ulkus am oberen Tonsillenpol *einer* Seite,
- Foetor ex ore,
- eventuell Lymphknoten am Kieferwinkel sowie durch den
- Nachweis von Spirillen und fusiformen Stäbchen im Abstrich (Abb. 3.**9**).

Der Schluckschmerz ist relativ gering, das Allgemeinbefinden zumeist nur wenig gestört. Wenn der Befund sich unter täglichen Pinselungen des Ulkus mit antiseptischer Lösung (z. B. Pyoktanin oder Lugol-Lösung) und Antibiotika nicht innerhalb weniger Tage zurückbildet, ist eine Probeexzision zum Ausschluß eines malignen Tumors oder eines leukämischen Infiltrates indiziert.

Beim **Pfeiffer-Drüsenfieber** (infektiöse Mononukleose, Lymphoidzellenangina) stehen die Schluckschmerzen zurück hinter

- konfluierenden, teigigen Lymphknotenschwellungen und
- anhaltend hohem Fieber;
- die Tonsillen sind fibrinbelegt,
- eventuell sind Milz und Leber geschwollen;
- im Blutbild sind die Lymphoidzellen oder Monozyten vermehrt,
- Paul-Bunnel-Agglutinationstest und Epstein-Barr-Virus positiv.

Fiebersenkende Maßnahmen (feuchte Wadenwickel und Aspirin) und Antibiotika sind angezeigt.

Die **diphtherische Tonsillitis** kommt heute differentialdiagnostisch kaum noch in Betracht, die Scharlach-Tonsillitis heilt mit der Allgemeininfektion bzw. der Antibiotikamedikation ab. Die Diagnose der *Angina agranulocytotica* ergibt sich aus dem Grundleiden; Schluck*schmerzen* bereitet sie kaum. Differentialdiagnostisch ist sie abzugren-

a 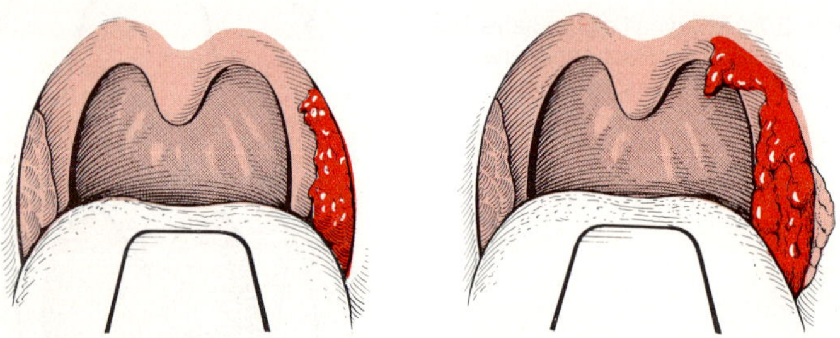 b

Abb. 3.**9** **a** Angina Plaut-Vincenti: Ulkus zumeist einseitig und am oberen Pol der Tonsille gelegen. Akut-infektiöses Krankheitsbild.
b Karzinom der Tonsille, das auf die Gaumenbögen übergegriffen hat; vom *Befund* her kaum abzugrenzen vom Plaut-Vincenti-Ulkus, wohl aber vom *klinischen* Bild her.

zen von den weißlichen, schleierartigen Belägen (Plaques muqueuses) bei Lues II oder den weißlichen Pilzrasen des Soor (Candidiasis).
Von ausgeprägten Schluck*schmerzen* begleitet ist die **Aphthosis** der Rachenschleimhaut (*Herpangina,* eine Coxsackie-A-Virus-Infektion). *Die Gaumentonsillen erscheinen unauffällig,* die regionären Lymphknoten aber sind geschwollen, die Temperatur ist erhöht, die Patienten machen eventuell einen schwerkranken Eindruck. Die Aphthen geben sich wie im Mund (vgl. Kap. 3.6) als oberflächliche Schleimhauterosionen zu erkennen – gelblich-weißlich belegt und von einem schmalen roten Hof umgeben (Abb. 3.**10**).
Ganz in den Vordergrund der Beschwerden treten die Schluck*schmerzen* beim **Peritonsillarabszeß,** d. h. dem abszedierenden Infiltrat zwischen Tonsillenkapsel und Schlundmuskeln. Vorausgegangen sind immer eine Tonsillitis oder die akute Exazerbation einer chronischen Tonsillitis sowie der Durchbruch durch die Kapsel (Peritonsillitis). Die Schmerzen sind vornehmlich einseitig, sie strahlen ins Ohr aus und werden so unerträglich, daß auch flüssige Speisen und Speichel kaum noch heruntergebracht werden (vgl. Kap. 3.4, Schluck*behinderung*). Die Sprache wird kloßig, der Mund ist kaum noch zu öffnen, der Blick in den Rachen deshalb weitgehend verwehrt. Die *Kieferklemme* (vgl. Kap. 3.7) entsteht hier durch eine entzündliche Infiltration des benachbarten medialen Pterygoidmuskels; jeglicher noch so vorsichtige Versuch der Mundöffnung verstärkt die Schmerzen.
Im weniger akuten Stadium erlaubt die Kieferklemme noch den Blick auf den vorderen Gaumenbogen; er ist vorgewölbt und gerötet, die Uvula ist geschwollen und zur gesunden Seite verdrängt (Abb. 3.**11**).
Nach Punktion und Inzision des Abszesses (in Schleimhautanästhesie) klingen die Schluckschmerzen rasch ab, auch das Allgemeinbefinden bessert sich – um so schneller, je „reifer“ der Abszeß war. Von Antibiotika allein ist eine Besserung nur anfänglich zu erwarten, wenn es nämlich gelingt, die Abszedierung zu verhindern und das Infiltrat abheilen zu lassen. Die Tonsillektomie ist in jedem Falle angezeigt.

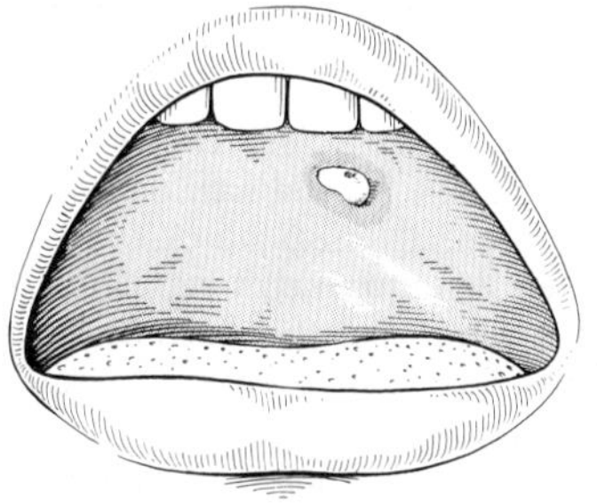

Abb. 3.**10** Stomatitis aphthosa; Aphthe am weichen Gaumen, Angina herpetica.

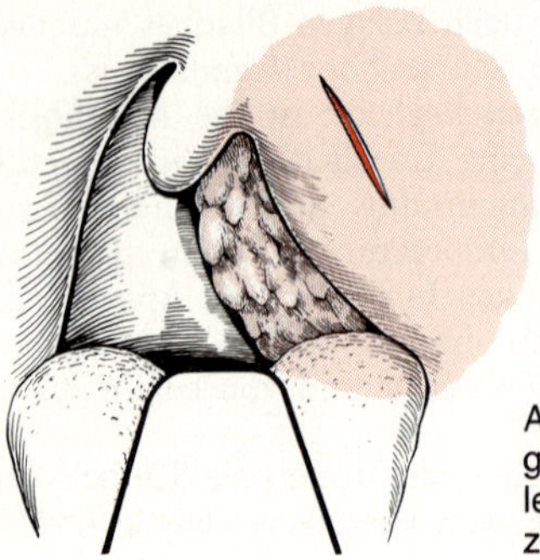

Abb. 3.**11** Peritonsillarabszeß links; gestrichelte Linie kennzeichnet die Stelle der Punktion und anschließenden Inzision.

Nach Tonsillektomie noch auftretende oder rezidivierende Schluck*schmerzen* **(Angina tonsillopriva)** müssen daran denken lassen, daß hier die Nasenatmung weiterhin behindert blieb. Bei diesen Patienten war möglicherweise die verlegte Nasenatmung die Ursache der wiederholten Racheninfekte und insofern auch der eigentliche Anlaß zur Tonsillektomie gewesen. Vor oder zum mindesten zusammen mit der Mandeloperation hätte deshalb die Nase saniert werden sollen (Begradigung der Nasenscheidewand, Abtragung einengender Hyperplasien, Sanierung der Nebenhöhlen). Dabei muß die Nasenatmung nicht vollkommen aufgehoben gewesen sein, auch eine Störung der normalen Nasenfunktion genügt, um die Atemluft unzureichend gereinigt, angewärmt und befeuchtet in den Rachen gelangen und hier als chronischen Reiz wirken zu lassen. Wurde dieser Reiz nicht beseitigt, so stört er auch nach der Tonsillektomie noch; reagieren werden dann vor allem die Lymphfollikel der Rachenhinterwand (Pharyngitis granularis) und insbesondere die Seitenstränge (Pharyngitis lateralis, Seitenstrangangina) (vgl. Abb. 3.**7** und 3.**8**). Wenn lokal-symptomatische Pinselungen oder Lutschtabletten nicht rasch grundsätzliche Besserung bringen, ist die nachträgliche Sanierung der Nase indiziert.

Die Schluck*schmerzen* bei der **Pharyngitis** machen sich eventuell gerade beim Leer- oder Speichelschlucken besonders unangenehm bemerkbar, sie sind aber *auch* beim Trinken und beim Essen breiiger oder fester Speisen vorhanden. Dieses *„zwar überwiegend beim Leerschlucken, aber auch beim Essen"* ist von differentialdiagnostischer Bedeutung insofern, als die Schluckschmerzen bei den bisher beschriebenen Ursachen sich umgekehrt verhielten; sie alle waren *„auch beim Leerschlukken, besonders aber beim Essen"* hervorgetreten.

Die Pharyngitis ist nicht auf den Zustand nach Tonsillektomie beschränkt, sie kann auch zusammen mit einer Tonsillitis oder ganz unabhängig vom Tonsillenbefund entstehen. Die Schleimhaut des

Rachens ist dann diffus gerötet, zusätzlich treten die Lymphfollikel und Seitenstränge deutlicher hervor. In leichteren Fällen geben die Patienten weniger Schluckschmerzen als lediglich Kratzen und Trockenheitsgefühl im Halse an; Kinder reagieren auch dabei eventuell mit hohem Fieber, Erwachsene können sich sehr abgeschlagen fühlen.
Die chronische oder mehrfach rezidivierende Pharyngitis ist zumeist eine Verlegenheitsdiagnose, wenn nämlich die eigentliche Ursache, d. h. der Störfaktor in der Nase, übersehen oder nicht genügend berücksichtigt wurde. Dies gilt auch für die Patienten, die beruflich viel Staub, chemische Noxen oder zu trockene Luft einatmen; gerade bei ihnen muß das Filter Nase möglichst optimal funktionieren und damit die Rachenschleimhaut entlasten. Ist dies nicht der Fall, erscheint die Rachenschleimhaut trocken, eventuell mit zähem oder eingetrocknetem Schleim belegt: *Pharyngitis sicca,* manchmal begleitet von einer *Laryngitis sicca.* Die Patienten klagen kaum über Schmerzen, wohl aber über ein lästiges Trockenheits- und Kratzgefühl sowie über einen *vom Hals* – nicht aus der Tiefe der Lunge – ausgehenden (Reiz-)Husten. Vom Schleimhautbefund her ist differentialdiagnostisch an die Xerostomie des Sjögren-Syndroms (Kap. 6.2) oder an eine Rhinitis atrophicans (Ozäna; Kap. 1.10) zu denken, die auf den Nasenrachen und Rachen übergreift; die Beschwerden äußern sich dann in Trockenheitsgefühl vor allem beim Essen; Husten fehlt.
Zur konservativen Behandlung entzündlicher Krankheiten des Rachens und der Tonsillen pinselt man mit antiseptischen oder adstringierenden Lösungen (Lugol, Pyoktanin, $AgNO_3$ 3%ig), läßt antiseptische und anästhetische Pastillen lutschen oder verordnet Sulfonamide bzw. Antibiotika. Die lokale Applikation von Antibiotika verbietet sich, weil sie die Antikörperbildung fördert und damit die Allergie gegen das jeweilige Medikament. Nützlicher sind wiederholte Mundspülungen mit warmem Wasser oder Tee und lauwarm-feuchte Halswickel (Prießnitz).
Unter den operativen Möglichkeiten nimmt die **Tonsillektomie** den ersten Platz ein, die Kryochirurgie (Vereisung) und die Radiotherapie der Tonsillen haben sich nicht durchgesetzt und sind zu verwerfen.
Die *Indikation zur Tonsillektomie* kann sich aus

- lokalen,
- allgemeinen und
- fokalen Momenten ergeben,

lokal zum Beispiel, wenn die Tonsillen so hyperplastisch sind, daß das Orificium faucium kaum noch durchgängig erscheint. Dieses Bild findet sich bei Erwachsenen nur im Rahmen einer lymphatischen Krankheit, bei Kindern aber auch ohne eine solche. Schluckschmerzen müssen nicht bestehen, können aber häufig rezidivierend bei akut-infektiösen Überlagerungen auftreten. Die Sprache ist kloßig, die Nasenatmung eventuell allein schon wegen der „Riesentonsillen“ behindert (oder bei

Kindern durch gleichzeitige, noch nicht entfernte Adenoide). Der Schlaf ist oft wegen eines lauten pharyngealen Röchelns gestört. Hier ergibt sich die Notwendigkeit der Tonsillektomie aus lokalen Gründen, nämlich um die Nasenatmung wieder herzustellen sowie die Sprach- und Schlafstörung zu beheben. Bei sehr zurückhaltenden Eltern muß man sich notfalls auf die Entfernung zunächst *nur einer* Tonsille des Kindes beschränken.

Zu den **allgemeinen** Anlässen zur Tonsillektomie gehört die Beseitigung der Infektneigung; dies insbesondere, wenn zugleich die Lymphknoten am Kieferwinkel geschwollen sind. Auch nichthyperplastische, aber trotzdem wiederholt entzündete Mandeln können Anlaß zu deren Entfernung geben, wenn nämlich der Patient mehrfach im Jahr unter einer Tonsillitis leidet. Allerdings müssen es tatsächlich die Gaumenmandeln sein, die entzündet sind oder eine umgebende Entzündung, z. B. der Seitenstränge, unterhalten! Bei Kindern zwingt hier eventuell allein das häufige Fehlen in der Schule zu einem operativen Vorgehen, und auch Erwachsene können sich durch die wiederholten Halsinfekte in ihrem Allgemeinzustand und damit in ihrer beruflichen Einsatzfähigkeit beeinträchtigt fühlen.

Die Tonsillen sollten das Bild einer *chronischen* Entzündung bieten, nämlich

- weiche Auflockerung oder narbige Schrumpfung,
- pathologisches Exprimat (Pfröpfe aus der Tiefe der Tonsillen oder gelbes, eiterverdächtiges Sekret),
- eventuell narbiges Verbackensein mit der umgebenden Muskulatur (mangelnde Luxierbarkeit),
- und/oder regionäre Lymphknotenvergrößerung (Abb. 3.**12**).

Schluck*schmerzen* gehören nicht zum Bild der *chronischen* Tonsillitis; sie treten vielmehr nur während *akuter* Exazerbationen hinzu. Manchmal allerdings äußern die Patienten plötzliche Schmerzen in dem Augenblick, in dem man – um die Luxierbarkeit der Mandel zu prüfen – auf den vorderen Gaumenbogen drückt; unangenehme Empfindungen ent-

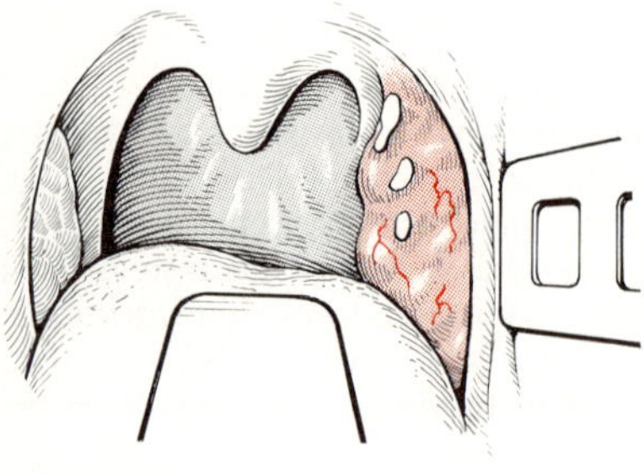

Abb. 3.**12** Chronische Tonsillitis mit exprimierbaren Detrituspfröpfen.

sprechen der Norm, wirkliche Schmerzen aber sollten an eine entzündliche Mitbeteiligung der Umgebung denken lassen.

Es bleibt also die Tonsillektomie **aus fokaler Indikation.** Von allen chronisch-entzündlichen Prozessen ohne Abflußmöglichkeit nach außen darf man ungünstige Auswirkungen auf den Organismus befürchten. Dies gilt für die Gaumenmandeln wie für die chronisch-apikale Periodontitis oder die chronische Appendizitis. Nur ausnahmsweise wird dabei eine Bakteriämie anzunehmen oder gar nachzuweisen sein, aber auch der Nachweis von spezifischen Toxinen oder Allergenen ist bislang nicht gelungen. Gesichert erscheint nur, daß in fokal wirkenden Tonsillen das Immunglobulin E (IgE) vermehrt ist. Dies läßt vermuten, daß mikrobielle Antigene Immunreaktionen induzieren, die sich autoaggressiv gegen körpereigene Gewebe richten. Unter den so wirksamen Erregern kommt den β-hämolysierenden Streptokokken der Gruppe A offenbar eine besondere Bedeutung zu; ihr Nachweis in den Tonsillenkrypten kann deshalb die Vermutung eines Herdgeschehens stützen, den – letztlich auch nicht sicheren – Beweis bringt erst die Besserung des Fokalleidens nach Tonsillektomie.

Insgesamt sollte man mit der Annahme einer tonsillogenen Fokalwirkung zurückhaltend sein. Spezifische Tests haben sich bislang nicht durchgesetzt. Der klinische Eindruck einer chronischen Tonsillitis allein genügt nicht, um die Tonsillen als Foci anzusprechen; am ehesten noch könnte dies erlaubt sein bei der chronisch-*atrophischen* Form, also den narbig geschrumpften Tonsillen. Das Zusammentreffen suspekter Tonsillenbefunde mit vermutlich fokalgenetischen Krankheiten (Gelenkrheuma, Glomerulonephritis, Endokarditis) läßt eine Fokusgenese wahrscheinlich sein – und dies um so mehr, je deutlicher die zeitlichen Zusammenhänge sind. So ergibt sich die Indikation zur Tonsillektomie aus den anamnestischen Lokal- und Allgemeinbeschwerden *und* aus dem – möglichst kontrollierten – klinischen Tonsillenbefund.

Die Operation (Abb. 3.**13**) kann in örtlicher Betäubung erfolgen, geschieht heute aber zumeist in Intubationsnarkose; der Eingriff ist

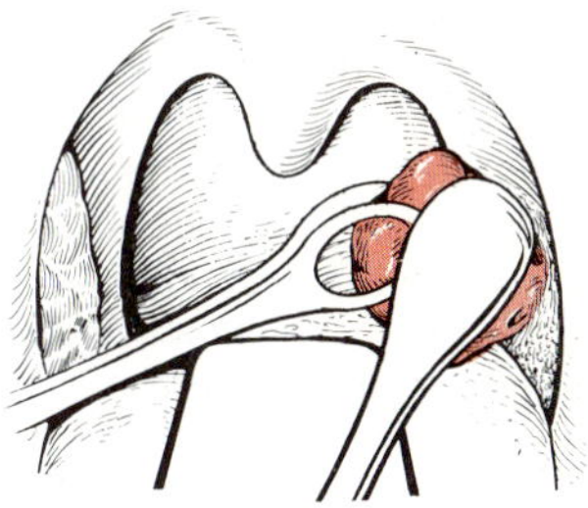

Abb. 3.**13** Tonsillektomie. Nach Längsinzision der Schleimhaut am medialen Rand des vorderen Gaumenbogens wird die Tonsille vom oberen Pol her scharfstumpf extrakapsulär herausgelöst.

technisch wenig aufwendig, erfordert jedoch einen etwa einwöchigen *stationären* Aufenthalt; dies vor allem, weil die Wundbetten *sekundär* heilen müssen und deswegen für 6–7 Tage die Gefahr der Nachblutung besteht.
Schluck*schmerzen* sind das vorherrschende Symptom auch des entzündlichen **Mundbodeninfiltrats,** der sog. *Angina Ludovici.* Gelegentlich – wenngleich weit seltener als angenommen – kommt es zur Abszeßbildung oder gar phlegmonösen Eiteransammlung in den Gewebsspalten des Mundbodens. Ursache sind zumeist Infektionen, die von den unteren Molaren oder von den sublingualen und submandibulären Speicheldrüsen ausgehen. Das Krankheitsbild kann durch Übergreifen auf die Halsweichteile und den Kehlkopfeingang bedrohliche Ausmaße annehmen. Die Therapie muß den Entstehungsmodus berücksichtigen.
Auch die *Sialadenitis submandibularis* allein kann eine so heftige Reaktion des Mundbodens und der *regionären Lymphknoten* auslösen, daß das Schlucken nur noch mit Überwindung starker Schmerzen möglich ist. Die Diagnose ergibt sich aus dem Spontan- und Palpationsschmerz im Bereich der Drüse und ihres Ausführungsganges; oft ist ein Speichelstein Ursache der Infektion und der Sekretverhaltung; soweit er das Lumen nicht vollständig verschließt, entleert sich aus der Papille trüber oder eitriger Speichel. Dehnung und eventuell Schlitzung des Ausführungsganges bringen zumeist eine dauernde Heilung, oder es muß – nach Abklingen der akuten Erscheinungen – die erkrankte Drüse exstirpiert werden.

3.3 Schluckschmerzen und -behinderung

(Tab. 3.**2**; vgl. auch Tab. 3.**1**)

So heftig die Schluckschmerzen bei den geschilderten entzündlichen Veränderungen sein können (z. B. beim Peritonsillarabszeß), so wenig besteht hierbei eine echte Schluck*behinderung.* Sobald jedoch ein wirkliches Schluck*hindernis* zu vermuten ist, müssen sich ganz andere differentialdiagnostische Erwägungen aufdrängen; nämlich bei akutem Auftreten z. B. ein pharyngealer *Fremdkörper* oder bei allmählich zunehmenden Beschwerden eventuell ein *maligner Tumor.*
Bei **Fremdkörpern** gibt der zeitliche Zusammenhang zumeist schon den entscheidenden Hinweis. Ob verschluckte Nadel, Fischgräte, Knochensplitter o. ä. mit Einspießung in den Zungengrund, die Pharynxschleimhaut oder den Kehlkopfeingang, immer wird der Patient über plötzlich aufgetretene stechende Schmerzen klagen, deren subjektive Lokalisation aber nicht mit dem tatsächlichen Sitz des Fremdkörpers übereinstimmen muß. Die Schluck*behinderung* ist zugleich ein Hinweis darauf, daß nicht nur eine schmerzhafte Schleimhautläsion vorliegt (und der Fremdkörper inzwischen abgegangen ist), sondern daß der Fremdkörper tatsächlich noch festhängt. Vorsichtige äußere Palpation des Halses

Tabelle 3.**2** Schluckbehinderung

allein	mit Schluckschmerzen
im Hypopharynx: – Zysten – gutartige Tumoren – Zenker-Divertikel – Sarkome – Lymphome *im oberen Ösophagus:* – narbige Strikturen *an der Halswirbelsäule:* – osteochondrotische Spangen	*Fremdkörper oder maligne Tumoren:* – am weichen Gaumen – an den Tonsillen – im Hypopharynx – am Kehldeckel – der Postkrikoidregion – im oberen Ösophagus – der Schilddrüse

kann bei der Lokalisation behilflich sein. Jegliche Versuche, das Corpus alienum mit dem Finger oder einem Magenschlauch z. B. „hinunterstoßen" zu wollen, sind gefährlich; die Hoffnung, durch Nachschieben von Speisen helfen zu können, erschwert die später zumeist doch notwendige fachärztliche Inspektion. Scharfkantige oder sperrige Fremdkörper können zu lebensbedrohenden Komplikationen führen. Die Einweisung in die Klinik ist auch im Verdachtsfall indiziert!

Fremdkörper in der Speiseröhre verfangen sich zumeist in einer der drei Engen: am Ösophagusmund, in Höhe der trachealen Bifurkation oder erst an der Kardia. Fremdkörper im Kehlkopf, in der Trachea oder in den Bronchien sind in Kap. 4.4 beschrieben.

Dem Zahnarzt wird man das „Verschluckenlassen" einer Nervenextraktionsnadel oder eines Inlays noch nicht als Kunstfehler anlasten, vorausgesetzt, daß er den Patienten sofort zum HNO-Facharzt weiterleitete. Im Zweifelsfalle ist immer davon auszugehen, daß der Fremdkörper nicht selbsttätig per vias naturales abgeht, sondern daß er in das Bronchialsystem *aspiriert* wurde.

Hinter einer *fortschreitenden* Schluck*behinderung* verbirgt sich zumeist ein Tumor. Wenn Schmerzen fehlen, darf man auf eine *gut*artige Geschwulst hoffen; sie sind im Rachen leider selten: Zysten der Epiglottis, Tumoren der tiefen Parotisanteile oder das Chondrom der Ringknorpelplatte des Kehlkopfes. Gelegentlich auch wird der Schluckvorgang von exzessiven osteochondrotischen Spangen an der Vorderseite der Wirbelzwischenräume behindert; sie sind nur röntgenologisch zu erkennen, und zwar auf der seitlichen Halswirbelsäulenaufnahme. Erschwert wird die Deutung einer Schluckbehinderung dadurch, daß auch Sarkome der Tonsille oder der sonstigen lymphatischen Strukturen kaum Schmerzen bereiten und doch ebenfalls ein malignes Schluck*hindernis* bilden.

Um so mehr geben sich die *epithelialen* Malignome durch *Schluckschmerzen plus -behinderung* zu erkennen. Dies besagt jedoch nicht, daß das Fehlen eines Schluckhindernisses ein Karzinom ausschließt – ganz im Gegenteil: zumeist erst relativ spät beeinträchtigen die Karzinome auch den Schluckvorgang, das Frühsymptom ist der Schluck*schmerz* (oder die Kieferklemme; Kap. 3.7). Das Fehlen von Fieber und sonstigen Entzündungszeichen muß dann – also bei isolierten Schluckschmerzen! – an einen bösartigen Prozeß denken lassen. Wenn erst auch eine Schluckbehinderung vorliegt, kommt ärztliche Hilfe wahrscheinlich schon zu spät (3.**14**).

Die **Karzinome** können am Zungengrund – versteckt in den seitlichen Falten – gelegen sein, im Trigonum retromolare oder am vorderen Gaumenbogen entstehen, von den Tonsillen ausgehen oder von der Schleimhaut des weichen Gaumens, der Rachenhinterwand, der Epiglottis oder der Postkrikoidregion. Ihr Vorkommen häuft sich immer mehr – wahrscheinlich mit dem zunehmenden Alkohol- *und* Nikotinabusus, oft kombiniert mit mangelnder Mundpflege. Schon der spezifische Fötor aus dem zerfallenden Tumor kann ein diagnostisches Verdachtsmoment sein, auch in den Fällen, in denen die Geschwulst nicht unmittelbar zu sehen ist. Die zuverlässigste Untersuchungstechnik ist die digitale Palpation des Zungengrundes, des Mundbodens, der Tonsillenlogen und des Rachens bis herunter zur Epiglottis. Die Infiltration des malignen Tumors in das umgebende Gewebe gibt sich als mehr oder weniger umschriebene Verhärtung zu erkennen. Zusätzliche Hinweise sind von der *Kieferklemme,* den in das Ohr ausstrahlenden *Schmerzen (Otalgie)* und den neuralgischen Beschwerden bei Befallensein der Fossa pterygopalatina (V_1 und V_2) zu erwarten. Bei epipharyngealen oder bei bis zum Tubenostium nach oben sich erstreckenden Oropharynxtumoren ist oft die begleitende – einseitige – Mittelohrschwerhörigkeit (Weber-Versuch lateralisiert zur schwerhörigen Seite) eine diagnosti-

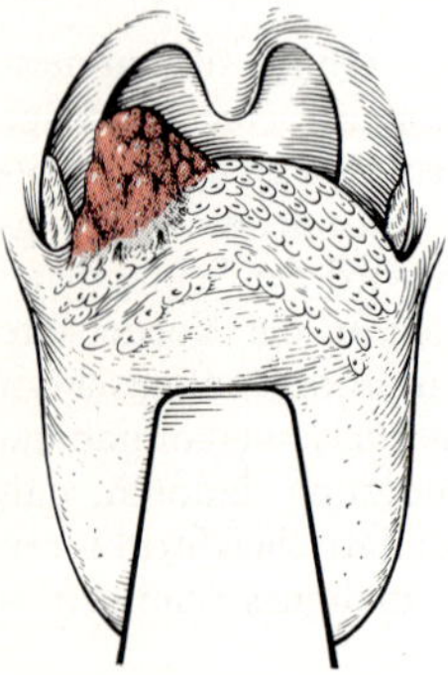

Abb. 3.**14** Karzinom in der Vallecula glossoepiglottica rechts, eventuell vom Mund her durch extremen Spateldruck auf den Zungengrund zu erkennen.

sche Hilfe. Schließlich müssen derbe Lymphknotenschwellungen am, unter oder hinter dem Kieferwinkel an ein malignes Geschehen im Rachen denken lassen, insbesondere bei Patienten ab viertem Dezennium, und dies schon, bevor Lokalsymptome zu erkennen sind.
Charakteristisch für alle Hindernisse in der *Speiseröhre* ist, daß das Essen zwar geschluckt, jedoch nicht „hinuntergebracht" werden kann – jedenfalls gilt dies für feste Speisen; flüssig-breiige erreichen eventuell noch den Magen. Nicht also das eigentliche Schlucken ist behindert, sondern erst das „Schlingen" entlang der Speiseröhrenperistaltik.
Die Karzinome der Speiseröhre kündigen sich unter Umständen durch eine Heiserkeit an; sie ist dann Folge einer Parese des N. recurrens (Kap. 4.2.3). Wenn die Parese nur ein Stimmband betrifft, klingt die Heiserkeit eventuell innerhalb einiger Wochen weitgehend wieder ab, weil das andere Stimmband sich dem gelähmten „entgegenarbeitet". Gerade in diesem Verlauf liegt die Gefahr begründet, daß die Heiserkeit als Frühsymptom des Ösophaguskarzinoms zu wenig beachtet oder als „Erkältung" fehlgedeutet wird. Bei *beidseitiger* Rekurrensparese löst die damit einsetzende Atemnot automatisch eine eingehende klinische Diagnostik aus.
Zumeist jedoch lassen

- die Behinderung des Schluckvorganges und
- die in die Ohren ausstrahlenden Schluckschmerzen

nicht mehr lange auf sich warten. Beide Symptome sind natürlich nur vorhanden, wenn der Tumor im oberen Ösophagusdrittel liegt. Oberhalb des Passagehindernisses sammelt sich Speisebrei an, staut sich bis zum Ösophagusmund zurück und droht hier in den Kehlkopf aspiriert zu werden; die Sprache klingt deshalb verschleimt. Differentialdiagnostisch kommt ein von der Schilddrüse ausgehender Tumor in Betracht, der ebenfalls bösartig sein *muß*, wenn er eine Rekurrensparese verursacht oder gar in die Speiseröhre einwächst.
Die Schmerzen des hochsitzenden Ösophaguskarzinoms können so schrecklich quälend sein, daß die Patienten sich zu jedem Schlucken an die Ohren fassen in der Vorstellung, so den Schmerz mildern zu können. Bald halten sie ihr Körpergewicht nicht mehr, sie verfallen zusehends.

3.4 Schluckbehinderung

(vgl. Tab. 3.**2**)

Eine ausschließliche *Behinderung des Schluckvorgangs ohne Schmerzen* kann man von narbigen Strikturen der Speiseröhre erwarten, wie sie nach **Verätzungen** auftreten. Die häufigste Säureverätzung ist die durch Essigessenz; an Laugen kommen vor allem Natron- oder Kalilauge in Frage – bei Kleinkindern wegen Unachtsamkeit der Aufsichtsperson, bei Erwachsenen oft in suizidaler Absicht. Die Verätzungen sind am stärksten in Mund und Rachen sowie in den drei physiologischen Engen des

Ösophagus; Säuren wirken oberflächlich koagulierend, Laugen tiefgreifend Muskeln und Bindegewebe kolliquierend. Das akute Stadium kann heute unter hohen Dosen von Kortikosteroiden und Antibiotika beherrscht werden (Neutralisationsversuche mit Milch oder Zitronensäure sind ohne Nutzen!). Trotzdem drohen Strikturen der Speiseröhre – insbesondere nach der Kolliquationsnekrose durch Laugen. Schmerzen bereitet nur die akute Verätzung, nicht die Stenose.

Nach Jahrzehnten kann sich innerhalb einer solchen Enge ein Karzinom entwickeln; deshalb sind Patienten, die z. B. wegen eines steckengebliebenen großen Fleischstückes kommen, zu ösophagoskopieren – nicht nur zur Entfernung des Passagehindernisses, sondern auch zur genauen Besichtigung der Schleimhaut im fraglichen Stenosebereich. Dabei braucht die Enge dem Patienten nicht bekannt zu sein, weil die Verätzung in Vergessenheit geraten oder ursprünglich als unerheblich abgetan worden war.

Eine Passage*behinderung* besonderer Art ist die durch das **Zenkersche Pulsionsdivertikel.** Schmerzen fehlen gänzlich. Die Patienten sind selten jünger als 60 Jahre, sie geben übereinstimmend an, zunächst einige Bissen oder Schlucke zu sich nehmen zu können, dann aber müßten sie husten und würden dabei auch Frischgegessenes *unverdaut* herausbringen. Dieses *Regurgitieren nicht angesäuerten Essens* ist richtungweisend

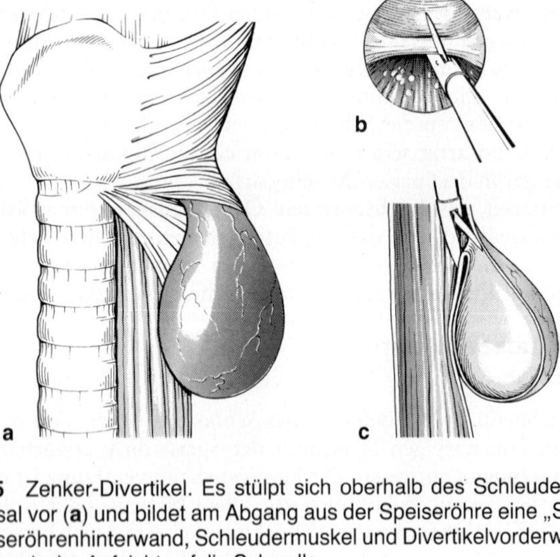

Abb. 3.**15** Zenker-Divertikel. Es stülpt sich oberhalb des Schleudermuskels nach dorsal vor (**a**) und bildet am Abgang aus der Speiseröhre eine „Schwelle“ aus Speiseröhrenhinterwand, Schleudermuskel und Divertikelvorderwand;
b endoskopische Aufsicht auf die Schwelle.
c endoskopische Spaltung der Schwelle.

auf eine Aussackung des Ösophagus, in der sich ein Teil der Speisen ansammelt, während der andere mehr oder minder behindert durch die Enge in Höhe des Divertikeleingangs in die Speiseröhre abfließt. Eine Gefahr quoad vitam besteht nicht, wohl aber auf die Dauer die einer Gewichtsabnahme. Ursache der Divertikelbildung ist eine Funktionsstörung des *Killianschen Schleudermuskels.* Diese Pars fundiformis des M. cricopharyngea bildet den Ösophagusmund; er öffnet sich nur während des Schluckens. Ist die reflektorische Öffnung gestört bzw. zeitlich verzögert, so prolabiert die Pharynxschleimhaut oberhalb des Muskels durch den beim Schlucken auftretenden Druck nach hinten in den prävertebralen Raum und bildet auf diese Weise das Divertikel.
Die Behandlung kann nur operativ sein. Wenn der Sack groß und die Schwelle zwischen Divertikel und Speiseröhre (Abb. 3.**15**) schmal genug ist, bietet sich die simple und ungefährliche *endoskopische* Spaltung der Schwelle aus Divertikelvorder- und Speiseröhrenhinterwand an; andernfalls müßte die Pars fundiformis von außen her durchtrennt und der Schleimhautsack eingestülpt werden.

3.4.1 Schluckstörungen

Störungen des Schluckakts können sich als Behinderung des Schluckens kundtun oder nur als „Verschlucken". Dann handelt es sich zumeist um eine neurale Fehlsteuerung des Schluckvorgangs, in dessen Gefolge die Speisen – teilweise – in den Kehlkopf und damit in die Luftwege gelangen. Dieses Fehlschlucken geht in manchen Fällen mit heftigen Hustenanfällen einher, durch die zwar ein Teil des Essens wieder aus der Luftröhre herausbefördert wird – aber oft eben nur ein Teil. Fehlt auch der Hustenreflex, dann droht sehr bald die Aspirationspneumonie. Ursächlich kommen sensible und motorische Störungen vor allem des N. vagus in Betracht, und zwar meist im Verlauf bulbärer Störungen. Schluckschmerzen fehlen regelmäßig.

3.5 Schluckbeschwerden

Mit Schluck*beschwerden* werden Empfindungen beschrieben, die weder als Schmerzen zu bezeichnen sind noch mit einer Behinderung des Schluckens einhergehen. Die Patienten schildern ein

- Fremdkörper- oder Kloßgefühl, ein „Über-den-Berg-Schlucken";
- es sei immer vorhanden – zumeist schon seit Monaten oder Jahren;
- Fieber wird verneint,
- ein krankhafter Befund im Rachen ist nicht zu erheben,
- die Lymphknoten sind nicht geschwollen.

Auf gezieltes Befragen ist zu erfahren,

- daß die Beschwerden sich auf das Leer- oder Speichelschlucken beschränken;

- das Essen sei nicht gestört, weder durch Schmerzen noch durch eine Schluckbehinderung.

Die Patienten sind häufig psychisch belastet, stehen in beruflichen oder familiären Schwierigkeiten, sind allgemein hypochondrisch eingestellt oder glauben, unter einem „Krebs im Hals" zu leiden.
Auslösender – nicht ursächlicher – Faktor ist wahrscheinlich eine übertriebene Selbstbeobachtung, (heute) zumeist im Gefolge publizistischer Aufklärungsaktivitäten. *Bewußtes Leerschlucken* läßt dann die Empfindung eines Kloßes im Halse aufkommen, ein Gefühl, das sich durch wiederholtes Leerschlucken weiter verstärkt. Willkürliches Leerschlucken ist unphysiologisch; man schluckt vielmehr reflektorisch, nämlich wenn sich Speichel im Mund angesammelt hat oder beim Essen. Die beim bewußt-willkürlichen Schlucken entstehenden unangenehmen Sensationen werden von den Patienten zu „Schmerzen" umgemünzt und als Ausdruck einer Geschwulst im Hals gedeutet. In dieser Annahme glauben sie sich bestätigt, wenn bei immer erneutem Leerschlucken („Ist's noch da?") die Beschwerden anhalten. Leider werden die Patienten in ihrer Vorstellung des Krankseins auch bestätigt durch manchen Arzt, der unter der Verlegenheitsdiagnose Pharyngitis ein Gurgelmittel, Lutschtabletten, Pinselungen o. ä. verordnet.
Vor der Annahme dieses **psychogenen Globusempfindens** müssen organische Ursachen für Schluck*schmerzen* oder eine Schluck*behinderung* ausgeschlossen worden sein – und dies sehr gründlich (einschließlich digitaler Austastung des Rachens!). Dann aber sollte man sich ebenso gründlich den speziellen Sorgen des vom „Globus hystericus" geplagten Patienten zuwenden. Die meisten von ihnen sind nicht „hysterisch", sondern nur einer – krankhaften – Selbstbeobachtung aufgesessen; sie bedürfen eines sachlich einfühlsamen Gesprächs, in dem ihnen die möglichen Zusammenhänge dargelegt werden. Nur wenige Patienten sind einem solchen Gespräch nicht zugänglich; diese sollte man einem psychosomatisch tätigen Arzt zuzuleiten versuchen.

3.6 Schmerzen und Mißempfindungen an der Zunge (Tab. 3.**3**)

Bei den Schmerzen und Mißempfindungen an der *Zunge* bedarf es – wie im Rachen – einer Trennung zwischen solchen Beschwerden, für die sich ein objektivierbarer pathologisch-anatomischer Befund erkennen läßt, und solchen, bei denen sich keine entsprechenden Veränderungen finden. Zugleich muß man versuchen, vom Patienten zu erfahren,

- ob er brennende *Schmerzen* verspürt, wann und wodurch ausgelöst,
- ob es ein anhaltender oder einschießender neuralgischer Schmerz (Glossalgie) ist oder
- ob es lediglich ein Brennen (Glossodynie) ist, das nicht als Schmerz einzustufen ist.

Tabelle 3.3 Schmerzen und „Brennen" in der Zunge

Brennender Schmerz	Zungen"brennen" (Glossodynie)	Neuralgischer Schmerz (Glossalgie)

– Aphthen
– Glossitis
– Stomatitis
– Druckulkus
– Karzinom
	– Hunter-Glossitis
	– metallische Mißempfindung
	– psychogenes Zungenbrennen
		– Karzinomneuralgie
		– genuine Neuralgie:
		  – N. lingualis
		  – N. glossopharyngeus

Schmerzen, die bei Berührung mit den Zähnen oder Speisen auftreten, lassen zunächst auf die relativ häufigen **Aphthen** der Zunge oder der Mundschleimhaut schließen. Hier ist es vor allem der mechanische Berührungsreiz, der den Patienten belästigt, und zwar erheblich (Herpangina; Kap. 3.2). Ätiologisch soll den solitären Aphthen und der Stomatitis aphthosa eine Coxsackie-A-Virus-Infektion zugrundeliegen. Die große Rezidivneigung und die familiäre Häufung lassen vermuten, daß auch konstitutionelle Faktoren beteiligt sind. Das anfängliche kurze Bläschenstadium der Aphthen erfaßt man zumeist nicht. Der dann erscheinende oberflächliche Epitheldefekt ist gelblich-weiß belegt und von einem kleinen roten Hof umgeben. Die submandibulären Lymphknoten sind geschwollen und schmerzen auf Berührung. Betupfen der Aphthen mit adstringierenden Lösungen hilft ein wenig gegen die Schmerzen, beschleunigt die Heilung aber kaum.
Schmerzhaftes Brennen auf der Zunge – bei jeder Bewegung und Berührung – verursacht auch die **Stomatitis ulcerosa;** der Speichelfluß ist vermehrt, die Geschmacksempfindung beeinträchtigt. Das bakterielle Krankheitsgeschehen entspricht dem der Angina Plaut-Vincenti (Kap. 3.2 Schluckschmerzen), hier allerdings diffus die Mundschleimhaut befallend. Die Ulzera sind

- flächenhaft,
- deutlich tiefer als die Aphthen und
- mit fibrinösen Membranen belegt.
- Im Abstrich finden sich fusiforme Stäbchen und Spirillen, die Patienten sind
- im Allgemeinbefinden erheblich gestört – vor allem auch wegen der
- schmerzhaften Lymphknotenbeteiligung.

Die Behandlung kann sich schwierig gestalten: Mundpflege, vorsichtiges Ablösen der Beläge und Pinselungen des Ulkusgrundes mit Pyoktanin o. ä. Eine hämato- oder lymphopoetische Grundkrankheit muß ausgeschlossen werden.

Differentialdiagnostisch kommen bei Bläschen, Ulzera oder belagbildenden Krankheiten der Mundschleimhaut v. a. die *Plaques muqueuses der Lues II*, das *Erythema exsudativum multiforme, das Pemphigoid* und der *Pemphigus vulgaris* in Betracht. Mit der zunehmend großzügigen Antibiotikamedikation wird auch die *Soormykose* häufiger. Candida albicans ist jedoch viel öfter im Munde nachweisbar als entsprechende Pilzrasen oder überhaupt Krankheitszeichen zu erkennen sind. Das bloße Vorhandensein von Spaltpilzen im Mundabstrich genügt deshalb nicht zur Diagnose einer Mykose. Anders ist es bei ausgedehnten Membranen auf dunkelroter Schleimhaut; hier ist auch an eine Immunschwäche zu denken mit Verdacht auf HIV-Infektion (AIDS).

Einen brennenden Schmerz in der Zunge geben auch die Patienten an, bei denen sich als Folge einer scharfen Zahn- oder Füllungskante ein **Ulkus am Zungenrand** gebildet hat. Die mechanische Alteration ist hier die Ursache der Verletzung; mit dem Fortbestehen des Reizes dringt die Infektion tiefer in das Zungengewebe ein, die Schleimhaut verändert sich metaplastisch und kann nach Monaten oder Jahren schließlich ein Plattenepithelkarzinom entstehen lassen. Solange dies noch nicht geschehen ist, heilt das Ulkus nach Entfernung des Reizes in wenigen Wochen ab; bleibt die Rückbildung aus, ist eine Probeexzision notwendig und gegebenenfalls die Radikaloperation mit ausgedehnter Resektion des Ulkus und Ausräumung der Lymphabflußregion (Abb. 3.**16**). Wiederholte Pinselungen sind unsinnig, weil sie weder zur Heilung noch

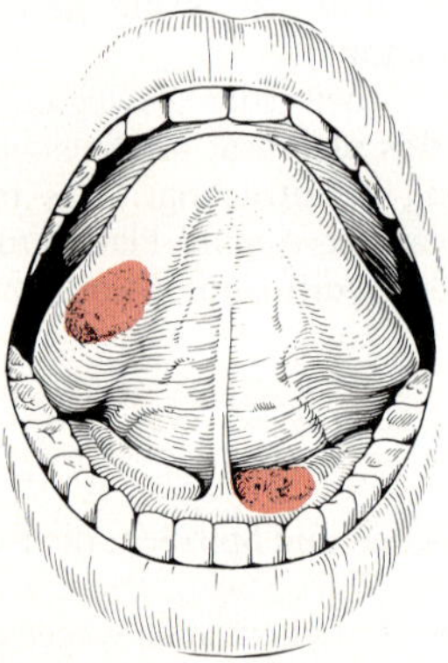

a

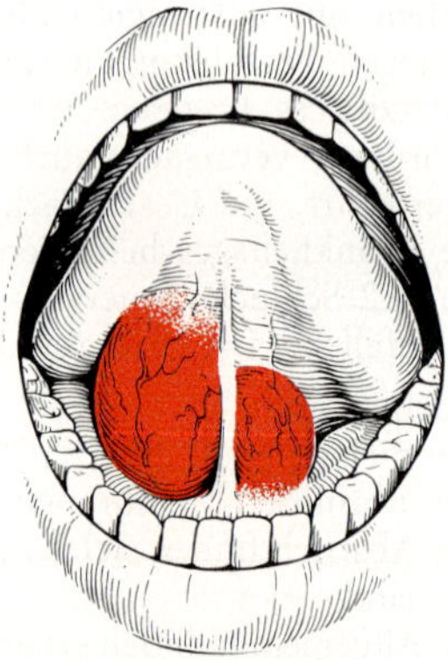

b

Abb. 3.**16** **a** Nach Karzinomen an der Zungenunterseite oder im Mundboden muß man gezielt suchen, indem man die Zunge anheben läßt oder/und den Mundboden digital austastet.

b Ranulae, sublinguale Retentionszysten von zumeist bläulicher Farbe, rechts an der Zungenunterseite, links vom Mundboden ausgehend.

zur Diagnose führen. Vielmehr muß die traumatisierende Noxe beseitigt werden; die Diagnose ergibt sich dann von selbst.
Die Annahme einer ursächlichen Abhängigkeit des Zungenbrennens von verschiedenen Formen der *Eisenmangelanämie* oder der *perniziösen Anämie* bietet sich nur an, wenn die Zungenoberfläche das Bild einer Glossitis atrophicans wiedergibt, also einer Rötung und Glättung des Schleimhautreliefs. Diese **Hunter-Glossitis** ist aber nur bei länger bestehenden Anämien zu erwarten und dementsprechend selten zu beobachten.
Zum Zungenbrennen ohne entsprechendes anatomisches Substrat gehören die Empfindungen, die einem elektrischen Stromfluß ähneln; sie werden durch unterschiedliche Metallegierungen im Mund ausgelöst, indem die an der Metalloberfläche abgeschiedenen Ionen zusammen mit dem Speichel eine elektrische Batterie bilden. Die Behandlung fällt dem Zahnarzt zu.
Sind alle angeführten Ursachen für Zungenbrennen ausgeschlossen oder ausgeräumt, so muß man die Möglichkeit eines **psychogenen Zungenbrennens** erwägen. Diesem Gedanken darf jedoch erst nachgegangen werden, wenn man nach gründlicher Untersuchung sicher sein kann, nicht einen organischen Befund übersehen zu haben.
Die Patienten werden angeben,

- Zungenbrennen „immer“ zu verspüren,
- „auch beim Essen“, aber nicht verstärkt beim Essen und
- nicht auslösbar durch Berührung oder saure Speisen,
- nicht störend im Schlaf.

Die psychologische Exploration deckt zumeist eine Karzinophobie auf, eine krankhafte Selbstbeobachtung der Zunge im Spiegel und eine Fehldeutung normaler anatomischer Eigenschaften der Zungenoberfläche. Hilfreich für die Diagnose können die genannten anamnestischen Angaben sein; ihre Konstellation ist geradezu pathognomonisch. Die betroffenen Patienten sind oft wenig einsichtig, zumal ihr Denken von einer hypochondrischen Grundeinstellung bestimmt wird. Es bedarf erheblicher Überzeugungskraft des Arztes, um sie von der Harmlosigkeit ihres Leidens zu überzeugen und davon, daß eine Lokalbehandlung nicht notwendig, ja unsinnig wäre.
Harmlos – und eher Zufallsbefunde – sind die

- Lingua plicata (übermäßig gefurcht),
- Lingua geographica (unterschiedlich weiß und rosa gefärbt mit girlandenförmigen Strukturen) sowie die
- sogenannte Haarzunge (mangelnde Abstoßung der sich dunkel färbenden Papillae filiformes).

Die **Haarzunge** bedarf vermehrten Abriebs durch feste Speisen, kräftiges Kauen und eventuell Reinigung der Zunge mit der Zahnbürste.

Halbseitige Haarzunge ist Begleiterscheinung einer *Hypoglossusparese*. Lingua plicata und Lingua geographica verlangen keinerlei Beachtung oder gar Behandlung.

Gelegentlich wird für das Zungenbrennen die **„Glossitis" rhombica mediana** verantwortlich gemacht; als solche wird eine rautenförmige Vertiefung in der Mitte des Zungenrückens gedeutet, die als unvollständige embryonale Vereinigung der vier aufeinander zuwachsenden Zungenfortsätze zu erklären ist (Abb. 3.**17a**). In ihr könnten sich ursprünglich Speisereste gehalten und zu einer umschriebenen Infektion geführt haben. Die entzündlichen Reaktionen werden dann klinisch als Ulkus, Leukoplakie oder Karzinom fehleingeschätzt; Probeexzisionen verschlimmern das Bild um so mehr, je häufiger sie wiederholt werden. Gerade deshalb sollte sich die Therapie in sorgfältiger, vorsichtiger Reinigung und Beobachtung erschöpfen.

Die rhombische Fissur ist *vor* dem Foramen caecum gelegen. Am Foramen caecum wölbt sich die (seltene) **Zungengrundstruma** als rötlicher, oberflächlich eventuell unregelmäßiger Tumor vor (Abb. 3.**17b**). Sie erfordert eine spezielle Diagnostik und überlegte Behandlung, da sie das einzige funktionstüchtige Schilddrüsengewebe im Körper sein kann und deshalb nicht voreilig operativ entfernt werden darf.

Besorgniserregend ist die Angabe des Patienten, unter regelrechten *neuralgischen* Schmerzen in der Zunge zu leiden. Sie können – als Schmerz*attacken* oder als Dauerschmerz – so stark sein, daß die Patienten gar nicht wagen, die Zunge zu bewegen; die Sprache ist kloßig. Jede aktive oder passive Bewegung der Zunge löst erneut den Schmerz aus oder verstärkt ihn. Diese **„Glossalgie"** muß den Verdacht auf eine Irritation des N. lingualis oder N. glossopharyngeus wecken und die

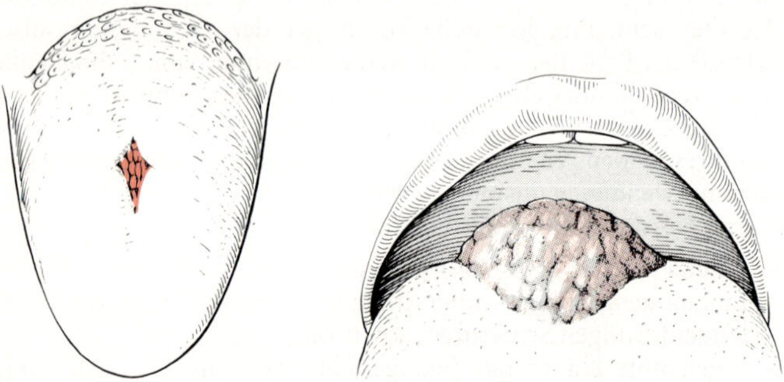

Abb. 3.**17** **a** Skizzenhafte Darstellung der „Glossitis" rhombica mediana. Die scheinbar ulzeröse Vertiefung liegt *vor* dem Foramen caecum und erklärt sich aus embryologischen Gegebenheiten. **b** Zungengrundstruma, am Foramen caecum gelegen.

Tabelle 3.**4** Veränderungen der Zungenoberfläche

zufällig	entzündlich	Tumoren	Sonstige
– Lingua geographica – Lingua plicata – diffuse „Haarzunge“ – Glossitis rhombica mediana	– Glossitis aphthosa – Glossitis ulceromembranacea – Druckulkus – Lues-Primäraffekt	– Zysten – Angiome – Fibromyome – Karzinome	– Hunter-Glossitis – Soormykose – Leukoplakie – Zungengrundstruma

Tabelle 3.**5** Veränderungen an Mund- und Lippenschleimhaut

entzündlich	Tumoren	Sonstige
– Stomatitis aphthosa – Stomatitis ulceromembranacea – Erythema exsudativum multiforme – Plaques muqueuses (Lues II)	– Zysten – Angiome – Fibrome – Karzinome	– Faulecken (Perlèches) – Herpes simplex – Lichen planus – Leukoplakie – Pemphigoid – Pemphigus vulgaris – Soormykose

intensive Suche nach einem malignen Tumor auslösen. Zumeist sind es Karzinome, insbesondere adenoidzystische Karzinome, die vom Zungengrund oder Mundboden her den Nerv infiltrieren und die eventuell tief in den seitlichen Falten des Zungengrundes versteckt wachsen. Jedenfalls ist diese naheliegende Ursache verläßlich auszuschließen, bevor man sich mit der Diagnose einer genuinen Lingualis- oder Glossopharyngeusneuralgie zufriedengibt.
(Tab. 3.**4** und 3.**5**)

3.6.1 Geschmacksstörungen

Eine Beeinträchtigung der *Geschmacks*funktion (Hypogeusie) ist regelmäßige Begleiterscheinung der Hyp- oder Anosmie, also der Störung des *Geruchs*empfindens. So erscheinen schon bei jedem Schnupfen wegen der respriatorischen Hyposmie (Kap. 1.8) die Speisen wenig schmackhaft. Beeinträchtigt sind dabei jedoch nur diejenigen Geschmackssensationen, die mit einer Geruchskomponente verbunden sind.

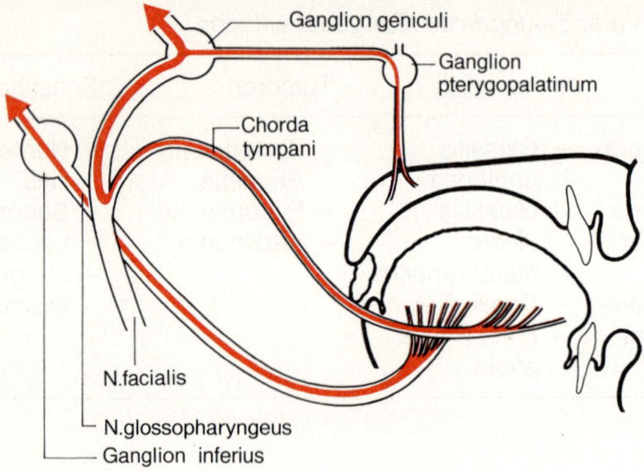

Abb. 3.**18** Geschmacksfasern des N. glossopharyngeus und des N. lingualis (Zunge) sowie des N. petrosus major (weicher Gaumen).

Das Geschmacksempfinden erfolgt über die Sinnesknospen, die in den Papillen der Zungenoberfläche und in der Schleimhaut des weichen Gaumens liegen. Die gustatorische Reizleitung ist aus Abb. 3.**18** zu entnehmen. Die vier Grundqualitäten des Schmeckens sind

- süß,
- sauer,
- salzig,
- bitter.

Auf sie beschränkt sich die Geschmacksprüfung (Abb. 3.**19**). Aufwendiger ist die Elektrogustometrie, die vorwiegend zur topischen Diagnostik der Fazialisparesen benutzt wird.

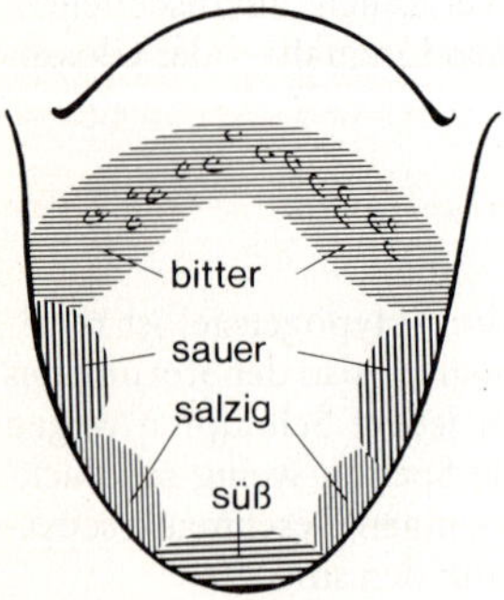

Abb. 3.**19** Perzeption der vier Grundqualitäten des Geschmacks auf der Zunge.

Die mit einer Fazialis- bzw. Intermediusstörung einhergehenden Geschmacksbeeinträchtigungen sind sehr diskret, ebenso diejenigen, die von einer Alteration der Chorda tympani bei der chronischen Mittelohrentzündung oder nach Mittelohroperation herrühren, jedenfalls die einseitigen. Sie werden anfangs als „elektrische“ Empfindung geschildert und haben eine gute Rückbildungstendenz.
Hartnäckiger können Geschmacksstörungen sein, die sich nach Tonsillektomie ausbilden; sie sind als Glossopharyngeusparästhesien zu deuten, sind glücklicherweise jedoch extrem selten. Beidseitige Läsionen können das Geschmacksempfinden erheblich beeinträchtigen.

In den letzten Jahren häufiger scheinen Geschmacksstörungen nach längerer Einnahme bestimmter Medikamente aufzutreten. Die Zusammenhänge sind oft schwierig zu erfassen; im Verdachtsfall empfiehlt sich jedenfalls das Absetzen möglichst jeder Medikation, vielleicht auch das Wechseln der Zahnpastamarke. In Japan werden die dort häufigen Geschmacksstörungen auf Zinkmangel zurückgeführt.
Das Leugnen *jeglichen* Geschmacksempfindens bei traumatischer Anosmie muß an eine Aggravation denken lassen; andererseits können nach *schweren* Hirnstammtraumen tatsächlich beide Funktionen ausgefallen sein (traumatische Para-, Hypo- oder Ageusie).

3.7 Kieferklemme und -sperre
(Tab. 3.**6a** + **b**)

Die Kiefer*klemme,* d. h. die eingeschränkte Mund*öffnung,* läßt sich in Millimetern maximalen Abstandes zwischen oberer und unterer Schneidezahnkante beschreiben; normalerweise beträgt er beim Erwachsenen 35 bis 40 mm. Das Gegenteil der Kieferklemme ist die Kiefer*sperre,* also die Unfähigkeit, den Mund zu *schließen.*
Die Kieferklemme kann absolut sein, federnd oder elastisch überwindbar, schmerzhaft oder schmerzlos; sie ist

- myogenen,
- neurogenen oder
- arthrogenen Ursprungs.

Myogene Kieferklemmen kommen durch entzündliche Ödeme oder karzinomatöse Infiltrationen der Kaumuskulatur zustande. **Entzündlich** myogen sind sie beispielsweise bei der Dentitio difficilis der Weisheitszähne mit pterygomandibulärem oder masseterikomandibulärem *Infiltrat* (Abb. 3.**20** und vgl. Abb. 3.**1**). Doch auch Peritonsillarabszesse, Entzündungen des Mundbodens oder solche der Speicheldrüsen können zur entzündlich-ödematösen Durchtränkung der Muskeln – und damit zur Kieferklemme führen. Dabei sind die Pterygoidmuskeln häufiger betroffen als der M. masseter. Der Versuch einer passiven Kieferöffnung ist schmerzhaft, mit genügender Behutsamkeit aber läßt sich ein Blick in den Mund oder gar bis in den Rachen erreichen. Die Kieferklemme und

Tabelle 3.**6a** Kieferklemme (Entstehungsort)

myogen	neurogen	arthrogen
entzündliches Ödem: – Dentitio difficilis – Peritonsillarabszeß – Mundbodeninfiltrat – Parotitis *karzinomatöse Infiltration:* – Tonsillen – Zungengrund – Pharynx – Parotis – Kieferhöhle	– Tetanusinfektion – spastische Parese	– arthritische Ankylose – Fraktur der Kiefergelenkpfanne oder des Jochbogens

Tabelle 3.**6b** Kieferklemme (Genese)

entzündlich	tumorös
– schmerzhaft – durch heiße Spülung partiell überwindbar	*gutartig:* – nicht schmerzhaft – elastisch *bösartig:* – schmerzhaft – nicht überwindbar

ihr Grad geben keine Auskunft darüber, ob die Entzündung noch als ödematöses Infiltrat oder schon als Abszeß bzw. Phlegmone ausgebildet ist – die Kieferklemme ist nur ein indirektes Zeichen für die Beteiligung der benachbarten Muskeln.

Ebenfalls myogen entsteht die Kieferklemme bei Karzinomen der Retromolar- und Retromaxillarregion, der Tonsillen, des Zungengrundes, der seitlichen Pharynxwand und in der Tiefe der Parotis. Hier ist es eine **tumorzellige Infiltration** vor allem der Pterygoidmuskeln, des M. masseter und des M. buccinator; an die Stelle des elastischen, bei der Kieferöffnung sonst sich dehnenden Muskelgewebes ist das derbe Tumorgewebe getreten. Der Versuch der Kieferöffnung ist auch hier schmerzhaft, zumeist ebenso wie bei der entzündlichen Genese. Die Kieferklemme ist jedoch nicht überwindbar, d. h., der Mund läßt sich aktiv nur bis zu einem gewissen Grad öffnen, auch passiv nicht weiter (vgl. auch Schluckschmerzen, Schluckbehinderung; Kap. 3.3 und 3.4).

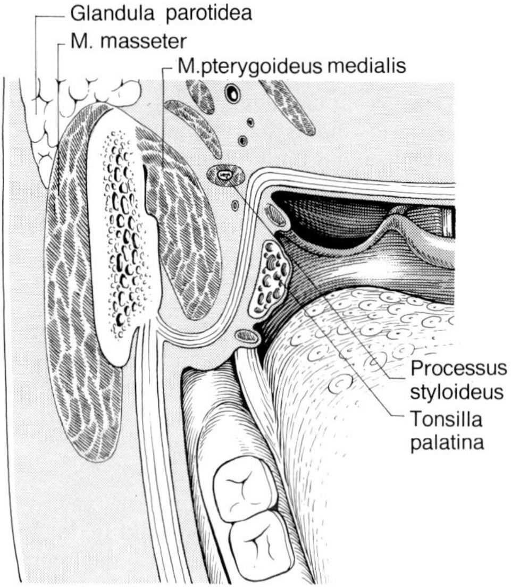

Abb. 3.**20** Anatomische Nachbarschaftsverhältnisse zwischen Parotis, Unterkiefer, Tonsille, Rachen und Kehlkopf. Horizontalschnitt.

Diese tumorinfiltrative Kieferklemme ist ein wichtiges und richtungweisendes Symptom *maligner* Tumoren des Oropharynx und der Kieferhöhle. *Gutartige* Tumoren der gleichen Region behindern die Kieferöffnung nur ausnahmsweise, eben weil sie nicht infiltrativ-zerstörend, sondern lediglich verdrängend wachsen.

Die Kieferklemme nicht diagnostisch entsprechend gewertet zu haben, ist unverzeihlich!

Neurogen entsteht die Kieferklemme vor allem beim Wundstarrkrampf, weil die Tetanusinfektion zu einer Übererregbarkeit der peripheren motorischen Neurone führt und dies auch an der Kaumuskulatur. Der „Trismus" ist elastisch und bei entsprechender Vorsicht überwindbar, jedenfalls teilweise, und er ist nicht schmerzhaft. Für die Diagnose bedeutungsvoll ist der Risus sardonicus, ein eigenartig lächelnder Gesichtsausdruck, der durch die Übererregbarkeit auch des N. facialis und damit der mimischen Muskulatur entsteht. Im Anfangsstadium fallen die Patienten durch ihre übermäßig gerade Körperhaltung und den steifen, stolperigen Gang auf. Die Frühdiagnose bietet heute eine gute therapeutische Chance.

Ausnahmsweise kann die Kieferklemme Begleitsymptom einer spastischen Parese sein – z. B. im Gefolge eines Schlaganfalls. **Arthrogene Kieferklemmen** sind nur noch selten anzutreffen; früher waren sie Folge schwerer eitriger Entzündungen des Gelenks, fortgeleitet von einer – otogenen – Mastoiditis bzw. Zygomatizitis oder einer Osteomyelitis des Unterkiefers; das Endbild war dann eventuell die knöcherne Ankylose des Kiefergelenks mit Wachstumsstörungen des Unterkiefers und dem typischen Vogelgesicht. Heute sind auch diese Verwicklungen extrem selten.
Schließlich kann die arthrogene Kieferklemme von einer Fraktur der Gelenkpfanne ausgehen, wenn diese nach oben und hinten in den äußeren Gehörgang disloziert wird. Die Bewegungsbehinderung hält sich dabei allerdings in Grenzen; sie kann aber, wenn sonstige Frakturen – vor allem des Unterkieferköpfchens und des Jochbogens – ausgeschlossen wurden, zum richtungweisenden Symptom der Fraktur werden.
Kiefersperren, also die Unfähigkeit, den Mund zu *schließen* – sind Begleiterscheinungen der Kiefergelenksluxation (nach vorn). Oder sie sind bedingt durch eine tiefe Impressionsfraktur des Jochbogens, die sonst eventuell kaum zu erkennen ist, weil die schnell einsetzende reaktive Schwellung die anfängliche Gesichtsasymmetrie wieder überdeckt. Die Kiefersperre entsteht hier dadurch, daß der imprimierte Jochbogen die Aufwärtsbewegung des Muskelfortsatzes behindert. Leichte Schmerzen werden dann sowohl beim Versuch des Schließens wie beim Öffnen des Mundes angegeben. Sorgfältige Röntgenkontrollen und gegebenenfalls die operative Wiedereinrichtung sind angezeigt.

3.8 Sprachstörungen

(Tab. 3.**7**)

Die Lautbildung ist eine Leistung der Stimmlippen des Kehlkopfes; Sprache und Stimme aber entstehen im Ansatzrohr aus Lippen, Mund, Zunge, Gaumen, supraglottischem Raum, Rachen, Nasenrachen, Nase und Nebenhöhlen. Den rechten Klang können Sprache und Stimme also nur erhalten, wenn die Resonanz der Hohlräume gewährleistet ist und die Sprechmuskeln sowie das Ansatzrohr in Ordnung sind. Dementsprechend wird die Sprache verwaschen, wenn die Zunge geschont wird, z. B. wegen eines schmerzhaften Ulkus, wenn sie wegen eines entzündlichen Infiltrates nicht voll funktionsfähig, wenn sie mit dem Halten losesitzender Prothesen beschäftigt ist oder wenn sie in ihren Bewegungsabläufen durch einen neu eingegliederten Zahnersatz beengt wird.
Eine dezente Störung der Sprache kann – auch bei korrektem Sitz – dadurch entstehen, daß die Prothese die kinästhetische Kontrolle der Zunge am Gaumen behindert; diese verliert sich jedoch zumeist mit zunehmender Gewöhnung an die Prothese.

Tabelle 3.7 Sprachstörungen

Artikulation	Sprachentwicklung	Sonstige
– Sigmatismus – Kappazismus – Lambdazismus – Rhotazismus – Rhinolalie – audiogene Dyslalie	– Verzögerung – Hörstummheit – akustische Agnosie	– Poltern – Stottern – Aphasie – Dysarthrie

Beeinträchtigt wird die Funktion des Ansatzrohres weiterhin durch raumfordernde Prozesse im Rachen und über dem Kehlkopfeingang, wie beispielsweise durch ein Ödem der Uvula, extrem große Gaumentonsillen oder eine Kehldeckelzyste, aber auch durch exophytisch wachsende Tumoren. Sie behindern die Artikulation insbesondere der Gaumen- und Kehllaute, die Sprache wirkt kloßig.

Alle *Störungen der Artikulation* werden unter dem Begriff des **Stammelns** zusammengefaßt. Sie treten besonders deutlich bei den Konsonanten hervor, die als Spreng- und Reibelaute zwischen den Lippen, der Zungenspitze und dem vorderen Gaumen oder am Zungenrücken und dem Gaumengewölbe entstehen. Für die Vokale wird der Mund offengehalten. Eine Zwischenstellung zwischen Vokalen und Konsonanten nehmen die Nasallaute (m, n, l, ng) sowie die r-Laute ein. Soweit sich das Stammeln auf einzelne Konsonanten beschränkt, spricht man für k von Kappazismus, für l von Lambdazismus, für r von Rhotazismus, für s von Sigmatismus.

Beim Sigmatismus (**Lispeln**) sind es gerade die Zahn- und Bißverhältnisse, die eventuell die Bildung des s behindern. Normalerweise legt sich die Zunge mit den Seitenrändern so an die palatinale Fläche der oberen Eckzähne und Prämolaren an, daß der Luftstrom gegen die Schneiden bei beiden unteren Einser trifft. Dieser Vorgang kann gestört sein z. B. durch Zahnbrücken oder einen vorn bzw. seitlich offenen Biß. Oder das Lispeln entsteht durch fehlerhafte Motorik, indem sich die Zunge an die vorderen oberen Schneidezähne anlegt (Sigmatismus *addentalis*) oder gar zwischen die Zahnreihen schiebt (Sigmatismus *interdentalis*); dann ist statt des richtigen s nur ein stumpfes Blasen zu hören. Beim Sigmatismus *lateralis* entweicht die Luft nicht vorn, sondern seitlich zwischen den Zähnen. Vor Beginn einer phoniatrischen Behandlung sollten deshalb die Zahnreihen auf entsprechende Unregelmäßigkeiten hin inspiziert werden.

Das Lispeln kann auch *audiogen* sein, d. h. durch Fehlen der akustischen Eigenkontrolle entstehen; diese Möglichkeit ist besonders bei Hochtonschwerhörigen gegeben. Das Erkennen der Zusammenhänge ist insofern erschwert, als die Höreinschränkung sich eventuell auf die hohen Zischfrequenzen beschränkt, eine eigentliche Schwerhörigkeit also gar nicht vorliegt. Die Betroffenen empfinden sich nicht als sprechbehindert, weil sie ihren Artikulationsfehler nicht hören, sie können sich deshalb nicht selbst korrigieren und sind auch einer Behandlung schwer zugänglich. Erwachsene Hochtonschwerhörige erkennt man eventuell allein an dem „sch" anstelle des üblichen scharfen „s".

Zum Stammeln gehört schließlich das **Näseln,** die *Rhinolalie.* Normalerweise hebt sich – außer bei m, n, l und ng – während der Lautbildung das Gaumensegel und schließt so den Nasenrachen und die Nase vom Mittönen aus. Kann dieser Abschluß des Nasenrachenraumes nicht erfolgen, weil z.B. der Gaumen gespalten oder das Gaumensegel gelähmt ist, dann klingen die *Vokale nasal;* bei den Spreng- und Reibelauten entweicht die Luft statt durch den Mund zur Nase hin. Am deutlichsten tritt diese Artikulationsbehinderung bei der Gaumenspalte hervor – zumal hier nicht nur das Ansatzrohr defekt, sondern außerdem wegen der zumeist begleitenden Schwerhörigkeit die Hörkontrolle gestört ist. Leichtere und passagere Formen der offenen Rhinolalie hört man bei Patienten, die den weichen Gaumen bewußt schonen, um Schmerzen zu vermeiden, so bei frisch Tonsillektomierten oder Adenotomierten.

Sind umgekehrt der Nasenrachen oder die Nase durch Schwellung der Nasenschleimhaut, Polypen, Adenoide, Tumoren o.ä. verlegt, so fehlt den Nasallauten – m, n, l, ng – die Resonanz der Nase und der Nebenhöhlen; sie klingen stumpf: *geschlossenes Näseln (Rhinolalia clausa).* Beide Formen des Näselns können sich überlagern: *Rhinolalia mixta;* sie sind dadurch voneinander zu unterscheiden, daß sich bei Zuhalten der Nase der Klangcharakter der Rhinolalia clausa nicht ändert, wohl aber der der Rhinolalia aperta. So wird zwar nicht das Mittönen der Nase bei den Vokalen, wohl aber das Entweichen der Luft durch die Nase bei den Spreng- und Reibelauten verhindert.

Bei allen Stammelformen – also nicht nur beim Sigmatismus – ist daran zu denken, daß die Störung durch Schwerhörigkeit entstanden sein kann. Je stärker die Schwerhörigkeit, um so mehr erschwert ist die Kontrolle der eigenen Sprache: *audiogene Dyslalie.* Das taube Kind läuft Gefahr, stumm zu bleiben, beim schwerhörigen ist die Sprachentwicklung verzögert und gestört; gerade deshalb bedarf das hörgestörte Kind einer frühzeitigen und gezielten Fürsorge, das heißt der Versorgung mit einem Hörgerät schon am Ende des ersten Lebensjahres und einer intensiven Hörsprecherziehung. Um bei gänzlich tauben Kindern der Stummheit vorzubeugen, bietet sich heute die Möglichkeit einer **Kochlear-Implantation** mit anschließendem Hör- und Sprechtraining. Die Stummheit ist so heilbar, die Taubheit prothetisch kompensierbar.

Von der verzögerten oder gestörten Sprachentwicklung der Kleinkinder abzugrenzen ist das „physiologische Stammeln": Taffee statt Kaffee

Tabelle 3.**8** Rhinolalie (Näseln)

offen	geschlossen
organisch: – Gaumenspalte – Gaumendefekte *funktionell:* – Gaumensegellähmung – Schonhaltung nach Operation	*organisch:* – Rhinitis – Polyposis – Adenoide – Tumoren

oder Taterne statt Laterne. Solche grammatischen Unvollkommenheiten sind nicht als krankhaft zu werten, vorausgesetzt, daß sie sich im 5. oder spätestens 6. Lebensjahr ausgeglichen haben.

Die **verzögerte Sprachentwicklung** kann Folge einer Schwerhörigkeit, aber auch von Intelligenzdefekten oder hirnorganischen Störungen sein. Höchste Grade gestörter Sprachentwicklung sind die *Hörstummheit* (obwohl das Kind hört, bleibt es stumm) und die *akustische Agnosie,* bei der das Kind die Bedeutung des gesprochenen Wortes nicht erkennen kann.

Sonstige Sprachstörungen sind

- das Poltern (hastiges Sprechen mit Auslassungen und Wiederholungen),
- das Stottern (neurotische tonische oder klonische Hemmung des Sprechens),
- die Aphasie (hirnorganische Störungen der Wortbildung, des Wortverständnisses oder der Worterinnerung) und
- die Dysarthrie (neurale, spastische oder paralytische Lähmung der Sprechmuskeln).

Sprachgestörte Patienten bedürfen phoniatrischer und logopädischer Versorgung. Tab. 3.**8**.

4 Kehlkopf

4.1 Anatomie und Physiologie

Der Kehlkopf ist im Gegensatz zum Hypopharynx als ein in Ruhe *offenes* Rohr ausgebildet; dies wird durch ein Knorpelgerüst gewährleistet, das während des Schluckens nach oben bewegt und dabei von Kehldeckel und Zungengrund verschlossen wird. Beim Atmen und Sprechen steht der Kehlkopf wieder frei offen.

Das **Knorpelgerüst** ist in sich nach vorn und hinten abknickbar, weil es aus zwei Teilen besteht: dem nach hinten offenen *Schildknorpel* (vorn als Adamsapfel zu tasten) und dem *Ringknorpel,* dessen Form einem Siegelring ähnelt und der mit seiner Platte in der dorsalen Öffnung des Schildknorpels liegt. Die unteren Schildknorpelfortsätze haben mit der Ringknorpelplatte einen drehgelenkigen Kontakt. Vorn vom Unterrand des Schildknorpels bis zum Ringknorpel herunter erstreckt sich das Lig. conicum. Die deutlicher ausgebildeten oberen Fortsätze des Schildknorpels stehen in bindegewebiger Verbindung mit den hinteren Ausläufern des Zungenbeins und verlängern so – zusammen mit der Membrana thyreohyoidea – das Knorpelrohr nach kranial (Abb. 4.**1**).

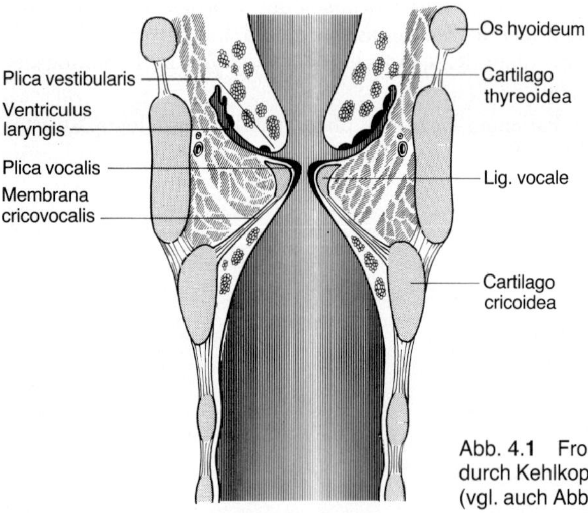

Abb. 4.**1** Frontalschnitt durch Kehlkopf und Trachea (vgl. auch Abb. 3.**4**).

Auf der Oberkante der Ringknorpelplatte – gelenkig mit ihr gekoppelt – stehen die *Stellknorpel;* in sie münden die hinteren Ausläufer der Stimmlippenmuskeln ein. Über Bindegewebsmembranen mit dem übrigen Knorpelgerüst verbunden ist der *Kehldeckel.* Er bildet den obersten, nach hinten offenen Teil des Knorpelrohres. Der Schleimhautüberzug des Kehldeckels geht mit den aryepiglottischen Falten in die Spitzen der Stellknorpel über.

Die **Stimmbildung** erfolgt an den *Stimmlippen,* die unter der Schleimhautoberfläche das Lig. vocale und den M. vocalis enthalten; quer und schräg angeordnete kleine Muskeln an der Hinterfläche der Stellknorpel regulieren die Weite der Stimmritze im Antagonismus mit seitlichen und ebenfalls schrägen Muskeln, die die Stimmritze während der Phonation schließen. Die Spannung der Stimmlippen wird bestimmt durch den vom vorderen Krikoidbogen zum Schildknorpel ziehenden M. cricothyreoideus. Er kippt den Schildknorpel mit seinem vorderen Anteil nach unten; da beide Knorpel dorsal miteinander – gelenkig – verbunden sind, werden die Stimmlippen gelängt, ihre Spannung wird vergrößert (Abb. 4.**2**). Neben diesen inneren bzw. unmittelbar am Kehlkopf angreifenden Muskeln regeln äußere Muskeln die Auf-, Vor- und Abwärtsbewegungen des Kehlkopfes beim Schlucken.

Im Längsschnitt stellt sich der Kehlkopf in vier für die klinische Diagnostik wichtigen Etagen dar

- Kehlkopfeingang (Epilarynx),
- supraglottischer Raum,
- Glottis,
- subglottischer Raum.

Das **Kehlkopfinnere** ist mit Schleimhaut ausgekleidet, die überwiegend ein mehrreihiges Flimmerepithel trägt, an den Stimmlippen, auf der laryngealen Epiglottisfläche und zwischen den Stellknorpeln aber ein geschichtetes Plattenepithel. Schleimdrüsen sind gehäuft in den

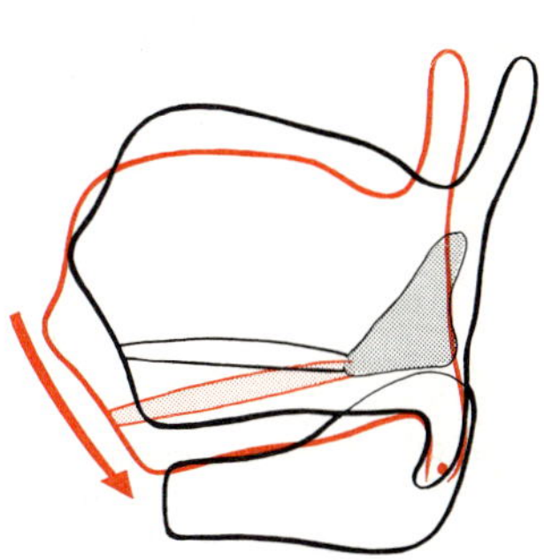

Abb. 4.**2** Wirkung des M. cricothyroideus auf die Spannung der Stimmlippen; er verringert den vorderen Abstand zwischen Ringknorpel und Schildknorpel. Dadurch wird der Abstand der Aryknorpel von der vorderen Kommissur verlängert.
• = Zentrum der Kippbewegung.

Taschenfalten und im Morgagni-Ventrikel angeordnet. Im Gegensatz zu den Taschenfalten besitzen die Stimmlippen an ihrer Oberseite eine feste Unterlage, indem sich hier die elastischen und kollagenen Fasern der tiefen Schleimhautschichten zum Lig. vocale verdichten.
Die **Kehlkopfmuskeln** werden motorisch fast ausschließlich vom *N. laryngeus recurrens* (N. laryngeus *inferior*) innerviert, lediglich der M. cricothyroideus – also der für die Grundspannung der Stimmlippen verantwortliche Muskel (s. o.) – wird vom N. laryngeus *superior* gesteuert.
Die sensible Versorgung stammt im oberen Anteil bis zur Glottis aus dem inneren Ast des N. laryngeus superior, im subglottischen Raum aus dem N. laryngeus recurrens. Rekurrens heißt der Kehlkopfnerv, weil er zusammen mit dem Vagus zunächst bis in den Brustraum zieht, um dann seitlich zwischen Trachea und Ösophagus entlang zurückzuführen zum Kehlkopf, rechts die A. subclavia und links – noch weiter kaudal – die Aorta umschlingend.
Arteriell wird der Kehlkopf von oben her aus der A. thyreoidea superior und damit aus der A. carotis communis versorgt, von unten her aus der A. thyreoidea inferior, also aus der A. subclavia! Die Lymphe aus den supraglottischen Anteilen fließt in die tiefen Lymphknoten entlang der großen Halsgefäße, die aus dem subglottischen Abschnitt in die vor und neben der Trachea gelegenen Lymphknoten.
Während der Einatmung ist die Stimmritze weit geöffnet, zur Stimmbildung (Phonation) wird sie geschlossen (Abb. 4.**3** und 4.**4**). Dabei bildet

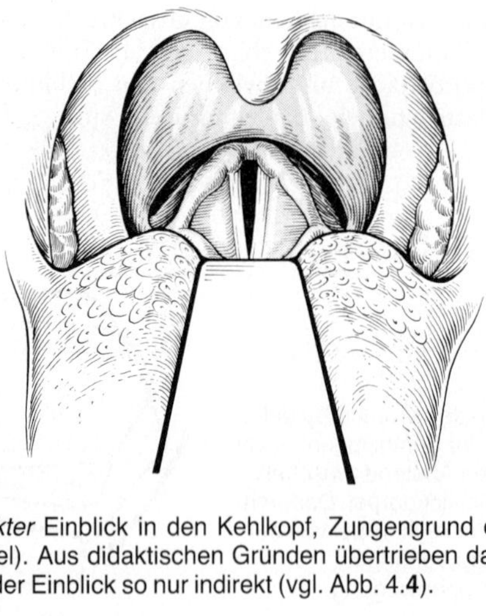

Abb. 4.**3** *Direkter* Einblick in den Kehlkopf, Zungengrund extrem nach vorn gedrängt (Spatel). Aus didaktischen Gründen übertrieben dargestellt; in Wirklichkeit gelingt der Einblick so nur indirekt (vgl. Abb. 4.**4**).

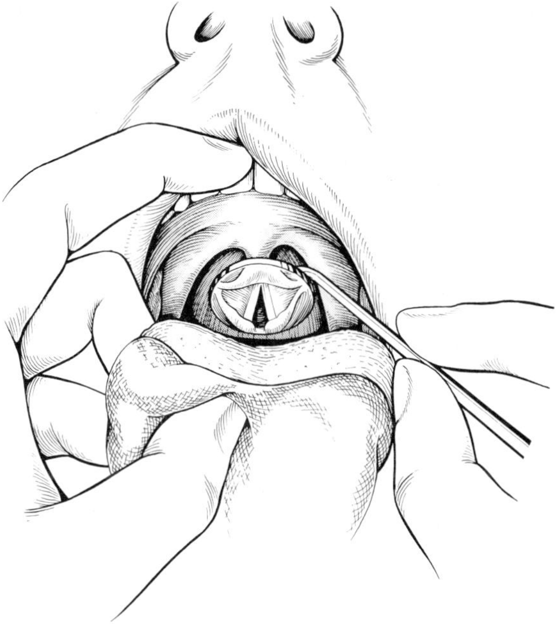

Abb. 4.**4** Indirekter Einblick in den Kehlkopf.

sich unter den Stimmlippen ein Überdruck, der die Stimmritze sprengt; dank der muskulären Elastizität drängen die Stimmlippen zurück zur Mitte, erneut bildet sich ein subglottischer Überdruck, wieder öffnet sich die Stimmritze usf. usf. Dieser Vorgang wiederholt sich entsprechend der gesungenen Tonhöhe 100- bis 200mal pro Sekunde: myoelastische Stimmbildung. Je kürzer die Stimmlippen (Kind, Frau), um so höher ist die Stimmlage, je länger (Mann), um so tiefer die Stimme. Auch die Spannung der Stimmlippen (M. cricothyroideus und M. vocalis) trägt zur Tonhöhe bei.
Die Lautbildung erfolgt im Ansatzrohr oberhalb der Stimmlippen unter Mitwirkung von Gaumen, Zunge und Lippen; den Klang erhält die Sprache in den Resonanzräumen der Nase und der Nebenhöhlen. Stimmumfang (eine bis zweieinhalb Oktaven) und Klangfarbe beeinflussen die Stimmgattung (Baß, Bariton, Tenor oder Alt, Mezzosopran, Sopran). Die Lautstärke ist im wesentlichen abhängig vom Anblasedruck.

4.2 Heiserkeit

Leitsymptome der Kehlkopfkrankheiten sind die Heiserkeit und der Stridor. Der Erfahrene kann schon akustisch erahnen, welcher Art die Veränderung ist und in welcher Höhe des Kehlkopfs oder der Trachea Heiserkeit oder Stridor entstanden sind. Auch der Nichtgeübte sollte bemüht sein, aus der Art der Heiserkeit und dem Klang des Stridors sich ein Bild von den pathologisch-anatomischen oder pathophysiologischen Veränderungen im Kehlkopfeingang, im Kehlkopfinneren oder in der Trachea zu machen. Gerade wenn man nicht die Möglichkeit hat, den Kehlkopf direkt oder indirekt zu inspizieren, muß das Ohr versuchen, das Auge zu ersetzen.

4.2.1 Von der Schleimhaut ausgehende Heiserkeit (Tab. 4.**1**)

Die Heiserkeit kann ausgehen von der Innenauskleidung des Kehlkopfes, also von der Schleimhaut. Diese ist normalerweise glatt und oberflächlich feucht; sie hat eine gewisse Straffheit und liegt der Unterlage mit einem nur dünnen, lockeren Zwischengewebe auf. Lediglich an den Kanten und Unterseiten der Stimmlippen ist die Schleimhaut gegenüber der Unterlage verschieblich.

4.2.1.1 Akute Heiserkeit

Bei akuter Entzündung, der **Laryngitis catarrhalis,** ist die Schleimhaut gerötet,

- sie schwillt an, die Blutgefäße sind stärker gefüllt,
- die Schleimsekretion ist vermehrt, der Schleim zäh, die gerötete Schleimhaut ist trocken, oder

Tabelle 4.**1** Heiserkeit (von der Schleimhaut ausgehend)

entzündlich	nicht entzündlich	tumorös
Laryngitis: – Laryngitis catarrhalis – Laryngitis fibrinosa – Laryngitis hyperplastica diffus polypös – Laryngitis tuberculosa – Laryngitis diphtherica Epiglottitis	– Stimmlippenknötchen – Reinke-Ödem – Hyperkeratosen – Papillome	*benigne:* – Zysten, Zelen – Chondrom – Amyloidtumor *maligne:* – Karzinome – Chondrosarkome

– die Stimme ist rauh, tonlos bis aphonisch; der Patient fühlt sich von
– Hustenreiz, Trockenheitsgefühl und Kitzeln im Hals gequält.

Die Beschwerden treten ganz plötzlich auf, zumeist im Zuge einer allgemeinen Abgeschlagenheit (Virusinfekt) mit Katarrh in Nase und Rachen: **Rhinolaryngitis.** So akut die Heiserkeit einsetzte, so rasch sollte sie sich auch wieder zurückbilden, d. h. spätestens nach acht bis zehn Tagen. Notwendig dazu sind strenge Stimmschonung, heiße Dampfinhalationen (eventuell unter Mentholzusatz), Hustenmittel, gegebenenfalls Nasenspray und zur Behandlung des Begleitinfekts auch Antibiotika.

Die akute Heiserkeit der *Kleinkinder* ist in der Regel Ausdruck einer **subglottischen Laryngitis,** weil bei ihnen auch unterhalb der Stimmbänder die Schleimhaut dem Knorpelgerüst nur locker aufliegt; bei fieberhaften Infekten schwillt die Schleimhaut deshalb gerade hier stark an und engt so den Luftweg ein (Abb. 4.**5**).

– Der Husten ist bellend und keuchend,
– die Einatmung ist behindert, akute Atemnot droht!

Wegen des hellen, scharfen Stridors und des Keuchens wird das Krankheitsbild lautmalend auch als Krupp bezeichnet oder als *Pseudokrupp* zur Abgrenzung vom (echten) diphtherischen Krupp. Bei zunehmendem Stridor sind sofort hohe Gaben von Antibiotika und Kortikoiden (eventuell i. v.) indiziert sowie Luftbefeuchtung, Sedativa und Einweisung in die Klinik!

In gleicher Weise kann bei Kleinkindern die Schleimhaut am Kehlkopf*eingang* reagieren. Plötzlich im Zuge eines fieberhaften Infekts auftretende

– Heiserkeit und
– dumpfer, pharyngealer Stridor, mit
– kloßiger Sprache und
– Schluckschmerzen(!)

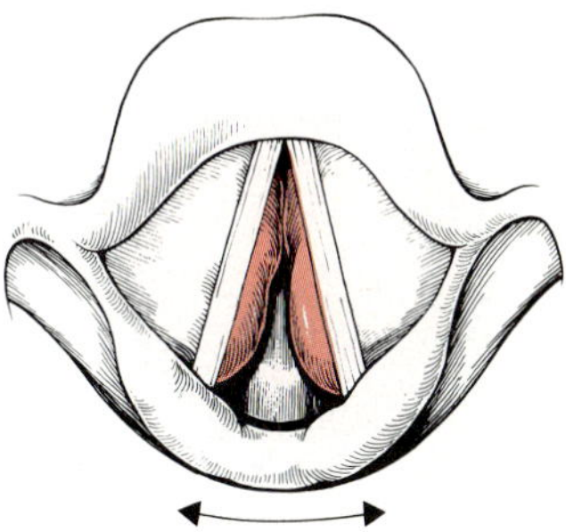

Abb. 4.**5** Subglottische Schleimhaut gerötet und geschwollen.

weisen auf ein entzündliches Ödem der Epiglottis und der aryepiglottischen Falten hin: **Epiglottitis acuta** oder – wegen der manchmal innerhalb von Minuten sich entwickelnden bedrohlichen Situation – auch Epiglottitis *acutissima* genannt (Abb. 4.**6a**). Obwohl Glottis und subglottischer Raum frei sind, ringen die Kinder nach Luft, weil die ödematös oder hochrot blasig geschwollene Epiglottis dem Kehlkopfeingang aufliegt; bei jedem Atemzug flottiert sie hörbar auf und ab wie ein hüpfender Pingpongball. Therapie wie bei der subglottischen Laryngitis beschrieben; sofort in die Klinik einweisen!

Beim Erwachsenen verläuft die Epiglottitis weniger foudroyant; Heiserkeit besteht kaum, Schluck*schmerzen* stehen im Vordergrund. Die Entzündung ist zumeist von einer (Zungengrund-)Tonsillitis abgestiegen – entweder äußert sie sich nur in einem Epiglottisödem, oder es kommt zum -abszeß, der sich spontan entleert oder gespalten werden muß (Abb. 4.**6b**).

Mit akuter Heiserkeit beginnt auch die *fibrinöse* oder membranös-ulzerierende **Laryngotracheitis,** also eine primär auf die mittleren bzw. unteren Luftwege bezogene Krankheit – zumeist ein Virusinfekt. Stenoseatmung beherrscht das klinische Bild. Der Husten ist eventuell blutigborkig. Die Schleimhaut von Kehlkopf und Trachea ist hochrot, mit Fibrinborken belegt, unter denen oberflächliche Ulzera leicht bluten. Bei

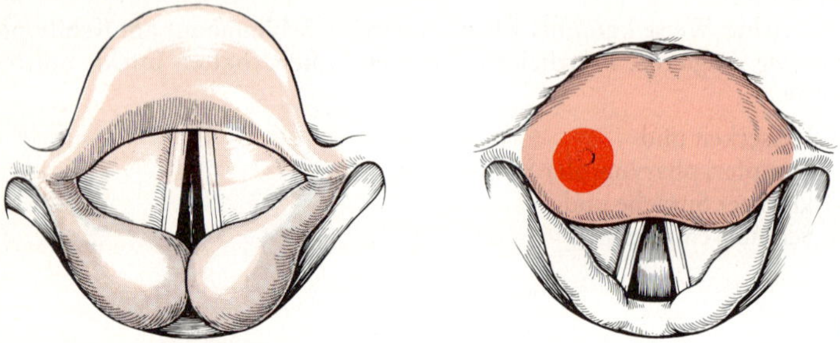

a b

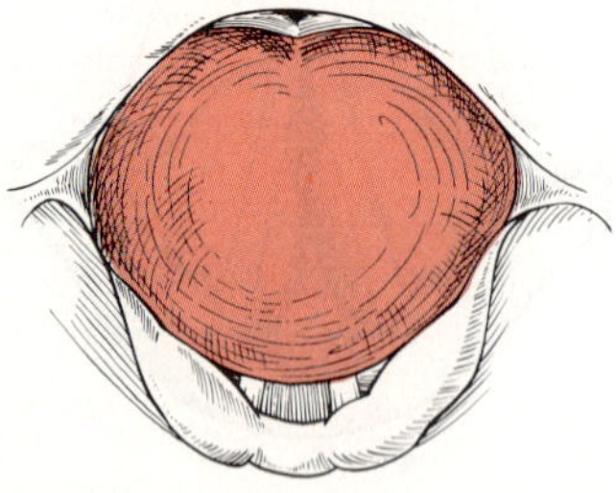

c

Abb. 4.**6** **a** Entzündlich-ödematöse Schwellung der Epiglottis und der Schleimhaut über den Stellknorpeln.
b Epiglottisabszeß, kurz vor der spontanen Entleerung.
c Epiglottitis acutissima der Kleinkinder.
d Zyste in der Vallecula glossoepiglottica.

Kindern steht die Gefahr der Atemnot im Vordergrund, da sie nicht in der Lage sind, das eingetrocknete Fibrin abzuhusten und weil das schon kleine Lumen schnell gänzlich verlegt ist. Stationäre Einweisung ist dringend erforderlich, zumal auch nach der Tracheotomie die Verlegung der tiefen Tracheaabschnitte noch nicht beherrscht zu sein braucht.

Differentialdiagnostisch muß bei allen Infekten der oberen Luftwege auch der Verdacht einer *Diphtherie* aufkommen. Sie geht mit Heiserkeit einher, wenn die – grauweißen – Beläge die Glottis einbeziehen. Der Mundgeruch kann süßlich sein. Soweit die Diphtherie subglottisch begann, steht die Atemnot im Vordergrund, bei diphtherischer Tonsillitis dagegen der Schluckschmerz. Die Temperatur ist typischerweise nicht hoch, die Pulsfrequenz niedrig. Im Abstrich läßt sich Corynebacterium diphtheriae nachweisen. Frühzeitig oder schon vorsorglich Antiserum geben! Die Diphtherie ist zwar extrem selten geworden, darf aber differentialdiagnostisch nicht grundsätzlich außer acht gelassen werden.

Akute Heiserkeit muß schließlich an einen Fremdkörper im Kehlkopfeingang oder in der Stimmritze denken lassen. Hier kommen am ehesten spitze Gegenstände in Betracht, aber auch Münzen, die sich in der hinteren Kommissur oder in der Sagittalebene verklemmen. Zumeist wird hier die Anamnese zur Diagnose führen. Kräftiges Husten *kann* hilfreich sein, es droht aber auch die Aspiration in die Trachea oder die Bronchien.

4.2.1.2 Chronisch-entzündliche Heiserkeit

Die *über Wochen und Monate anhaltende Heiserkeit* kann sich aus einer akuten Laryngitis entwickelt haben, wenn nämlich die ursächlichen Noxen nicht beseitigt wurden oder die Behandlung nicht ausreichend war. Hierzu hätte auch die Sanierung der Nase und der Nebenhöhlen gehören sollen, eventuell die Entfernung chronisch entzündeter Tonsillen, zumal sie ihrerseits Folge behinderter Nasenatmung und zugleich Mitursache einer Laryngitis sein können. Die **chronische Laryngitis** entsteht also zumeist durch Infektion von oben her, weit seltener ist sie Begleiterscheinung einer Bronchitis oder eines bronchogenen Hustens.

Die Heiserkeit bei chronischer Laryngitis entspricht derjenigen nach stimmlicher Überbeanspruchung;

- die Stimme ist rauh, scheppernd,
- von gelegentlichem Husten oder trockenem Räuspern unterbrochen.
- Die Schleimhaut des Kehlkopfes ist gerötet, aufgelockert,
- mit einzelnen Schleim- oder Fibrinflocken belegt.

Die *trockene* Form – **Laryngitis chronica sicca** – ist entweder Teilerscheinung der atrophischen Rhinopharyngitis (Ozäna) oder – bei Hitzearbeitern – berufsbedingt. Therapeutisch zwingen sich wieder die

gründliche Ausräumung rhinopharyngealer Infektionsherde und exogener Noxen auf; zusätzlich sind konsequente Stimmschonung, Inhalationen, Mentholölinstillationen und eventuell Antibiotika indiziert.
Nach längstens dreiwöchiger Heiserkeit ist eine fachärztliche Untersuchung zum Ausschluß eines Karzinoms oder einer spezifischen Infektion unerläßlich.
Eine Dauerheiserkeit entwickelt sich aus der chronischen Laryngitis, wenn die Schleimhaut auf den anhaltenden Reiz hyperplastisch reagiert. Die umschriebene Schleimhautschwellung äußert sich in der Bildung eines *breitbasig aufsitzenden oder eines gestielten Polypen,* der eventuell flottierend während der Phonation einmal zwischen die Stimmlippen gerät und dann wieder unter- oder oberhalb der Stimmritze zu liegen kommt (wechselnde Heiserkeit; Abb. 4.**7**). Diese Polypen gehen zumeist von der lockeren Schleimhaut der Stimmlippen*unter*seite aus, oder sie haben ihren Ansatzpunkt unmittelbar am Rande der Stimmlippe, seltener in der supraglottischen Schleimhaut. In ihrem Inneren enthalten die Polypen ein kleines Gefäß, das eventuell angiomatös erweitert ist (angiomatöser Polyp), oder der Polyp erscheint glasig als Hinweis auf eine sehr lockere, stark flüssigkeitshaltige Struktur. Mehr derber Konsistenz sind die fibromatösen Polypen; sie wirken blaß im Gegensatz zu

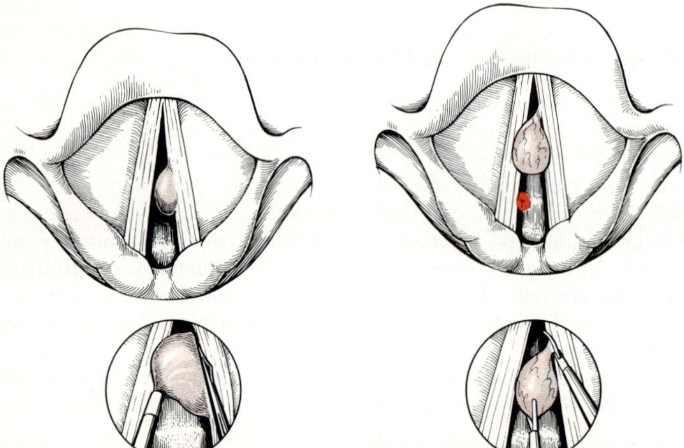

a **b**

Abb. 4.**7** **a** Breitbasiger Polyp an der linken Stimmlippe, mit dem Sauger gefaßt, um mit dem Sichelmesserchen abgetragen zu werden.
b Kleiner hämangiomatöser Polyp an der rechten Stimmlippe und großer bindegewebiger Polyp gestielt an der linken Stimmlippe nahe der vorderen Kommissur (mit dem Zängelchen gefaßt, der Stiel wird mit der Schere durchtrennt).

den hochroten Polypen, von denen man meinen möchte, daß eine Blutung unter die Schleimhaut – vielleicht bei angestrengtem Husten – ihre Entwicklung ausgelöst haben könnte.
Konstant ist die Heiserkeit, wenn der Polyp breitbasig seiner Unterlage aufsitzt und deshalb den Stimmlippenschluß kontinuierlich stört. Er ist blaßrosa gefärbt, je nach seinem Faseranteil lappig-weich oder derb. Auch diese nicht gestielten Polypen gehen zumeist aus der subglottischen, bis zum Rand der Stimmlippe reichenden Schleimhaut hervor.
Schließlich können beide Stimmlippen *in ganzer Ausdehnung* auf den Infekt oder den endogenen wie exogenen Reiz mit einem gleichmäßig verteilten subepithelialen Ödem reagieren, das nun aber auf der Stimmlippen*ober*seite gelegen ist. Dieses **Reinke-Ödem** bedingt eine auffallend tiefe – bei Frauen männlich klingende – Stimme, die weniger als Heiserkeit, sondern – auch wegen ihres eventuell langjährigen Bestehens – als persönliche Eigenart empfunden wird; die Patienten fühlen sich dementsprechend oft nicht krank und haben sich mit der Besonderheit abgefunden, zumal eine Verschlimmerung oft ausbleibt.
Die Behandlung der verschiedenen Hypertrophien bei chronischer Laryngitis kann nur operativ sein – heute allgemein in Intubationsnarkose unter direkter mikroskopischer Aufsicht.
Chronische Heiserkeit ist das Leitsymptom auch der **Schleimhauttuberkulose** im Kehlkopf. Die Heiserkeit wird hier entweder durch einen *zumeist einseitigen* Befund verursacht, eine kolbig-rötliche Auftreibung der Stimmlippe oder durch ein flaches, mit einem Granulationsrasen belegtes Ulkus. Typisch sind der gleichzeitige exzessive Hustenreiz beim Versuch der Kehlkopfspiegelung und die eventuell ins Ohr ausstrahlenden Schluckschmerzen; diese entstehen allerdings erst, wenn die Ulzeration schon die Knorpel des Kehlkopfeingangs erreicht hat. Die Kehlkopftuberkulose muß keineswegs Hinweis auf eine offene Lungentuberkulose, sie kann auch hämatogen entstanden sein, selten jedoch hat sie isoliert den Kehlkopf betroffen. Überweisung zum Pulmonologen ist notwendig.

4.2.1.3 Chronisch-nichtentzündliche Heiserkeit

Während alle bisher geschilderten Ursachen der Heiserkeit irgendwie entzündlich waren, tritt bei Heiserkeit durch **Stimmlippenknötchen** die Entzündungskomponente deutlich zurück. Dies soll heißen, daß möglicherweise eine akute Laryngitis den ersten Entzündungsreiz darstellte, daß aber später andere Noxen an die Stelle der Entzündung traten, wie insbesondere die funktionelle Über- oder Fehlbelastung der Stimmlippen (Schrei- oder Sängerknötchen). Die Heiserkeit fällt oft nur auf, wenn die Stimme angehoben wird, und sie ist bei vorsichtig leisem Sprechen eventuell gänzlich verschwunden oder nicht zu erkennen. Bei Sängern kann sie als Rauhigkeit nur während der Stimmbelastung in

Erscheinung treten. Atemnot besteht nie. Die Stimmlippenknötchen sind regelmäßig am Übergang vom vorderen zum mittleren Drittel und hier an korrespondierender Stelle gelegen – wahrscheinlich weil hier die Schwingungsamplituden am größten sind. Die Knötchen sind nicht größer als ein Stecknadelkopf; sie als „Hühneraugen der Stimmlippen" zu bezeichnen, ist von der Feinstruktur her nicht berechtigt, weil sie Epithelvorwölbungen mit fibrosiertem subepithelialem Gewebe sind, nicht aber mehrschichtige Epithelverdickungen wie die Hühneraugen. Operative Abtragung ist nur angezeigt, wenn phoniatrisch-logopädische Maßnahmen keine Rückbildung brachten.

Gerade im *Kindesalter* ist es wichtig, die Heiserkeit durch Schreiknötchen von der durch **Papillome** abzugrenzen.

Diese Fibroepitheliome (Verrucae) bedingen

- eine Rauhigkeit der Stimme,
- die auch bei sehr leisem Sprechen bestehenbleibt,
- die Stimme wirkt gequetscht,
- eventuell stridorös, wenn nämlich mehrere Papillome rasenförmig die Glottis einengen (Abb. 4.**8**).

Bei regelrechter Papillomatose können auch der Kehlkopfeingang mit Kehldeckel und die subglottische Schleimhaut betroffen sein. Dann droht jederzeit eine gefährliche Atemnot!

Papillome werden wahrscheinlich durch Viren induziert, lassen sonst aber alle Anzeichen eines Virusinfekts vermissen. Vorsichtige Abtragung (eventuell mit CO_2-Laser) unter dem Operationsmikroskop ist bislang die einzige Möglichkeit, um diesen gequälten Kindern zu helfen. Die Rezidivneigung ist sehr groß, die Gefahr einer Entartung jedoch bei *kindlichen* Papillomen nicht gegeben.

Kehlkopfpapillome bei Erwachsenen sind eine Besonderheit der Männer; sie sind schon primär schwer vom Plattenepithelkarzinom abzugrenzen. Noch schwieriger wird die Beurteilung nach mehrfachen Abtragungen. Sie sollten deshalb möglichst total entfernt *und sorgfältig überwacht werden.*

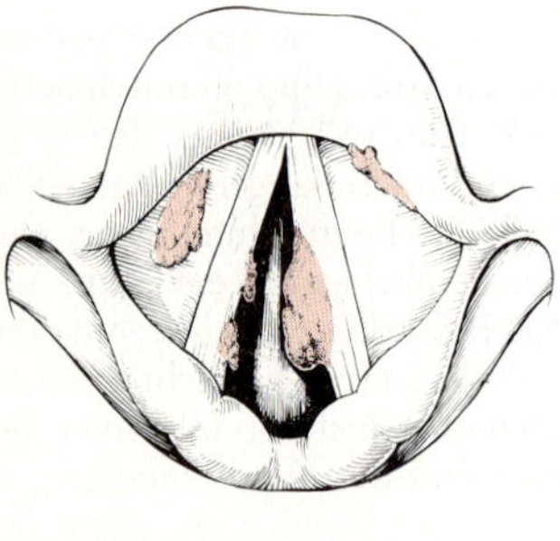

Abb. 4.**8** Kehlkopfpapillome, ausgehend von beiden Stimmlippen und vom linken Taschenband.

Weniger deutlich ausgebildet ist die Heiserkeit bei den flachen hyperkeratotischen Veränderungen der Stimmlippenschleimhaut. Da die Schleimhaut im Bereich dieser Veränderungen verhärtet ist, werden sie auch *Pachydermie* oder – wenn sie weißlich erscheinen – *Leukoplakie* genannt. Die histologische Beurteilung ihrer Dignität erfordert große Erfahrung des Pathologen, ihre Behandlung eine kritische Einstellung des Klinikers. Kurzfristige Kontrollen – ohne immer wiederholte Probeexzisionen – sind nötig.

4.2.1.4 Tumorbedingte Heiserkeit

Nur selten sind gutartige Tumoren die Ursache chronischer Heiserkeit – eher schon bedingen sie zunehmende Atemnot, so z. B. die Zysten in der Vallecula glossoepiglottica (Abb. 4.**6c**).
Die **Zysten** der Taschenfalten behindern die Stimmbildung ebenfalls nur wenig. Wenn sie sich mehr zum Kehlkopfeingang hin entwickeln oder schon von der Epiglottis ausgingen und an Größe zunehmen, kann es zur Atemnot kommen.
Eine Sonderform der Zysten ist die **Laryngozele,** eine ursächlich unklare Ausweitung des Sinus Morgagni; sie stellt sich laryngoskopisch als einseitige Schwellung der Taschenfalte dar. Die Sprache wirkt gequetscht, die Tonlage sinkt ab. Man spricht von einer inneren Laryngozele, solange sie innerhalb des Kehlkopfgerüsts bleibt, und von einer äußeren, sobald die Zele zwischen Zungenbein und oberem Rand des Schildknorpels nach außen tritt; dann ist sie eventuell gleichzeitig am Hals als weiche Vorwölbung palpabel. Da der Sack der Laryngozele zum Kehlkopf hin offen ist, läßt sich die darin enthaltene Luft ausdrükken; die Zele füllt sich wieder, wenn Luft erneut hineingepreßt wird. Auch auf dem Röntgenbild ist der Luftschatten zu erkennen. Zur bedrohlichen Atemnot kommt es nicht. Zelen lassen sich operativ ausräumen. Das **Chondrom** zeigt sich als subglottische derbe Vorwölbung des tumorös gewucherten Ringknorpels unter glatter, unauffälliger Schleimhaut; es kann gutartig sein, der Übergang ins Chondrosarkom ist jedoch fließend. Ausgedehnte Operation mit Ausräumung allen erkrankten Knorpels sollte deshalb versucht werden, bevor man sich zur Radiatio entschließt.

In die Schleimhaut selbst eingelagert ist der – seltene – *Amyloidtumor* des Kehlkopfes. Die Schleimhaut erscheint glatt und gelblich gefärbt, sie wölbt sich kugelig ins Kehlkopflumen oder den subglottischen Raum vor. Atembehinderung, eventuell Stridor und Heiserkeit geben Anlaß zur Vermutung eines raumfordernden Prozesses. Man sollte versuchen, operativ die laryngeale Atmung wieder herzustellen – gleichgültig, ob der Befund sich im Rahmen einer generalisierten Amyloidose manifestierte oder primär bzw. isoliert im Kehlkopf erschien.

Maligne Tumoren des Kehlkopfes sind weit häufiger als benigne. Jeder Kehlkopftumor muß deshalb so lange als maligne angesehen werden,

bis das Gegenteil bewiesen ist. Vor voreilig verstümmelnder Operation allerdings sollte man sich hüten!
Kein maligner Tumor kann so frühzeitig erkannt werden wie das **Stimmlippenkarzinom,** weil es von Anfang an Heiserkeit verursacht. Jede Heiserkeit ist deshalb möglichst bald auf die Frage eines Karzinoms zu untersuchen. Eine karzinombedingte Heiserkeit ist vor allem zu vermuten, wenn ohne alle Zeichen eines allgemeinen oder lokalen Infekts (also auch ohne Fieber)

- die Stimme rauh und selbst nach kräftigem Räuspern nicht wieder klar wird;
- Hustenreiz, Auswurf oder Trockenheitsgefühl im Halse fehlen.
- Männer sind zwanzigmal häufiger betroffen als Frauen.

Die Heiserkeit hält unverändert an; Inhalationen, Stimmruhe o. ä. bringen keine Besserung, aber auch die Verschlechterung läßt scheinbar lange auf sich warten. Die *seitlichen* Halslymphknoten sind nicht geschwollen, und auch die Lymphknoten *vor* dem Kehlkopf bleiben lange Zeit frei, da die Stimmlippen nur spärlich mit Lymphgefäßen versorgt sind. Eine Atemnot ist vom Stimmlippenkarzinom nicht zu erwarten; wenn sie aufträte, hätte der Tumor längst die Grenzen der Stimmlippe oder -lippen überschritten.
Die geschilderte Symptomatik gilt nur, solange die Geschwulst tatsächlich auf die Stimmlippe beschränkt ist und auch hier noch nicht so weit in die Tiefe infiltrierte, daß die Stimmlippenbeweglichkeit eingeschränkt oder gar aufgehoben wurde. Die Annahme eines – prognostisch relativ günstigen – Stimmlippenkarzinoms T_2 N_0 M_0 verlangt also den Nachweis erhaltener Stimmlippenbeweglichkeit.
Die Kehlkopfspiegelung zeigt eine höckerig veränderte Stimmlippe, eventuell ulzeriert oder mit weißlichen Auflagerungen (Abb. 4.**9**). Vordere Kommissur und die Schleimhaut über dem Stellknorpel sind noch frei. Dies jedenfalls sind die Voraussetzungen dafür, daß die Geschwulst allein mit Hilfe der Stimmlippenexzision (Chordektomie) oder durch Telekobaltbestrahlung mit einer Fünfjahresquote von mehr als 90% geheilt werden kann. *Die günstigen Heilungsaussichten gelten aber nur für in diesem frühen Stadium erkannte Geschwülste!*
Histologisch weisen sich die Stimmlippenkarzinome fast immer als verhornende Plattenepithelkarzinome aus; selten sind wenig differenzierte Karzinome oder Sarkome (etwa 1%). Die *Probe*exzision könnte „indirekt“ geschehen, das heißt bei der üblichen Kehlkopfspiegelung in Oberflächenanästhesie mit rechtwinkelig abgebogenen Instrumenten; sie erfolgt heute jedoch in Intubationsnarkose.
Die operative Ausräumung des Tumors erfolgt in Lokalanästhesie, möglichst unter dem Operationsmikroskop, nach Spaltung des Schildknorpels vorn in der Mittellinie (Thyreotomie). Der Defekt an der Stelle der exzidierten Stimmlippe füllt sich mit Narbengewebe, die Stimme bleibt unterschiedlich heiser, aber in jedem Falle gut verständlich.

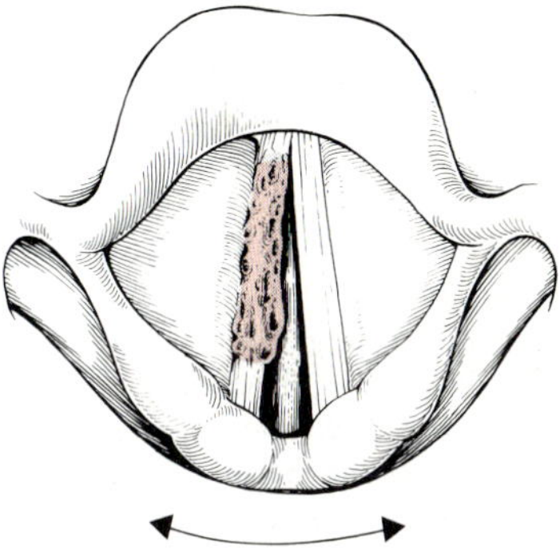

Abb. 4.**9** Stimmlippenkarzinom rechts. Die Beweglichkeit der Stimmlippe ist voll erhalten (↔).

Das beschriebene Stimmlippenkarzinom wird zum **Glottiskarzinom,** wenn auch die vordere Kommissur und/oder die Hinterwand der Glottis betroffen sind. Nach Ursprungsort oder Ausdehnung unterscheidet man innerhalb des **Kehlkopfkarzinoms** solche des Kehlkopfeingangs, des supraglottischen und des subglottischen Raums – früher alle unter dem Sammelbegriff „inneres" Kehlkopfkarzinom erfaßt.
Neben der Ausdehnung an der Schleimhautoberfläche interessieren das Wachstum in die Tiefe, in die darunterliegende Muskulatur oder in das Knorpelgerüst des Kehlkopfes.
Das Einwachsen der Geschwulst in die Muskulatur der betroffenen Stimmlippe macht sich als

- Zunahme der Heiserkeit bemerkbar; dies vor allem, weil jetzt die Beweglichkeit der Stimmlippen aufgehoben wird (Abb. 4.**10**).
- Bei oberflächlich zerfallendem Tumor ist Auswurf zu erwarten. Die Expektoration ist behindert, weil das Bronchialsekret sich nur schwer am Tumor vorbei aushusten läßt.

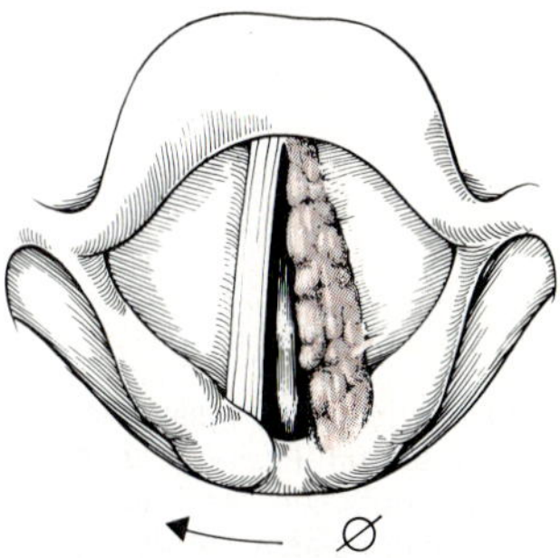

Abb. 4.**10** Glottiskarzinom, linke Stimmlippe in ganzer Ausdehnung betroffen. Beweglichkeit links aufgehoben (∅).

- Schmerzen und Fieber fehlen, aber
- regionäre Lymphknoten können jetzt aufschießen, und zwar entlang der V. jugularis interna. Man tastet am besten hinter dem Patienten stehend und beide Seiten sorgfältig miteinander vergleichend. Mit zarter Hand palpieren! Nur so kann man pathologische Veränderungen erkennen, auch wenn einem nicht alle anatomischen Einzelheiten geläufig sind.

Solange – trotz Einwachsens in die Tiefe – *der Tumor auf eine Seite beschränkt* ist, besteht für den Patienten die Möglichkeit, wenigstens auf weite Sicht die Stimme zu behalten oder wiederzuerlangen, indem man versucht, bei der Operation nur eine vertikale Kehlkopfhälfte zu opfern *(Hemilaryngektomie)*. Manche Operateure bevorzugen den primären Verschluß, andere ersetzen die resezierte Kehlkopfhälfte plastisch nach einem halb- oder ganzjährigen offenen Beobachtungsintervall. Das Radiatio bietet in diesem Stadium keine Vorteile – weder allein noch zusätzlich (Abb. 4.**11**).
Hat der Tumor auch auf die Gegenseite übergegriffen – gleichgültig ob in der Glottis, subglottisch oder supraglottisch –, dann bleibt als operative Therapie zumeist nur die vollständige Entfernung des Kehlkopfes (Laryngektomie) (Abb. 4.**13**). Zur

- Heiserkeit wird in diesem Stadium

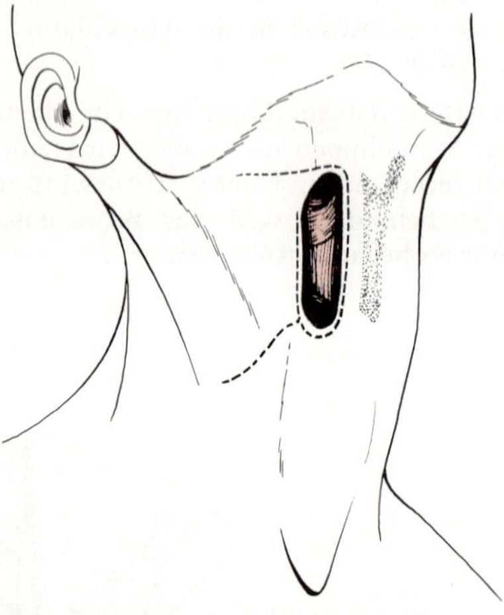

Abb. 4.**11** Hemilaryngektomie. Die rechte Kehlkopfhälfte ist entfernt, oben der Zugang zum Pharynx, unten in die Trachea; dazwischen die verbliebene linke Kehlkopfhälfte. Nach vollständiger Abheilung und sicherer Rezidivfreiheit kann dann der plastische Verschluß erfolgen.

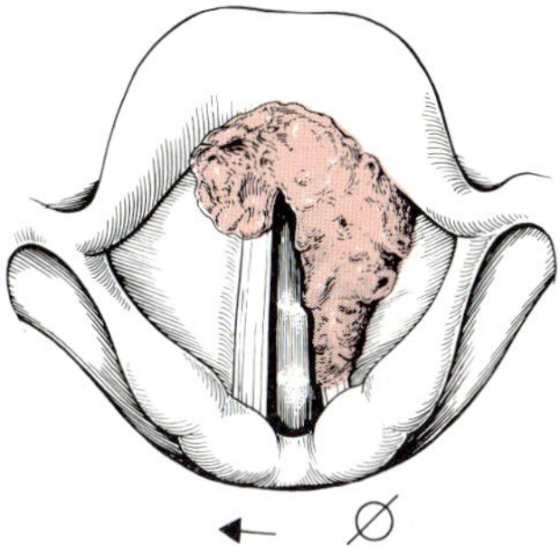

Abb. 4.**12** Kehlkopfkarzinom, beide Stimmlippen, das linke Taschenband und die Epiglottis betreffend. Beweglichkeit der linken Stimmlippe aufgehoben, der rechten herabgesetzt.

- auch ein Stridor oder schon eine
- echte Atemnot kommen. Die Patienten müssen eventuell ohne jede weitere Diagnostik zunächst tracheotomiert werden, um während dieses Eingriffs oder anschließend durch Probeexzision und genaue Inspektion die Art und Ausdehnung des Tumors bestimmen zu können. Spätestens jetzt werden auch die
- Lymphknoten ein- oder beidseitig befallen sein, wiederum vor allem entlang der großen Gefäße. Dementsprechend muß der sanierende Eingriff sich zugleich auf die Lymphabflußgebiete erstrecken – heute vielfach in Form der umfassenden Ausräumung aller nicht lebensnotwendigen Halsweichteile (Neck dissection).

Die Laryngektomie verstümmelt insofern, als die natürliche Sprache unwiederbringlich verlorengeht. Am äußeren Hals unmittelbar über dem Jugulum sichtbar bleibt das Tracheostoma, also die Mündung der Luftröhre; durch sie erfolgt dann die Atmung, also nicht mehr durch die Nase. Einen Sprachersatz bieten

- die Ruktussprache oder
- der „elektrische Kehlkopf".

Bei der Ruktussprache muß der Patient lernen, *verschluckte* Luft stoßweise wieder zu entleeren und dabei zugleich Mund und Zunge in üblicher Form zu bewegen. Mit Hilfe des elektrischen Kehlkopfes wird Geräusch von außen her über den Mundboden in den Rachen geleitet; durch Zungen- und Lippenbewegungen wird es zur Sprache moduliert.
Die Heiserkeit ist selbst dann das Primärsymptom, wenn die Tumoren nicht von der Glottis, sondern vom Sinus Morgagni, den Taschenfalten oder der laryngealen Epiglottisfläche ausgehen, also bei den unmittelbar *supraglottisch* wie auch den subglottisch entstehenden *Karzinomen*. Je weiter oberhalb jedoch von der Glottis die Geschwulst lokalisiert ist, um so mehr tritt die Heiserkeit hinter den Leitsymptomen des Pharynx zurück. Zu diesen supraglottischen Karzinomen im weiteren Sinne

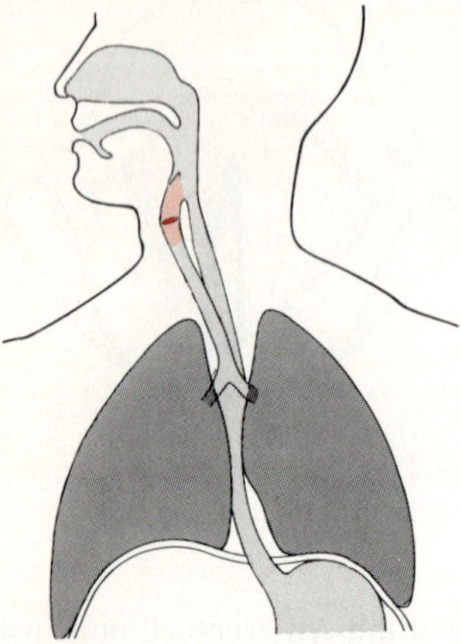
a

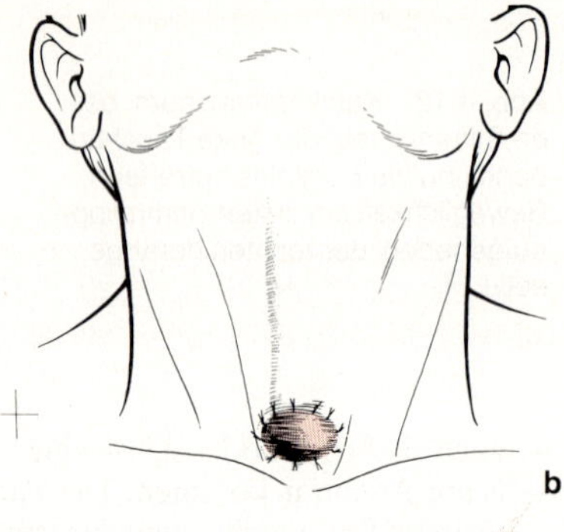
b

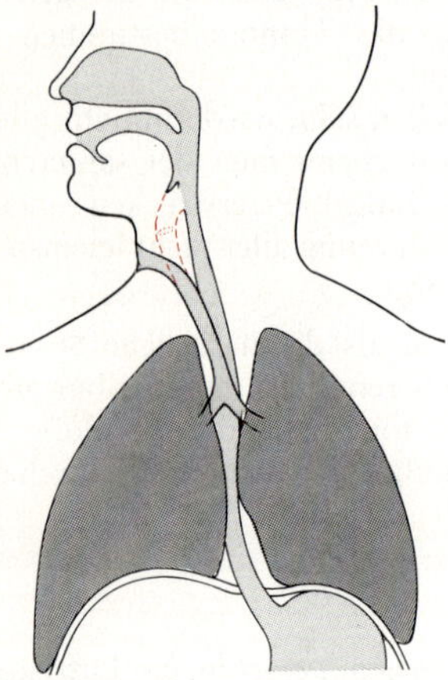
c

Abb. 4.**13** Laryngektomie.
a Zustand nach der Entfernung des Kehlkopfes: Tracheostoma im Jugulum.
b Schema der Luft- und Speisewege vor der Operation,
c nach Laryngektomie; Patient atmet jetzt nicht mehr durch Nase oder Mund.

gehören die vom Rand des Kehldeckels, der Aryknorpelgegend oder der aryepiglottischen Falte ausgehenden Tumoren, auch *marginale* Tumoren genannt. Sie beginnen – weil sie den Hypopharynx schon tangieren – zumeist mit einer

- *Fremdkörperempfindung beim Essen und beim Leerschlucken* sowie mit
- vermehrtem Räuspern und Husten.

- Die Heiserkeit ist zunächst noch abhustbar, jedenfalls solange sie lediglich durch Schleim ausgelöst wird, der zwischen die Stimmlippen gelangt.
- Die Sprache klingt deshalb anfangs nur verschleimt; erst wenn der höckerige Tumor die Stimmlippen einbezieht, wird sie rauh, heiser und schließlich auch stridorös.

Gelingt es, diesen Zeitgang der Beschwerden anamnestisch zu erfragen, dann stellt sich auch ohne Kehlkopfspiegelung schon der Verdacht eines Kehlkopfeingangs-(Epilarynx-)Karzinoms. Lymphknoten am Kieferwinkel und an der Gefäßscheide untermauern den Verdacht.
Beim **subglottischen Karzinom** dagegen ist die Heiserkeit wieder regelmäßig das Kardinalsymptom; sie klingt hier heller, schärfer, weniger schleimig und früh stridorös. Symptome seitens des Schluckens fehlen gänzlich! Die Geschwulst greift von kaudal her auf die Unterfläche der Stimmlippen über und führt hier schon früh zur Heiserkeit, weil die subglottische Schleimhaut an der für die Stimmbildung unerläßlichen Elastizität und Verschieblichkeit gegen die Unterlage einbüßt. Die Beweglichkeit der Stimmlippe kann noch erhalten sein (Abb. 4.**14**).
Der Verdacht eines subglottischen Karzinoms sollte von der Heiserkeit und dem besonderen Charakter des hellen und scharfen Stridors her aufkommen, gerade weil die Kehlkopfspiegelung oft nur einen diskreten – von den Stimmlippen weitgehend verdeckten – Befund erkennen läßt. Bezüglich des Entstehungsortes ist bei subglottischem Malignom auch an Tumoren zu denken, die aus der Schilddrüse einwachsen.
Als *äußere Kehlkopfkarzinome* (heute: **Hypopharynxkarzinome**) sind diejenigen Tumoren zu verstehen, die von der Schleimhaut der Kehl-

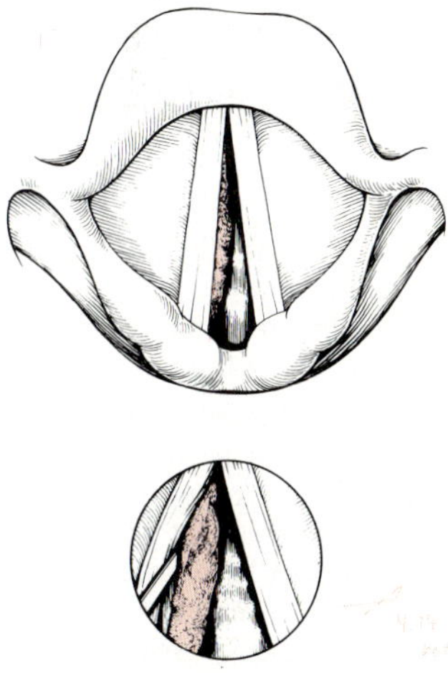

Abb. 4.**14** Subglottisches Karzinom. Heiserkeit und heller, scharfklingender Stridor sind die Frühsymptome.

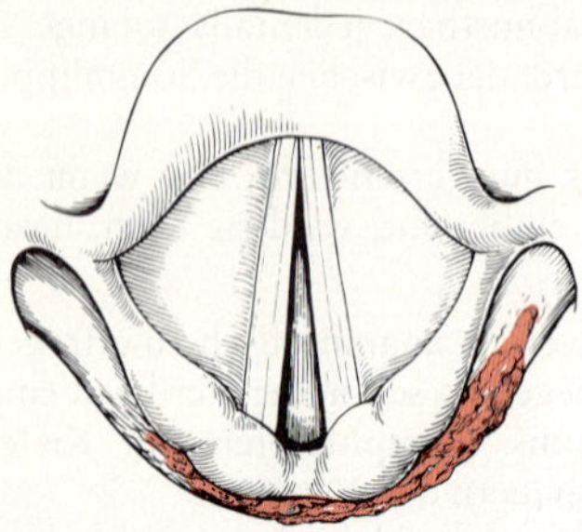

Abb. 4.**15** Postkrikoidkarzinom; es beginnt mit Schluckschmerzen und Schluckbehinderung (vgl. Kap. 3.**3**).

kopfhinterwand (Postkrikoid) oder des Hypopharynx (Hinterwand und Seiten) ausgehen (Abb. 4.**15**). Ihre Leitsymptome sind

- Schluckschmerzen (eventuell ins Ohr ausstrahlend) und
- Schluckbehinderung; viel später erst tritt auch
- Heiserkeit hinzu, beim Postkrikoid- früher als beim eigentlichen Hypopharynxkarzinom.
- Halslymphknoten sind, wenn die Patienten in ärztliche Behandlung kommen, zumeist schon zu tasten. Operativ ist dann die Laryngektomie (mit Neck-dissection) oft nicht mehr ausreichend, zusätzliche plastische Maßnahmen zum Ersatz des Pharynx sind unumgänglich. Dies geschieht heute zumeist mit den gefäßgestielten pektoralen Myokutanlappen oder mit einer frei transplantierten Jejunumschlinge und arterieller sowie venöser Mikroanastomose. Die Heilungschancen allein durch die Strahlen- und Zytostatikatherapie sind trotz aller Fortschritte noch begrenzt.

4.2.2 Myogene Heiserkeiten

(vgl. Tab. 4.**2**)

Bei ihnen ist zu unterscheiden zwischen solchen,

- die als entzündlich-toxische Begleiterscheinung einer Laryngitis entstanden sind,
- die Folge stimmlicher Überbelastung sind, und solchen,
- bei denen die Stimmlippen*muskeln* karzinomatös infiltriert wurden.

Die myopathische Heiserkeit geht vor allem vom M. vocalis aus. Wahrscheinlich ist der Muskel insbesondere dann gefährdet, wenn er während der Laryngitis nicht geschont wurde. Auch der M. arytaenoideus transversus ist oft beteiligt. Die dann resultierende sogenannte **Internus- und Transversusparese** hinterläßt eine „hauchige" Heiserkeit, man kann hören, daß die Stimmlippenoberfläche glatt ist, daß die Stimmlippen aber schlaff bleiben und deshalb die Phonation nicht

Tabelle 4.2 Heiserkeit

myogen	neurogen
– entzündlich toxische Paresen – Belastungsschwäche – Tumorinfiltration	Paresen des – N. laryngeus superior – N. vagus – N. laryngeus recurrens

kräftig genug erfolgen kann. Die Beteiligung der genannten Muskeln ergibt sich wahrscheinlich aus ihrer Lage unmittelbar unter der entzündeten Schleimhaut. Im Spiegelbild des Kehlkopfes bedingt die Internusschwäche einen während des Phonierens restierenden spitzovalären Stimmritzenspalt, die Transversusschwäche eine dreieckförmige Restöffnung vor der hinteren Kommissur (Abb. 4.**16**). Beide Muskel-

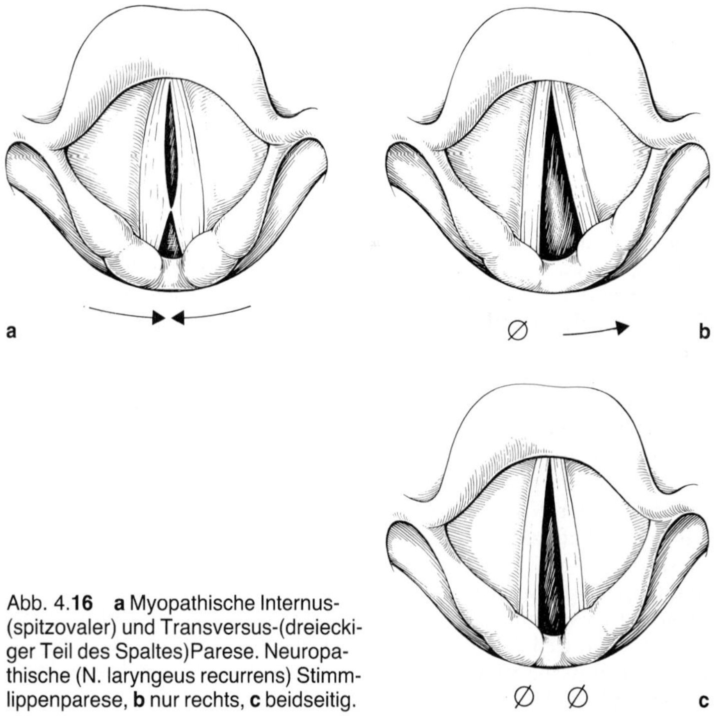

Abb. 4.**16** **a** Myopathische Internus-(spitzovaler) und Transversus-(dreieckiger Teil des Spaltes)Parese. Neuropathische (N. laryngeus recurrens) Stimmlippenparese, **b** nur rechts, **c** beidseitig.

schwächen können sich summieren, aber auch getrennt voneinander auftreten. Für ihre Genese ist es letztlich gleichgültig, ob während einer Entzündung die Muskeln nicht geschont oder ob ohne Begleitentzündung die Stimme anhaltend überanstrengt wurde; das heißt auch eine übermäßige Belastung allein kann sich in den beschriebenen Muskelschwächen und der damit einhergehenden „myasthenischen" Heiserkeit äußern.
Die Heiserkeit durch Tumorinfiltration in die inneren Kehlkopfmuskeln ist selten als isoliertes oder primäres Symptom anzutreffen – am ehesten noch beim *Postkrikoidkarzinom,* wenn das dort ursprünglich von der Schleimhaut ausgehende Karzinom in die der Krikoidplatte anliegenden Muskeln eingewachsen ist. Zunächst hatten dann nur Schlucksymptome bestanden, nun weist das Hinzutreten der Heiserkeit auf eine Infiltration auch in die Kehlkopfmuskeln hin.
Bei den übrigen Tumorlokalisationen im Kehlkopf wird immer schon eine Heiserkeit durch die Schleimhautveränderungen bestehen, ehe der Tumor – zunehmend in die Tiefe vordringend – auch die Muskulatur infiltriert. Eine Ausnahme kann das im *Sinus Morgagni beginnende Karzinom* bilden, da es die sichtbare Schleimhaut des Kehlkopfinneren lange verschont, aber schon früh vor allem in den M. vocalis eingewachsen sein kann, ohne deshalb eine auffallende Heiserkeit zu verursachen.

4.2.3 Neurogene Heiserkeiten
(vgl. Tab. 4.**2**)

Sie sind überwiegend auf den N. laryngeus recurrens zu beziehen, seltener auf den Ausfall des unteren *und* des oberen Kehlkopfnervs gleichzeitig und nur vereinzelt auf eine isolierte Schädigung des oberen Kehlkopfnervs. Außerdem ist die Heiserkeit durch alleinigen Ausfall des N. laryngeus superior wenig ausgeprägt, da er lediglich den M. cricothyroideus, also den äußeren Kehlkopfspanner, versorgt. Die Stimme ist nur geschwächt, die hohen Töne werden nicht mehr erreicht. Kennzeichnend ist das damit einhergehende häufige Verschlucken mit Hustenattacken, bedingt durch die gleichzeitige Sensibilitätsstörung der Kehlkopfschleimhaut. Ursache der Laryngeus-superior-Parese sind insbesondere Traumen und neurologische Leiden.
Beide Kehlkopfnerven – der obere und der untere – müssen betroffen sein, wenn der N. vagus an oder dicht unterhalb der Schädelbasis in Mitleidenschaft gezogen wurde, vor allem durch Tumoren (vgl. Glomustumor; Kap. 2.3.1). Die Heiserkeit ist dann erheblich, weil die Stimmlippe – entsprechend der Lähmung sowohl des äußeren wie aller inneren Kehlkopfmuskeln – die Mittellinie nicht erreicht (Intermediärstellung) und weil deshalb während der Phonation zuviel Luft durch die nicht geschlossene Stimmritze entweicht. Die Patienten erscheinen kurzatmig nur beim Sprechen; Atemnot besteht nicht (Abb. 4.**16c**).

Die isolierte **Rekurrensparese** kann am Aortenbogen (nur links), entlang dem Ösophagus bzw. der Trachea, in der Schilddrüse, an der Kehlkopfrückseite oder – bei neuritischer Lähmung – im ganzen Verlauf entstehen. Die Heiserkeit muß nicht sehr ausgeprägt sein, da die Stimmlippe vom erhaltenen M. cricothyreoideus der Mittellinie genähert wird (Median- oder Paramedianstellung) und weil deshalb der Stimmritzenschluß zwar nicht vollständig, jedoch besser ist als bei Ausfall auch des N. laryngeus superior. Wegen der zumeist geringen Heiserkeit kann die einseitige Lähmung unauffällig bleiben.
Ursächlich kommen für eine Rekurrensparese Tumoren des Mediastinums (zumeist maligne), das Bronchial- oder das Ösophaguskarzinom, die Struma maligna und Traumen der Trachea in Betracht sowie die iatrogenen Schädigungen während der Schilddrüsenoperation.
Da die einseitige Lähmung unter Umständen wenig auffällt und eine Heiserkeit (nicht die Lähmung!) sich innerhalb von Wochen oder wenigen Monaten fast vollständig zurückbildet, muß eine solche vor jeder Schilddrüsenoperation durch Kehlkopfspiegelung ausgeschlossen werden – einmal, weil *bei einer Struma ohne vorangegangene Operation die Rekurrensparese ein zuverlässiges Zeichen des Karzinoms ist,* zum anderen, um bei Zweiteingriffen den Nachoperateur zu außergewöhnlicher Sorgfalt bezüglich des Nervs der anderen Seite zu veranlassen und auch, um ihn vor unbegründeten Regreßansprüchen zu bewahren.
Eine „idiopathische" Parese des N. laryngeus recurrens ist extrem selten und nur anzunehmen, wenn nachbarschaftliche Ursachen – wiederholt(!) – ausgeschlossen werden konnten.
Die *beidseitige* Rekurrensparese bedeutet für den Patienten eine Katastrophe insofern, als sie eine bedrohliche Atemnot hervorruft. Die Restluft reicht bestenfalls aus in körperlicher Ruhe. Die Stimme ist zwar schwach, aber eventuell auffallend wenig heiser, weil beide Stimmlippen median oder paramedian stehen. Die Tracheotomie wird in den meisten

Tabelle 4.**3** Heiserkeit

akut	chronisch
mit der Erkältung wieder abklingend: – Laryngitis *langsam rückläufig:* – einseitige Rekurrensparese *wechselnd ohne Erkältung:* – psychogene Heiserkeit	*anhaltend:* – breitbasige Polypen – Papillome *wechselnd:* – gestielte Polypen *zunehmend:* – maligne Tumoren

Fällen nicht zu umgehen sein; später ist dann die Lateralverlagerung einer Stimmlippe zur Erweiterung der Glottis indiziert. (Tab. 4.**3**.)

4.3 Stridor

(Tab. 4.**4**)

Der Stridor mit bedrohlicher Atemnot erfordert ein schnelles Handeln. Bei Auftreten aus bislang freier Atmung darf man hoffen, mit intravenösen Injektionen von hohen Kortikoiddosen, Antihistaminika, Kalzium und Antibiotika einen Rückgang der entzündlichen, toxischen oder allergischen Schwellung im Kehlkopf zu erreichen. Zusätzlich aber muß man in Intubationsbereitschaft bleiben und durch sorgfältige akustische und visuelle Beobachtung versuchen, ein möglichst genaues Bild von Art und Grad der Stenose sowie ihrer Lokalisation zu erhalten. Je weiter kaudal (subglottisch, glottisch) der Stridor entsteht, um so schärfer und heller klingt er, je weiter kranial (supraglottisch oder hypopharyngeal) das Hindernis gelegen ist, um so mehr hat er einen blasig-dumpfen Klang – bis hin zum *pharyngealen Röcheln*. Die Unterschiede kann man vor allem *hören;* außerdem sollte man sich bemühen, den gewonnenen Eindruck durch Beobachtung der Atembewegung des Brustkorbs und am Hals zu erhärten. Eine unnötige Erregung des Patienten, auch durch ungekonnte Untersuchung des Rachens oder Kehlkopfs, ist zu vermeiden.

Plötzlich auftretend und scharf klingend ist der Stridor zum Beispiel beim **Pseudokrupp** (vgl. Kap. 4.2.1.1); er entsteht *subglottisch* und betrifft *beide Atemphasen*, das Inspirium allerdings mehr als das Exspirium. Ein ähnliches Bild kann entstehen, wenn ein aspirierter Fremdkör-

Tabelle 4.**4** Stridor

akut	chronisch
mit Husten: – Pseudokrupp – Fremdkörper in Kehlkopf oder Trachea – beidseitige Rekurrensparese *ohne Husten:* – Epiglottitis – Quincke-Ödem – Verätzung – Insektenstich – Kehlkopftrauma – Tracheaabriß	*zunehmend:* – Stenosen in Kehlkopf oder Trachea – Papillomatose – Tumoren des Kehlkopf-, Hypopharynx- oder Tracheallumens

per (vgl. Kap. 4.4) unter der Glottis hängenbleibt. Je weiter kaudal er in der Trachea liegt, um so mehr wird auch die Ausatmung betroffen sein; besonders deutlich ist dies bei den – sich langsam entwickelnden – Trachealstenosen, die heute häufig nach Langzeitintubationen (mit aufgeblasener Manschette) auftreten und bei den Traumen der Trachea, die zur Einengung des Lumens oder gar zum Abriß der Trachea führen.
Der Stridor klingt weniger scharf und erstreckt sich vor allem *auf die Einatmung* bei den Dyspnoen, die sich in der *Glottis* ausbilden, d. h.

- bei der beidseitigen Rekurrensparese mit Median- oder Paramedianstellung der Stimmbänder,
- bei den Kehlkopftumoren und
- bei der Papillomatose des Kehlkopfes, von denen ebenfalls die Glottis zunehmend verlegt wird.

Der Stridor wirkt *grobblasiger und weniger scharf* bei den *supraglottischen* Hindernissen, d. h.

- beim allergischen Quincke-Ödem der Schleimhaut über den Stellknorpeln oder der Epiglottis,
- bei den toxischen Ödemen nach Insektenstich oder durch Ätzwirkung getrunkener Säuren bzw. Laugen.

Ganz ähnlich, aber langsam entstanden,klingt der – inspiratorische – Stridor bei Tumoren des Kehlkopf*eingangs* oder des *Hypopharynx*. Ja, selbst bei extremer Hyperplasie der Gaumenmandeln kann das dann *pharyngeale Röcheln* eine Atemnot vortäuschen; die Kinder scheinen an ihren „Riesenmandeln" zu ersticken, schrecken aus dem Schlaf auf, schlucken und atmen weiter, mehr oder weniger erneut röchelnd.
Die **Intubation** ist angezeigt bei Atemwegsverlegungen, mit deren Rückgang innerhalb weniger Tage man rechnen darf, so zum Beispiel bei der Epiglottitis acuta und bei den allergischen oder toxischen Ödemen des Kehlkopfeingangs. Übung und Erfahrung sind auch für die Intubation notwendig. Erfolglose Intubationsversuche können die Atemnot noch verstärken; zusätzliche Tracheotomiebereitschaft ist deshalb erforderlich. Vor beiden Maßnahmen muß zur Unterbindung vagaler Reflexe Atropin gegeben werden.
Wer sich zur **Tracheotomie** entschließt – für den in der Narkosetechnik nicht Geübten wahrscheinlich einfacher als die Intubation –, sollte den Hautschnitt längs der Mittellinie führen; auch beim weiteren Vordringen auf die Trachea muß man sich streng an die Mittellinie halten – immer mit dem palpierenden Zeigefinger kontrollierend!
Zur topographischen Orientierung sollte der Operateur das Krikoid und die obersten Trachealringe zu tasten versuchen. Je weiter kranial man operiert, um so oberflächlicher liegt die Trachea! Der absolut Ungeübte darf deshalb notfalls in das Lig. conicum unmittelbar oberhalb des Krikoids eingehen (Koniotomie) (Abb. 4.**17**), er sollte nur bemüht sein, den Ring des Krikoids nicht zu verletzen.

In höchster Not ist auch das erlaubt, vorausgesetzt, daß möglichst unmittelbar nach Beherrschen der Atemnot eine Lege-artis-Versorgung des Operationsgebiets mit Tracheotomie an regelrechter Stelle in die Wege geleitet wird.
Soweit die Situation es erlaubt, wird nach Durchtrennen oder Abwärtsdrängen des Schilddrüsenisthmus (*obere* Tracheotomie) der zweite oder dritte Trachealring inzidiert und aus dem Knorpel *vorsichtig ein kleines* Stückchen ausgestanzt (nicht beim Kleinkind!). Nur selten geht man unterhalb des Isthmus ein (*untere* Tracheotomie).
Die während des Eingriffs und wegen des Ringens nach Luft relativ starke venöse Blutung steht, sobald die Atemwege wieder frei sind. Arteriell blutende Gefäße müssen ligiert werden! Nach Einsetzen der Kanüle (aus Silber oder weichem, durch Metallspirale versteiftem Kunststoff) wird die Wunde mit fortlaufenden Gazestreifen tamponiert und nur partiell (Gefahr des Luftemphysems!) durch Knopfnähte verschlossen.
Nach längerem Liegen einer Trachealkanüle oder eines Tubus droht – insbesondere bei Kleinkindern – das *erschwerte Dekanülement.* Deshalb sobald als möglich versuchen, den Patienten wieder ohne Kanüle bzw. Tubus atmen zu lassen!

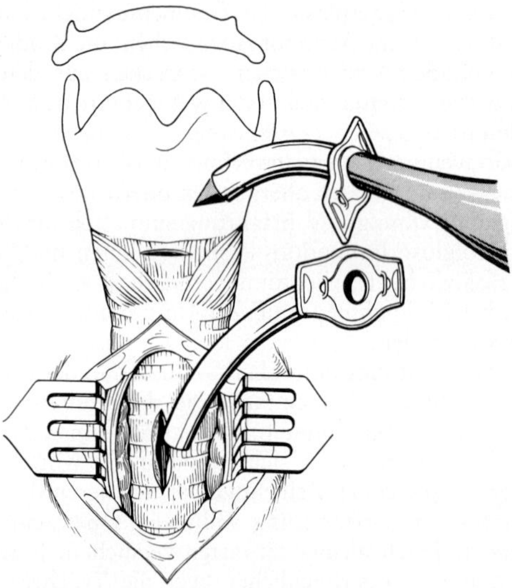

Abb. 4.**17** Tracheotomie von senkrechtem Hautschnitt aus und unter Kaudaldrängen der Schilddrüse. Oben ist außerdem die Koniotomie dargestellt; dabei wird mit dem Trokar das Lig. conicum durchstochen.

4.4 Fremdkörper
(Tab. 4.**5**)

Fremdkörper (Corpora aliena), die bis in die Trachea oder das Bronchialsystem gelangten, schaffen eine spezielle Symptomatik: Anfangs kommt es zu einem schweren Husten- oder Erstickungsanfall, eventuell mit reflektorischem Glottisstridor; manchmal – aber keineswegs regelmäßig – können die Patienten einen stechenden Schmerz lokalisieren. Auskultatorisch und röntgenologisch findet sich nur selten eine Atelektase des tiefergelegenen Lungenabschnitts. Vielmehr gelangt während der Inspiration mehr Luft am Fremdkörper vorbei in die Lunge als bei der Exspiration heraus;

- der entsprechende Lungenflügel ist deshalb *überbläht,*
- das Mediastinum zur Gegenseite verlagert.

Der Fremdkörper ist also in erster Linie *auf der überblähten* Seite zu vermuten; dies ist von Bedeutung, weil keineswegs alle aspirierten Fremdkörper röntgenologisch sichtbar sind (z.B. Erdnußkerne oder Plastikteilchen nicht).

Aspirierte Nadeln stellen sich mit der Spitze nach kranial in die Trachealwand eingespießt dar; würden sie umgekehrt gelegen haben, hätten sie ausgehustet werden können. Im Zweifelsfalle ist immer die Aspiration zu befürchten und nicht auf ein Abgehen per vias naturales zu hoffen!

Für die Entfernung von Fremdkörpern eignet sich die Bronchoskopie mit *starrem* Rohr (für die bronchoskopische Diagnostik bietet sich die Benutzung eines flexiblen Endoskops an) (Abb. 4.**18**). Der Hals muß dazu so gestreckt werden, daß Mund, Kehlkopf und Trachea eine Gerade bilden und das Bronchoskop unter Sicht durch die Glottis eingeführt werden kann. Der Eingriff geschieht unter Zufuhr von Narkosegas durch das Bronchoskop hindurch: Beatmungsbronchoskopie. Speziell abgewinkelte Optiken erlauben die Inspektion auch abgewinkelter Bronchien. Mit feinen, schlanken Zangen lassen sich die Fremdkörper extrahieren; bei spitzen, scharfkantigen Gegenständen oder bei obturierenden, bröckeligen Teilchen können erhebliche Schwierigkeiten entstehen.

Tabelle 4.**5** Fremdkörper

mit initialem Husten	ohne initialen Husten
aspiriert in – Glottis – Trachea – Bronchien	verschluckt in – Hypopharynx – Ösophagus – (Magen)

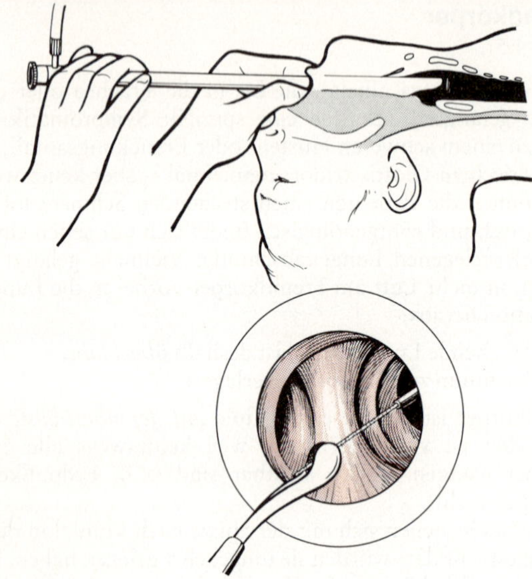

Abb. 4.**18** Tracheobronchoskopie (Beatmungsbronchoskopie) zur Extraktion eines Fremdkörpers, hier im rechten Hauptbronchus.

Von *verschluckten* Fremdkörpern, die einen initialen Hustenanfall nicht ausgelöst hatten, darf man hoffen, daß sie in die Speiseröhre gelangten. Soweit sie schon im Hypopharynx hängenbleiben, bereiten sie Schluckschmerzen und Schluckbehinderung (vgl. Kap. 3.3). *Ösophagus*fremdkörper verursachen oft nur geringe Schmerzen, bilden zumeist jedoch ein Passagehindernis; nur selten gelangen sie selbsttätig schließlich doch noch in den Magen. Wenn das Röntgenbild keine hinreichende Auskunft gibt, ist die Indikation zur Ösophagoskopie großzügig zu stellen; sie kann in Lokalanästhesie oder Intubationsnarkose geschehen (Abb. 4.**19**).

4.5 Stimmstörungen

Man kann folgende Formen von Stimmstörungen unterscheiden:

- psychogene Aphonie,
- hyper- und hypokinetische Dysphonien,
- hormonelle Dysphonien,
- Mutationsfistelstimme,

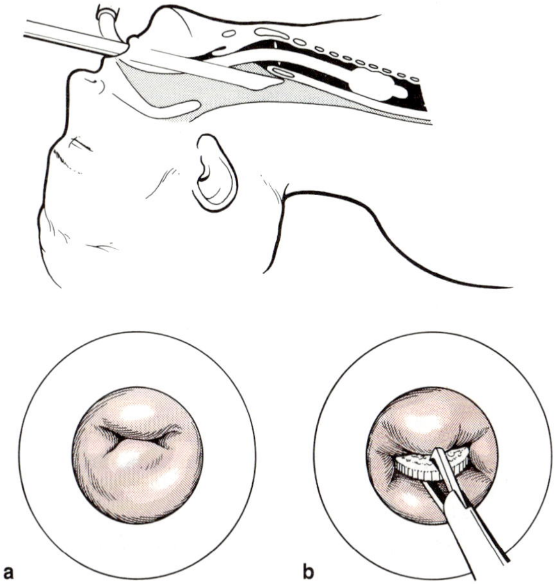

Abb. 4.**19** Ösophagoskopie in Intubationsnarkose:
a normales Lumen, nicht entfaltet,
b Münze als Fremdkörper in der Faßzange.

– inspiratorischer Glottiskrampf,
– Laryngospasmus.

Akute Tonlosigkeit der Stimme – nicht echte Heiserkeit (vgl. Tab. 4.**3**) – ohne erkennbare Ursache, vor allem ohne Erkältungszeichen, läßt die Vermutung einer **psychogenen Aphonie** *(funktionelle Aphonie)* aufkommen.

– Die Stimme ist nicht rauh,
– der Husten ist klingend.
– *Flüstern ist an die Stelle des stimmhaften Sprechens getreten.* Oft sind
– familiäre oder berufliche Schwierigkeiten das auslösende Moment gewesen.

Probeweise Vertäubung beider Ohren – zum Beispiel über Kopfhörer – läßt die Stimme wieder klangvoll werden, zumeist jedoch nur für die Dauer der Vertäubung. Phoniatrisch-psychologische Behandlung ist notwendig.

Einen *chronischen* Verlauf nehmen die **hyper- oder hypofunktionellen Dysphonien.** In aller Regel sind es beruflich tätige Sprecher, deren Stimme auf Belastungen mit Heiserkeit reagiert,

- der Hals wird als trocken empfunden,
- die Stimme ist rauh, wenig kräftig und
- schnell ermüdbar.

Der Patient meint, sich häufig räuspern zu müssen. Psychische und zusätzliche organische Faktoren (gestörte Nasenatmung, chronische Rhinosinusitis oder Tonsillitis) können ursächlich beteiligt sein. Logopädische Behandlung zur Regulierung der Stimmtechnik ist angezeigt.
Hormoneller Genese sind die **Stimmstörungen** im Klimakterium, in der Schwangerschaft und diejenigen bei Frauen nach Medikation androgener Hormone sowie die peristierende Knaben- oder Eunuchenstimme. Die Vermutungsdiagnose ergibt sich aus den zeitlichen Zusammenhängen bzw. der Anamnese.
Nicht hormoneller Ursache ist die **Mutationsfistelstimme;** sie leitet sich her lediglich aus einem fehlerhaften Stimmlippentonus während oder nach dem Stimmbruch. Diagnostisch wertvoll kann der Gutzmann-Handgriff sein: Ein leichter Druck von unten auf den Schildknorpel entlastet den als Stimmlippenspanner fungierenden M. cricothyroideus, die Stimme wird tiefer.
Auch nicht hormonell bedingt sind die Stimmstörungen bei Jungen im Vorschul- oder Schulalter. Sie finden sich nur bei „Schreiern"; die Stimme klingt schon bei normalem Sprechen überfordert und dies um so mehr, je lauter gesprochen wird. Ursache dieser kindlichen Heiserkeit ist eine Schlaffheit der Stimmbänder, vielleicht auch verursacht dadurch, daß das sagittale Wachstum des Kehlkopfknorpelgerüstes gegenüber der sonstigen Entwicklung nachhinkt.
Zu den wahrscheinlich psychogenen Störungen der Stimmlippenfunktion gehört der **funktionelle Glottiskrampf,** dem eventuell ein heftiger Hustenanfall (Ictus laryngis) vorausgeht; hier ist nur das Inspirium erschwert. Im Gegensatz dazu ist beim tetanischen **Laryngospasmus** auch das Exspirium behindert; er verlangt die sofortige i. v. Injektion von Kalzium. Eine Fremdkörperaspiration sollte ausgeschlossen worden sein.

5 Schwellungen am Halse

Sie sind zu beurteilen nach ihrer

- Lokalisation (Tab. 5.**1**),
- Ein- oder Beidseitigkeit,
- Schmerzempfindlichkeit,
- Konsistenz (Tab. 5.**2**),
- Abgrenzbarkeit.

Zur **Lokalisation** orientiert man sich entlang dem M. sternocleidomastoideus (Abb. 5.**1**). Vor dem Muskel liegen die Submandibular-, Submental- und Paratrachealregion, hinter dem Muskel die Nuchalgegend und die Supraklavikulargrube (Abb. 5.**2**).
Von der Submandibularisspeicheldrüse *unmittelbar* ausgehende Veränderungen können nur am Kieferwinkel gelegen sein, solche der Schilddrüse nur prä- oder paratracheal.
Soweit es sich um Lymphknotenschwellungen handelt, weist der Weg retrograd zum zugehörigen Abflußgebiet; die nuchalen Lymphknoten zum Beispiel filtern die Lymphe des Nasenrachens und der Kopfhaut (Melanom!), die paratrachealen jene der subglottischen Kehlkopfregion (vgl. Tab. 5.**1**).
Die **Ein- oder Beidseitigkeit** eines Knotens am Halse kann konkrete Hinweise auf die Genese der Anschwellung geben. Lymphknotenmetastasen aus dem Nasenrachen zum Beispiel treten sehr früh *beidseitig* auf und liegen *nuchal;* Gleiches gilt für alle in oder nahe der Mittellinie

Tabelle 5.**1** Halslymphknotenschwellungen (Zuordnung zum Ursprungsort)

vor M. sternocleidomastoideus	hinter M. sternocleidomastoideus
submental, submandibulär aus – Speicheldrüsen – Mund – Rachen – Kehlkopf glottisch supraglottisch prä- und paratracheal aus – Schilddrüse – Kehlkopf subglottisch	nuchal aus – Kopfhaut – Nasenrachen supraklavikulär aus – Thorax – Abdomen (links)

Tabelle 5.**2** Knotige Schwellungen am Hals (Konsistenz)

prall, weich, nicht verbacken	derb, hart, eventuell verbacken
– Zysten mediane laterale Dermoidzysten – Lipome – Laryngozelen – Glomustumoren – Strumazysten – akut-entzündliche Lymphknoten	– Lymphknotenmetastasen – Karzinom der Parotis, Submandibularis, Schilddrüse – „branchiogenes“ Karzinom – chronisch entzündliche Lymphknoten

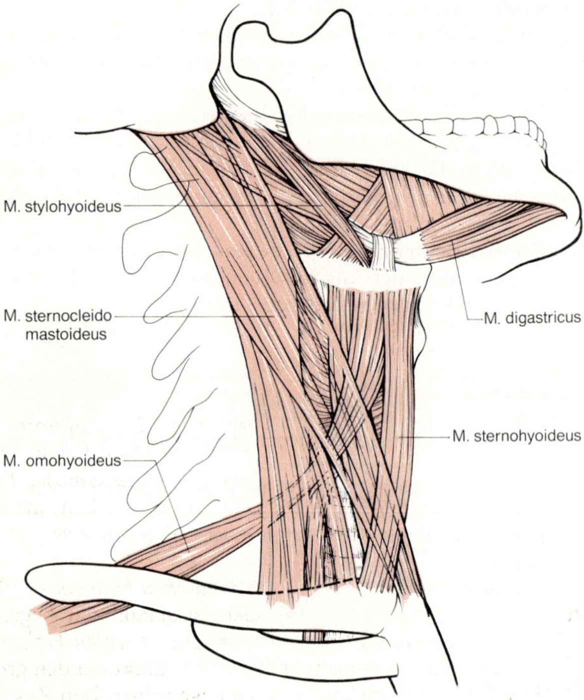

Abb. 5.**1** Die Muskeln des Halses, ihre Anordnung ist zum Teil durch die Haut hindurch zu erkennen oder zu ertasten. Der M. sternocleidomastoideus hier nur angedeutet.

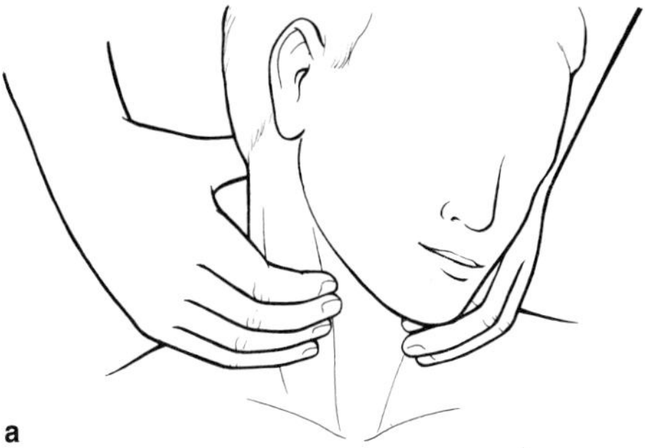

a

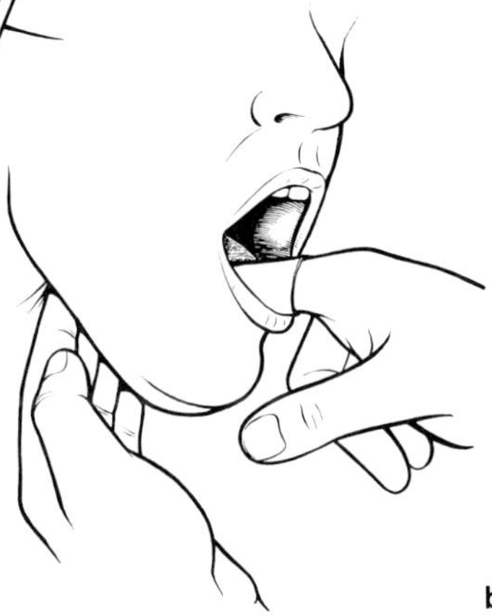

b

Abb. 5.**2a** Zur Palpation des Halses sollte man mit beiden Händen von hinten her weich *tasten* – nicht drücken – und die Seiten miteinander vergleichen.
b Submandibuläre oder submentale Resistenzen palpiert man möglichst zusätzlich – bimanuell – vom Munde her.

gelegenen Primärtumoren: Meso- oder Hypopharynxhinterwand, Zungengrund oder Epiglottis.
Im Gegensatz dazu sind die Lymphknotenmetastasen aus hinreichend weit von der Mittellinie entfernt aufschießenden Tumoren zunächst auf eine Seite beschränkt.
Für akut- oder chronisch-*entzündlich vergrößerte Lymphknoten,* für die Manifestation *lymphatischer Systemkrankheiten* und für die (seltenen) spezifischen Infektionen wie *Tuberkulose, Toxoplasmose, Tularämie* usw. ist eine allgemein gültige Regel nicht aufzustellen; die *malignen Lymphome* und der *Morbus Boeck* betreffen zumeist nur *eine* Halsseite.
Streng auf die Mittellinie bezogen sind die *medianen Halszysten* (Reste des Ductus thyreoglossus). Submental oder submandibulär liegen die ebenfalls dysontogenetischen *Dermoidzysten.* Die *lateralen Halszysten* (aus dem 2. Kiemenbogen stammend) stehen in Kontakt mit den großen Gefäßen und sind dementsprechend seitlich angeordnet. Den Zysten in der Entstehung gleichzusetzen sind die Hals*fisteln;* die medianen ziehen durch das Zungenbein und reichen eventuell bis zum Foramen caecum der Zunge, die lateralen bis zur Tonsille (Abb. 5.**4** u. 5.**5**).

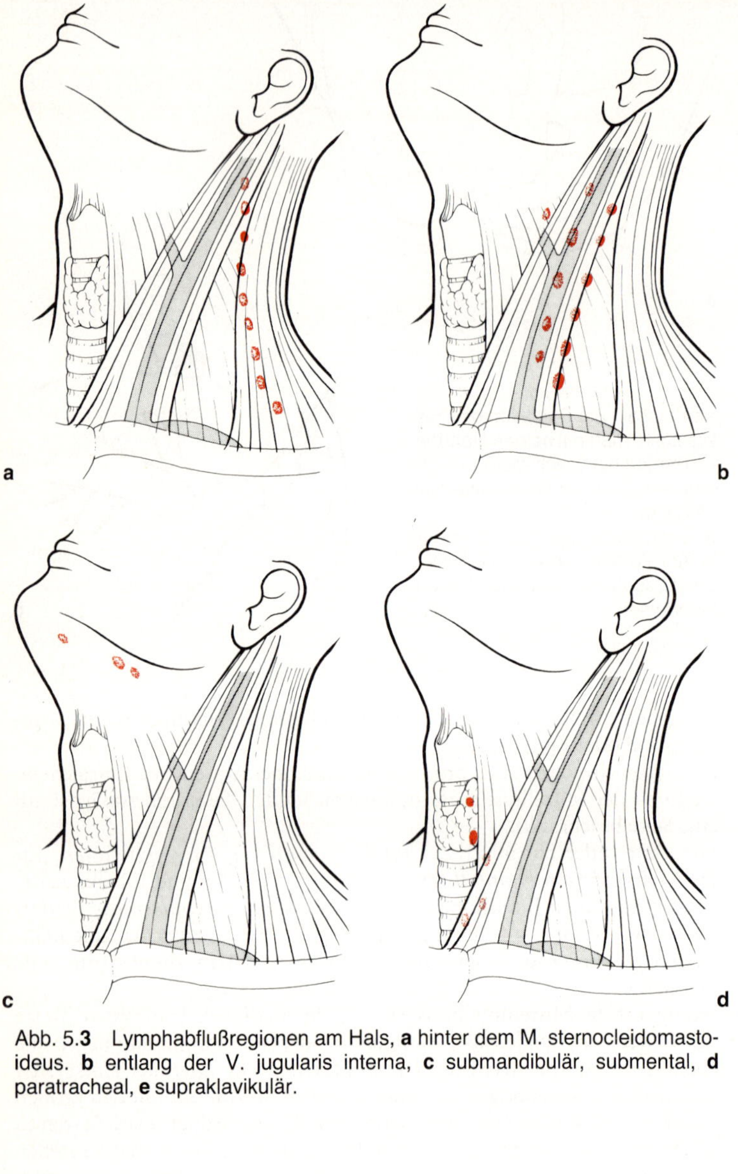

Abb. 5.**3** Lymphabflußregionen am Hals, **a** hinter dem M. sternocleidomastoideus. **b** entlang der V. jugularis interna, **c** submandibulär, submental, **d** paratracheal, **e** supraklavikulär.

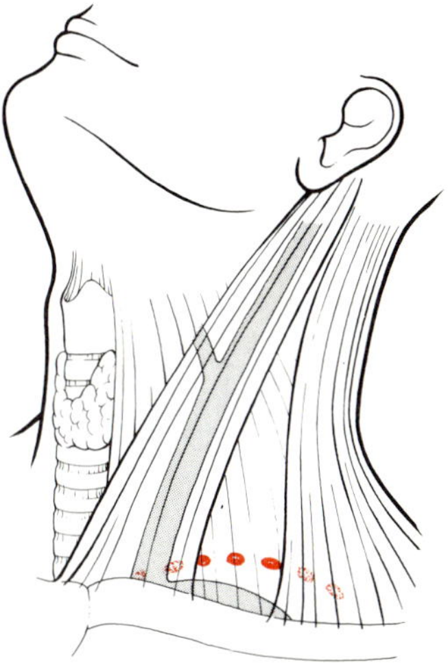

e

Die **Schmerzempfindlichkeit** geht weniger von den Lymphknoten selbst aus als von der entzündlichen Reaktion an den benachbarten Muskeln und Gefäßen. Auch die malignen Lymphknoten werden erst schmerzhaft, wenn ihr karzinomatöser Anteil schon durch die Kapsel hindurch in Muskeln und vor allem Nerven infiltriert ist – ein prognostisch ungünstiges Zeichen. Schmerzhaft sind schließlich die eitrige Entzündung der submandibulären Speicheldrüse (mit oder ohne Stein), die

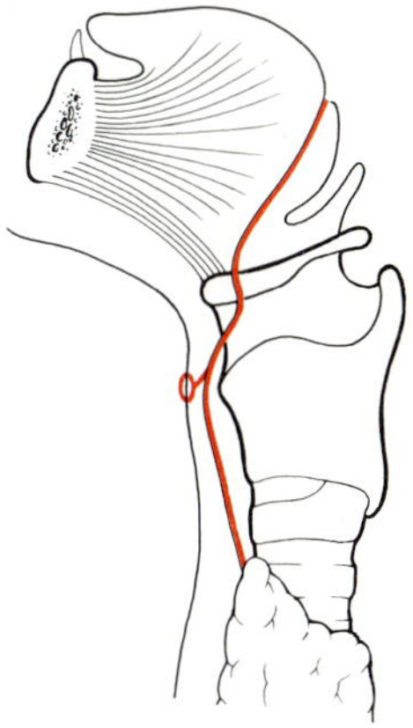

Abb. 5.**4** Mediane Halsfistel aus Resten des Ductus thyroglossalis.

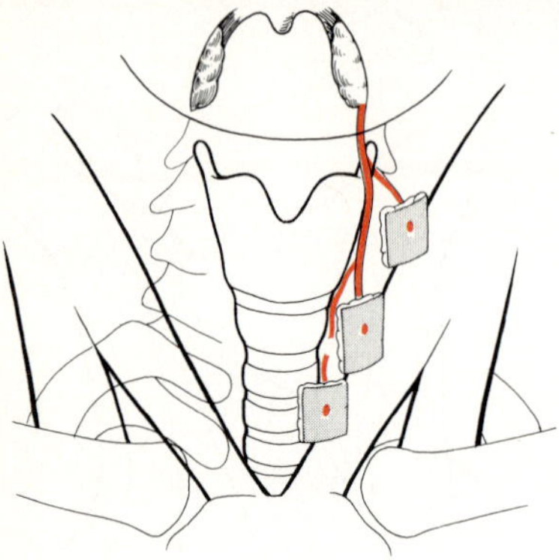

Abb. 5.**5** Laterale Halsfisteln aus Resten des zweiten Kiemenbogens, von der Tonsille zum Vorderrand des M. sternocleidomastoideus ziehend (vgl. Abb. 2.**16**).

Thrombophlebitis der V. jugularis interna und die Entzündung der Schilddrüse (Strumitis).

Die **Konsistenz** der Schwellungen am Halse ist sehr unterschiedlich. Karzinomatös durchwachsene Lymphknoten zum Beispiel sind derb und können extrem hart sein, die Schwellungen beim Pfeiffer-Drüsenfieber (Lymphoidzellenangina; Kap. 3.2) sind weich, ödematös und diffus. Zysten wirken prall-elastisch, ebenso die eingeschmolzenen, evtl. spezifischen Lymphknoten; umgekehrt können entzündliche Begleitreaktionen Zysten als derb erscheinen lassen. Grundsätzlich spricht die Härte einer Schwellung für eine maligne Infiltration oder für einen chronisch-narbigen Prozeß, die Weichheit mehr für akut-entzündliche Reaktionen; aber auch maligne lymphoblastische Veränderungen können als weiche Anschwellung imponieren.

Die **Abgrenzbarkeit** von Lymphknoten ist gekoppelt an die Verschieblichkeit der Schwellung gegen die Unterlage sowie der Haut gegenüber den Knoten.

Verbackenheit mit der Umgebung ist um so verdächtiger auf Malignität, je mehr die Zeichen der Entzündung (Rötung, akutes Aufschießen und Fieber) fehlen; Schmerzen gehören zunächst nicht zum Karzinom, können aber im fortgeschrittenen Stadium hinzutreten (s. o.).

Auch tuberkulöse Lymphknoten sind von der Umgebung kaum oder gar nicht abgrenzbar, oder sonst gut abgrenzbaren Zysten können wegen Begleitentzündungen als verbacken imponieren.

Grundsätzlich also können knotige Schwellungen am Halse harmlos sein, wie die so häufigen Lymphknoten der Kinder nach rezidivierenden Racheninfekten oder die Halszysten. Sie können aber auch höchste Gefahr für das Leben des Patienten signalisieren wie die akut-entzündlichen Lymphknoten bei der Thrombophlebitis der V. jugularis interna, die malignen Lymphoblastome oder die metastatischen Tumoren.

Tabelle 5.**3** Entzündliche Halslymphknoten (Ursachen)

Tonsillen	Zähne	Haut	Mund und Rachen	Lippen
– Tonsillitis – Periton-sillitis – Thrombo-phlebitis	– periodon-tale und – parodon-tale Infek-tionen	– Impetigo – Schürf-wunden – Furunkel	– Aphthen – Pharyngitis – Stomatitis aphthosa – Stomatitis ulcerosa	– Herpes – Lues-Primär-affekt

Tabelle 5.**4** Submandibuläre Schwellungen

- Sialadenitis submandibularis
- Lymphknoten:
  entzündliche
  metastatische
- Halszysten:
  mediane
  laterale
  Dermoidzysten
- Tumoren der Submandibulardrüse oder des unteren Parotispols

Wertvolle Hinweise bringt auch hier die sorgfältig erhobene Anamnese; die Zeitangaben der Patienten sollte man allerdings kritisch bewerten, vor allem weil zwischen Beginn der Schwellung und ihrem ersten Bemerktwerden eine große Spanne gelegen haben kann (Tab. 5.**3** und 5.**4**). Eine – wenn auch seltene – Sonderform unter den vergrößerten Halslymphknoten nimmt das sogenannte *branchiogene Karzinom* ein. Zu dieser Ausschlußdiagnose wird man geleitet, wenn die Probeexzision aus dem Knoten ein Plattenepithelkarzinom ergibt, ein Primärtumor sich jedoch nicht finden läßt und deshalb das Entstehen des Karzinoms aus dem Epithel einer branchiogenen Fistel oder Zyste vermutet wird.

6 Schwellungen im Gesicht – einschließlich Speicheldrüsen und Fazialisparese

Die Schwellungen im Gesicht einschließlich der Parotisregion gehen entweder von der Haut aus (Tab. 6.**1**) oder von den darunterliegenden Gewebsstrukturen. Soweit sich solche Verdickungen an den Lidern und über der Nasenwurzel zeigen, wurden sie schon beschrieben (Kap. 1.4). Hier ist nur auf diejenigen Schwellungen einzugehen, die sich vom Ober- und Unterkiefer, vom M. masseter und von der Parotis auf die Wangenhaut projizieren.

Die Parulis als typische Umgebungsreaktion einer Periodontitis apicalis wie auch die ostitischen, osteomyelitischen, subperiostalen und subkutan-entzündlichen Anschwellungen gehören zum Stoff der zahnärztlichen Chirurgie. Gleiches gilt für die postoperativen Hämatome nach Eingriffen vor allem im Molarenbereich mit der Gefahr eitriger Einschmelzung oder narbig-entzündlicher Restinfiltrate; sie alle sind an den Entzündungszeichen zu erkennen. Differentialdiagnostisch ist an die (selten fazial durchbrechende) eitrige Sinusitis maxillaris zu denken; sie wird sich anamnestisch mit eitrigem Schnupfen angekündigt haben und wird röntgenologisch auf der Nasennebenhöhlenaufnahme zu erkennen sein. Allerdings ist zu berücksichtigen, daß auch eine isolierte Wangenschwellung die eventuell gänzlich freie Kieferhöhle der betreffenden Seite weniger lufthaltig erscheinen läßt; vor voreiligen Schlüssen ist also zu warnen.

Tabelle 6.**1** Schwellungen im Gesicht

Wange und Zähne	Kieferhöhlen und Siebbein	Speicheldrüsen
– Hämangiome – Lymphangiome – Neurofibromatosis Recklinghausen – Lipome – Erysipel, Rosazea – Quincke-Ödem – odontogene Entzündungen – odontogene Zysten – odontogene Tumoren	– chronische Entzündungen und Infiltrate – postoperative Mukozelen – Fibroepitheliome der Nebenhöhlen – fibröse Ostitis – invasives Karzinomwachstum	– Sialoadenitiden – Sialoadenosen – Parotistumoren – Masseterhypertrophie – Masseterhernie

6.1 Von Nebenhöhlen und Musculus masseter ausgehende Schwellungen

Die **Wangenschwellungen nach Caldwell-Luc-Operation von Kieferhöhle und Siebbein** bilden sich zumeist schnell zurück; gelegentlich jedoch – vor allem, wenn sie durch ein begleitendes Hämatom bedingt waren – bleiben entzündliche Restinfiltrate zurück. Sie sind als Reaktion wahrscheinlich auf die Zerfallsprodukte der Blutung aufzufassen. Vom Palpationsbefund her wirken sie derb, wulstig, dicht unter der Haut liegend. Sie können nach lokalen Abkühlungen oder bei allgemeiner Resistenzschwäche rezidivierend aufflackern mit erneuter, mäßig schmerzhafter Anschwellung. Punktionen und Inzisionen bringen kaum Besserung; man kann nur abwarten, eventuell unter wiederholter Kortikoid-Antibiotika-Medikation und lokaler Wärmeapplikation.
Anschwellungen über der Kieferhöhle oder dem Siebbein nach lange zurückliegenden Operationen müssen an die Bildung einer **Mukozele** in der operierten Höhle denken lassen.

- Entzündungszeichen wie lokale Rötung oder Schmerzen fehlen,
- die Resistenz wirkt derb-prall,
- sie nimmt langsam an Größe zu und
- verdrängt eventuell den Augapfel in exzessiver Form, ohne daß Doppelbilder auftreten.

Die Punktion fördert schleimiges Sekret zutage und bringt damit die Diagnose.
Als langsam zunehmende Schwellung der Wange ohne alle Entzündungszeichen treten gelegentlich auch die **Fibroepitheliome** (invertierte Papillome, vgl. Kap. 1.6) und die **fibröse Ostitis** des Oberkiefers in Erscheinung. Die invertierten Papillome zählen heute zu den gutartigen Neubildungen, die fibröse Ostitis ist ein seltenes Leiden, das sich operativ und durch Kortikoid-Antibiotika-Medikation beherrschen läßt.
Der Durchbruch von Nebenhöhlenkarzinomen durch die faziale Knochenwand mit **Tumorinfiltration** der Haut sollte unverkennbar auf die Grundkrankheit hinweisen; schleimig-eitriger und eventuell blutiger Schnupfen vervollständigen zumeist das klinische Bild dieses fortgeschrittenen Stadiums.
Als vom *M. masseter* ausgehende Schwellungen kommen die Hernie und die *Hypertrophie* des Muskels in Betracht. Die Hernie entsteht durch einen möglicherweise traumatischen Faszienriß; die Ätiologie der Hypertrophie bleibt oft unklar. Gelegentlich lassen sich Störungen der Kiefergelenksfunktion, abnorme Kaugewohnheiten oder nächtliches Knirschen mit entsprechend abgeschliffenen Kauflächen nachweisen. Für Traumen oder Entzündungen gibt es keine Anhaltspunkte. Deshalb darf man auch konstitutionelle Momente vermuten und den fast 90°-

Kieferwinkel nicht als Folge, sondern als Ursache der Muskelhypertrophie deuten.
Die **Masseterhypertrophie** betrifft fast *immer beide Seiten,* umfaßt den Gesamtmuskel und imponiert während der Kontraktion als „steinhart". Mit dem Erschlaffen verschwindet der Palpationsbefund bis auf die für diese Patienten typische Prominenz des Kieferwinkels. Der „Tumor" ist also nur im Moment des Zusammenbeißens der Zahnreihen nachweisbar – ein geradezu pathognomonischer Befund. Schmerzen oder irgendwelche Entzündungszeichen fehlen gänzlich! Zur Abgrenzung von der Parotis ist auch bedeutungsvoll, daß die Muskelschwellung den infra- und retroaurikulären Raum ausspart, in dem andererseits gerade die Parotiserkrankungen hervortreten. Die Muskel*hernie* ist *stets auf eine Seite beschränkt,* gut abgrenzbar auf nur einem Teil des Muskels und beim Zusammenbeißen nicht so hart wie die Hypertrophie des Muskels.

6.2 Speicheldrüsenkrankheiten
(Tab. 6.**2**)

Bei den ebenfalls als Wangenschwellungen imponierenden Krankheiten der Speicheldrüsen (das hier Gesagte gilt größtenteils sowohl für die Glandula parotis wie für die Glandula submandibularis) ist wie bei allen parenchymatösen Geweben zu unterscheiden zwischen

– entzündlichen (-itis),
– degenerativen (-ose) und
– tumorösen (-om) Veränderungen (Abb. 6.**1**).

Tabelle 6.**2** Krankheiten der Speicheldrüsen

Entzündungen	Tumoren
bakteriell: – akut eitrig – chronisch rezidivierend (evtl. mit Stein)	*Zysten* *monomorphe Adenome:* – Zystadenome – Zystadenolymphome
virugen: – Parotitis epidemica	*pleomorphe Adenome:* – benigne – sekundär(?) maligne
chronische Immunsialoadenitis: – epitheloidzellig (Heerfordt) – myoepithelial (Sjögren)	*Karzinome:* – Plattenepithelkarzinome – Mukoepidermoidkarzinome – adenoid-zystische Karzinome – Adenokarzinome
	maligne Lymphome

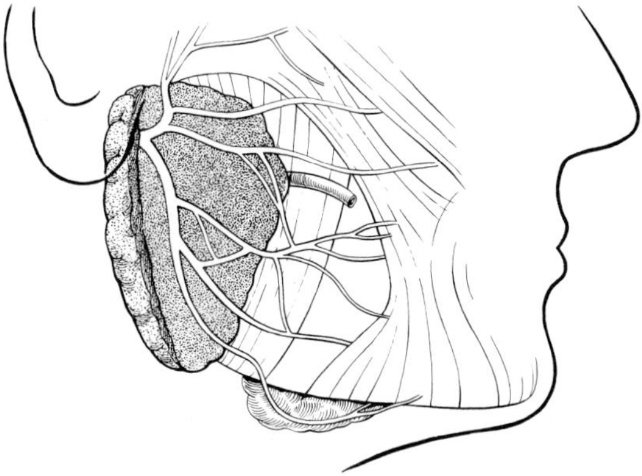

Abb. 6.1 Topographie von Glandula parotis und Glandula submandibularis. Innerhalb der Ohrspeicheldrüse teilt sich der N. facialis auf, entlang der Unterkieferspeicheldrüse verläuft sein unterster Ast, der R. marginalis mandibulae.

Die **Sialadenitis** kann bakteriell (akut oder chronisch rezidivierend) entstanden sein oder virugen (insbesondere Mumps, Parotitis epidemica). Die bakterielle Infektion gelangt zumeist vom Mund her, den Ausführungsgang aufsteigend, in die Drüse (duktogene Infektion). Mangelnde Mundpflege bei Schwerkranken oder bei Gesunden (Zahnstein, Karies) sind die häufigste Ursache.
Die *akute, bakteriell*-eitrige Sialadenitis entwickelt sich ein- oder beidseitig.

- Die äußere Schwellung erstreckt sich *auf die ganze Drüse;* ihre Grenzen sind oft jedoch nicht zu erkennen wegen des diffusen, insbesondere subkutanen Begleitödems.
- Deutlicher Spontan- und Palpationsschmerz, eventuell Fieber.
- Aus dem Ausführungsgang entleert sich trübes oder eitriges Sekret.

Entsprechend dem Infektionsmodus müssen Mundpflege, Anregung des Speichelflusses durch Zitronensäure, Dilatation der Papille und Spülung des Gangsystems im Vordergrund der Behandlung stehen – unter Berücksichtigung allerdings der Schmerzen, die solche Maßnahmen bereiten! Zusätzlich sind Antibiotika systemisch indiziert.
Das klinische Bild der *virugenen* **Parotitis epidemica** unterscheidet sich deutlich von dem der bakteriellen Entzündung:

- Die Schwellung tritt fast immer beidseitig und seitengleich stark auf,
- sie ist teigig-diffus, kaum schmerzhaft,

– aus dem Ausführungsgang entleert sich nur wenig trüber Speichel.

Kinder fühlen sich in ihrem Allgemeinbefinden oft kaum beeinträchtigt, Erwachsene können schwerkrank sein.
Die *chronisch* rezidivierenden Speicheldrüsenentzündungen werden in der Parotis zumeist ausgelöst durch angeborene Gangektasien; deshalb sind insbesondere Kinder betroffen und hier oft auf beiden Seiten. Die Diagnose ergibt sich aus dem Röntgenbild nach Auffüllen des Gangsystems mit einem Kontrastmittel (Sialographie). Die Behandlung ist langwierig, sie sollte möglichst nicht chirurgisch sein.
Speichelsteine gehören in der *Parotis* zu den größten Seltenheiten, in der *Submandibular*drüse sind sie relativ oft Ursache oder Folge der chronisch-eitrigen Entzündung.

– Immer ist der Befund einseitig,
– die Drüse ist vergrößert, schmerzhaft,
– die Papille des Ausführungsganges ist geschwollen und gerötet,
– eventuell entleert sich eitriger Speichel, jedenfalls solange der Gang nicht vollkommen verlegt ist.

Typisch ist das Auftreten oder die Zunahme von Schmerzen während des Essens – ja, schon beim ersten Bissen, begleitet von einem Anschwellen der Drüse. Das Krankheitsbild kann sehr unterschiedlich ausgeprägt sein: Von nur leichtem Druckgefühl beim Essen bis zur eitrigen Entzündung mit Übergreifen auf den Mundboden. Der **Submandibularisstein** ist tastbar, wenn er im peripheren Teil des Ausführungsganges festhängt, d. h. oberhalb des M. mylohyoideus; er imponiert dann als umschriebene Verhärtung von Hirsekorn- bis Bohnengröße. Bei dieser Lokalisation läßt sich der Stein entfernen, indem man die Papille sondiert, eventuell ein wenig dilatiert und dann in den Gang das geknöpfte Ende einer kleinen Schere einführt – dies möglichst auf der liegenden Sonde – und die ersten zwei bis drei Zentimeter des Gangs zum Mund hin aufschneidet. Bei weiterem Vordringen in die Tiefe kommt man in die Nähe des N. und der A. lingualis und sollte hier deshalb nur stumpfspreizend den Gang zu erweitern versuchen (Abb. 6.**2**). Eventuell muß man probieren, mit einer vorn rechtwinklig abgebogenen Sonde (Ohrhäkchen) am Stein vorbeizugelangen und ihn zu extrahieren. In die Wunde wird ein lockerer Streifen für wenige Tage eingelegt.
Liegt der Stein unter der Mundbodenmuskulatur, also im zentralen Teil des Duktus oder innerhalb der Drüse, so sind orale Manipulationen zwecklos und wegen der möglichen Nerven- oder Gefäßverletzung gefährlich. Die Drüse muß dann von außen entfernt werden – ein zumeist unerheblicher Eingriff ohne merkliche Auswirkung auf die Speichelsituation im Mund. Aber: Cave R. marginalis mandibulae!
Eine Sonderstellung unter den Krankheiten der Speicheldrüsen nehmen die *extrem chronischen* Entzündungen ein, die heute vom morphologi-

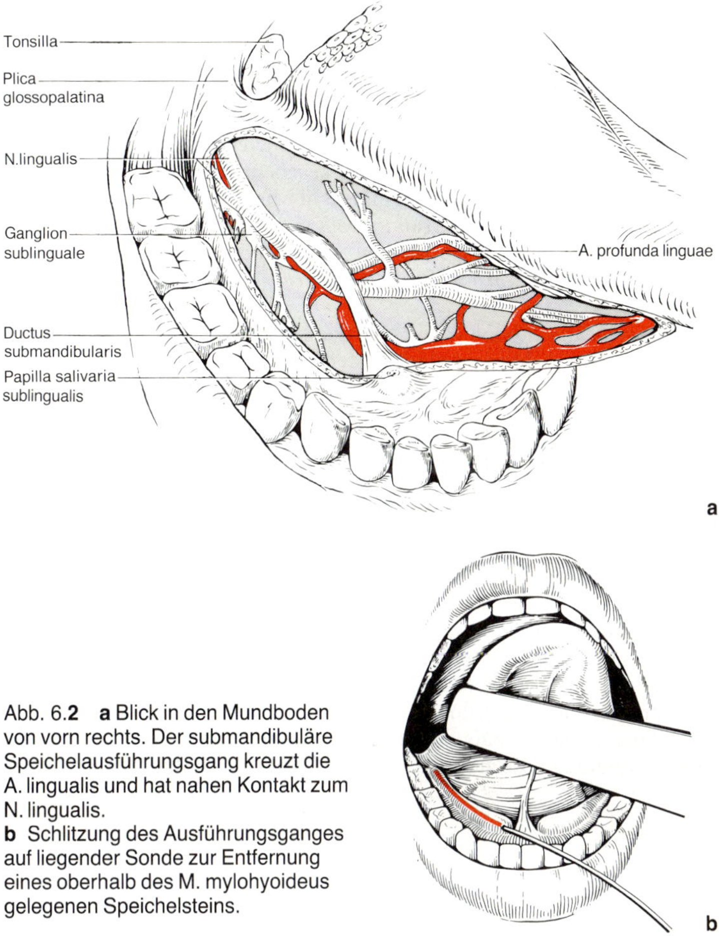

Abb. 6.**2** **a** Blick in den Mundboden von vorn rechts. Der submandibuläre Speichelausführungsgang kreuzt die A. lingualis und hat nahen Kontakt zum N. lingualis.
b Schlitzung des Ausführungsganges auf liegender Sonde zur Entfernung eines oberhalb des M. mylohyoideus gelegenen Speichelsteins.

schen und sialochemischen Befund her als **Immunsialadenitis** gedeutet werden. Klinisch imponieren sie nur gelegentlich oder gar nicht als Entzündung.

- Schmerzen, Rötung oder Fieber fehlen,
- der Speichel ist klar oder nur wenig getrübt,
- auffallend ist lediglich die blande Schwellung.

Der Befund ist wohl *immer einseitig,* wenn ihm pathologisch-anatomisch eine **epitheloidzellige Granulomatose** zugrundeliegt, d. h. ein Morbus Boeck der Speicheldrüse. Er kann am Auge mit einer Uveitis subchronica einhergehen *(Heerfordt-Syndrom)* und mit einer Fazialisparese(!). Bei Manifestation in der Submandibularspeicheldrüse oder auch in Lymphknoten unter dem Unterkiefer ist dann die isolierte Parese des R. marginalis mandibulae gegebenenfalls richtungweisendes Symptom (Ausfall des M. triangularis am Mundwinkel).
Aber dies ist die *einzige entzündliche Krankheit der Speicheldrüsen, die eine Lähmung des Gesichtsnerven verursachen kann. Differentialdiagnostisch kommt sonst nur das Karzinom (ebenfalls einseitig!) in Betracht.*
Zumeist beidseitig lokalisiert ist die **myoepitheliale Entzündung** – ebenfalls zu den Immunsialadenitiden gehörend und zu den rheumatischen Krankheiten. Sie führt zu einer weitgehenden Atrophie des Drüsengewebes und damit zum Sistieren des Speichelflusses: *Xerostomie* (Tab. 6.**3**). Dieses *Sjögren-Syndrom* ist die häufigste Ursache der Mundtrockenheit, wie auch der Trockenheit in den Konjunktiven und der Achylie des Magens. Entzündlich imponiert das Krankheitsbild nur, wenn interkurrent eine Infektion vom Mund her in die Drüse aufgestiegen ist; sonst sind die Drüsen zwar geschwollen, aber schmerzfrei und weich – später auch atrophisch. Der Fazialis bleibt immer intakt. Behandlung erfolgt wie beim Morbus Boeck internistisch!
Das *Mikulicz-Syndrom* ist keine Krankheit sui generis, sondern lediglich die Beschreibung eines klinischen Erscheinungsbildes, nämlich der Anschwellung von Speichel- und Tränendrüsen. Das pathologische Substrat solcher Schwellungen kann sehr unterschiedlich sein (epitheloidzellige, myoepitheliale oder lymphatische Infiltrate); für die klinische Differentialdiagnose hat das Mikulicz-Syndrom deshalb keine Bedeutung.

Tabelle 6.**3** Ursachen der Mundtrockenheit

Angeboren	Morbus Sjögren	Sonstige
– Aplasie aller Speicheldrüsen – Mundschleimhaut trocken wie Haut – früher Verlust aller Zähne – selten!	– Sicca-Syndrom – Speicheldrüsen zunächst geschwollen, später atrophisch – vor allem bei Frauen ab 5. Dezenium	– radiogene Unterfunktion der Speicheldrüsen, auch der kleinen! – Hyposialie bei Urämie und Belladonna-Medikation – progressive Sklerodermie der Mundschleimhaut

Die **degenerativen Krankheiten** der Speicheldrüsen beschränken sich auf die Beteiligung an seltenen endokrinen Krankheitsbildern, z. B. dem AOP-Syndrom: Adipositas, Oligomenorrhö und Parotisschwellung. Darüber hinaus nehmen die Speicheldrüsen an der Hungerdystrophie teil in Form einer vermehrten ödematösen Durchtränkung – klinisch sichtbar als weiche Schwellung des Drüsenkörpers.

Die **Tumoren** der Speicheldrüsen treten – mit ganz seltenen Ausnahmen – *einseitig* auf. Sie nehmen primär nicht den ganzen Drüsenumfang ein, sondern sind innerhalb davon als umschriebene Anschwellung zu tasten. Beim Zubeißen kommen sie vielleicht deutlicher hervor, ändern aber nicht ihre Konsistenz (im Gegensatz zur Masseterhypertrophie). Grundsätzlich darf man um so eher eine Gutartigkeit annehmen, je weicher der Tumor und je länger die Vorgeschichte (eventuell viele Jahre) ist. Die Gutartigkeit gilt uneingeschränkt nur für die **monomorphen Adenome,** unter denen das Zystadenolymphom (Warthin-Tumor) das häufigste ist; es ist vornehmlich bei Männern anzutreffen und dies kaum vor dem fünften Dezennium. In deutlichem Gegensatz dazu überwiegt bei Frauen – und schon in jüngeren Jahren – das **pleomorphe Adenom,** eine *fast* immer (ca. 95%) gutartige Geschwulst, nur ausnahmsweise (etwa 5%) ist innerhalb des Tumors ein maligner Anteil zu finden. Das monomorphe Adenom hat wegen seines relativ schnellen Wachstums eine kurze Vorgeschichte, das pleomorphe Adenom kann eventuell schon seit mehreren Jahrzehnten bestehen.
In aller Regel als derb-harte, wenig abgrenzbare Schwellung imponieren die **malignen Geschwülste** der Speicheldrüsen, v. a. **Karzinome.** Später sind sie auch gegen die Unterlage nicht verschieblich, oder die Haut ist mit der Geschwulst verbacken. Die Papille des Ausführungsganges und der Speichel geben inspektorisch keine diagnostischen Hinweise.
Ein absolut verläßliches Zeichen des malignen Wachstums ist die Fazialisparese; sie kann komplett sein oder nur einzelne Äste betreffen. Sie bestätigt den Verdacht auf Malignität auch dann, wenn die histologische Untersuchung des Tumors dies bzw. in diesem Anteil (noch) nicht erkennen läßt. Einzige Ausnahme ist die gelegentliche Fazialisparese bei der epitheloidzelligen Granulomatose (Heerfordt-Syndrom, s. o.). Diese Regel besagt jedoch nur, daß der Tumor maligne ist, wenn eine Fazialisparese besteht; sie gilt nicht etwa in dem Sinne, daß Malignität auszuschließen wäre, solange der Fazialis funktioniert.
Die Schädigung des Fazialis entsteht bei malignen Tumoren durch *Tumorinfiltration in den Nerv,* nicht etwa durch Druck oder Dehnung. Im Gegensatz dazu verursacht eine selbst extreme Längung des Nervs z. B. durch Adenome oder Zysten nicht die geringste Funktionseinschränkung; *gutartige Tumoren lassen also den Nerv immer intakt!*
Die Morphologie maligner Speicheldrüsentumoren ist vielfältig, seitdem hierzu auch solche Geschwülste gezählt werden, die früher als „semimaligne“ galten. Anstelle der ehemaligen Termini Mukoepidermoid*tumor* oder *Zylindrom* sind für die gleichen Tumoren heute die Bezeichnungen

Mukoepidermoidkarzinom bzw. **adenoid-zystisches Karzinom** gebräuchlich (vgl. Tab. 6.**2**).
Selten sind das maligne Lymphom als Übergangstumor aus der myoepithelialen Sialadenitis (Sjögren) und das primäre Lymphom des intra- oder paraglandulären Lymphgewebes.
Die histologische Diagnostik der Speicheldrüsentumoren bedarf spezieller pathologisch-anatomischer Kenntnisse. Die Röntgenkontrastdarstellung des Gangsystems (Sialographie) oder die Szintigraphie geben nur begrenzte Hinweise, für die Differenzierung der Tumoren haben sie lediglich orientierenden Wert.
Die Operation der benignen Tumoren verlangt die sorgfältige Schonung des Fazialisnerven (vgl. Abb. 6.**1**):

- parakapsuläre Enukleation nur bei Zysten und monomorphen Adenomen,
- partielle Parotidektomie oder
- totale Parotidektomie bei allen nicht eindeutig gutartigen Tumoren.

Ist der Tumor bereits in den Nerv infiltriert, dann bleibt nur die radikale Drüsenausräumung ohne Schonung des Fazialis und mit Neck-dissection! (Tab. 6.**4**.)

6.3 Fazialisparese

(Tab. 6.**5**)

Die Gesichtsnervenlähmung führt – soweit sie plötzlich einsetzt – den Patienten schnell zum Arzt. Das akute Auftreten ist die Regel, selbst bei der malignen Tumorinfiltration in den Nerv erscheint das Gesicht doch „plötzlich schief". Zur Debatte steht hier nur die *periphere* Fazialisparese, also die Funktionsstörung peripher des Fazialiskerns im Hirnstamm. Die einseitige *zentrale* Lähmung ist daran zu erkennen, daß der Stirnast erhalten ist, weil seine zentrale Projektion auf beiden Seiten angelegt ist.
Bei den Überlegungen möglicher Ursachen sollte man von der wahrscheinlichen Lokalisation der Schädigung ausgehen. Dem speziell Aus-

Tabelle 6.**4** Schwellungen der Speicheldrüsen

einseitig	beidseitig
– Zysten – Tumoren – chronisch rezidivierende Sialoadenitis und Sialolithiasis – epitheloidzellige Sialoadenitis (Heerfordt)	– akut bakterielle Sialoadenitis (auch einseitig) – akut virugene Sialoadenitis (Mumps) – myoepitheliale Sialoadenitis (Sjögren)

Tabelle 6.5 Periphere Gesichtsnervenlähmung (N. facialis)

peripher des Foramen stylomastoideum	im Mittelohr	perilabyrinthär	ohne differenzierte Lokalisationsmöglichkeit
– maligner Parotistumor – Heerfordt-Syndrom (selten) – Verletzungen	– akute Mittelohreiterung (selten) – chronische Knocheneiterung – Mittelohrkarzinom – Glomustumor – Längsfraktur des Felsenbeins	– Querfraktur des Felsenbeins	– ischämische (idiopathische) Parese – Zoster oticus – Melkersson-Rosenthal-Syndrom – Borrelieninfektion

gerüsteten stehen hierfür mehrere neurootologische Tests zur Verfügung, doch auch ohne sie ist schon eine ungefähre topische Einordnung möglich.

Die malignen Tumoren der Parotis und der Morbus Heerfordt als Ursache peripherer Fazialislähmung wurden bereits besprochen. Schnittverletzungen im Gesicht können einzelne Äste, solche durch die Ohrspeicheldrüsen den Stamm oder den Pes anserinus in unterschiedlichen Anteilen treffen; die primäre Nervennaht ist anzustreben, soweit der Allgemeinzustand dies erlaubt.

Tritt die Fazialislähmung während einer akuten Mittelohreiterung auf, so liegt der ursächliche Zusammenhang auf der Hand. Bei chronischer Mittelohreiterung stellt sich die Frage, ob hier die Fazialisschädigung durch eine *Knochen*eiterung – **Cholesteatom** – entstanden ist oder ob sich aus einer chronischen *Schleimhaut*eiterung ein **Mittelohrkarzinom** entwickelt hat. Bei der Knocheneiterung ist das Sekret fötide, beim Schleimhautkarzinom schleimig-eitrig und eventuell blutig. Durch das Cholesteatom wird der Nerv entzündlich arrodiert, durch das Karzinom tumorös infiltriert.

Längsfrakturen des Felsenbeins treffen den N. facialis im äußeren Gehörgang oder im Mittelohr. Dann wird

– Blut im äußeren Gehörgang zu sehen sein,
– die Stimmgabel beim Weber-Versuch in das betroffene Ohr lateralisiert,
– die Schwerhörigkeit hält sich in Grenzen; Schwindel fehlt zumeist.

Bei den **Querfrakturen** des Felsenbeins dagegen wird

- der Weber-Versuch im gesunden Ohr wahrgenommen,
- das Ohr der gelähmten Seite ist taub(!),
- vielleicht auch besteht Schwindel mit Nystagmus zur Gegenseite.

Der N. facialis wurde dann im perilabyrinthären Verlauf oder im inneren Gehörgang verletzt.

Während die operative Versorgung im Mittelohr möglich und erfolgversprechend ist, kann eine solche in der Tiefe des Felsenbeins nur mit großem Aufwand erfolgen; die Prognose bleibt trotzdem unsicher.

Eine topisch nicht näher eingrenzbare Schädigung ist die *ischämische Parese* des N. facialis, auch **Bell-Lähmung** genannt. Sie tritt innerhalb weniger Stunden oder eines Tages *ohne irgendwelche Begleitsymptome* auf. Gelegentlich war zuvor eine lokale Abkühlung oder eine allgemeine Erkältung abgelaufen, sonst aber bringt die Anamnese keine zusätzlichen Anhaltspunkte für die Ätiologie. Man hat das Krankheitsbild deshalb auch zum rheumatischen Formenkreis und damit zu den Fokalkrankheiten gezählt, bei denen die Herdsanierung angezeigt sein kann.

Als rheumatisch oder „idiopathisch“ ist die Fazialislähmung erst dann einzuordnen, wenn alle anderen Ursachen zweifelsfrei ausgeschlossen wurden.

Die akute Fazialislähmung zusammen mit

- plötzlicher Schwerhörigkeit,
- Schmerzen in der Tiefe des Ohres,
- Schwindel und
- Bläschen an der Ohrmuschel

gehört zum Vollbild des **Zoster oticus,** einer neurotropen Virusinfektion (Varicellen, s. Kap. 2.**4**). Die Genese der Lähmung ergibt sich aus der Begleitsymptomatik, die oft allerdings nicht vollständig ist, sowie aus der Eiweiß- und Zellvermehrung im Liquor (Meningoradikulitis) und aus dem serologischen Virusnachweis. Die Behandlung der ischämischen und der Zoster-Lähmung gehört in die Hand des Otologen oder Neurologen.

Ursächlich unklar ist die rezidivierende Fazialisparese, die zusammen mit einer Schwellung der Oberlippe (Cheilitis granulomatosa und Lingua plicata) auftritt: Melkersson-Rosenthal-Syndrom. Ursächlich zuzuordnen dagegen ist die Fazialisparese im Rahmen einer Borrelia-Burgdorferi-Infektion durch Zeckenbiß (Lyme-Krankheit). Sie ist vergesellschaftet eventuell mit anderen Hirnnervenlähmungen und auch mit Innenohrschwerhörigkeit. Wegen der relativ großen Durchseuchung ist die serologische Diagnostik kritisch zu werten.

7 Kopfschmerzen

7.1 Schläfenkopfschmerzen (Tab. 7.**1**)

Kopfschmerzen, die die Patienten ausdrücklich in die Schläfe lokalisieren, müssen an eine Entstehung im Mittelohr denken lassen. Hier kommt allerdings nur die **chronische Knocheneiterung** (Cholesteatom) in Frage; die Sekretion aus dem Ohr kann dabei wenig auffällig sein, ein zum Auswischen des Gehörgangs benutzter Wattetupfer sollte jedoch fötide riechen. Die Schmerzen werden als dumpf bezeichnet, sie scheinen nicht sehr heftig zu sein.

Ebenfalls in die Schläfe projiziert – vielleicht ein wenig weiter vorn – wird der von der **Arteriitis temporalis** ausgehende Schmerz. Er strahlt in die Umgebung des Gefäßes aus, das selbst deutlich als dickwandig und geschlängelt hervortritt und druckempfindlich ist. Die Entzündung der Gefäßwand kann auf die A. temporalis beschränkt, kann aber auch Teilsymptom eines allgemeinen Gefäßleidens sein; bei lokalisierten Prozessen ist Schmerzfreiheit durch Resektion des Gefäßes zu erreichen, andernfalls sollte ein Internist zugezogen werden.

Der *muskuläre* Schläfenkopfschmerz beim **Costen-Syndrom** ist Reaktion auf fehlerhafte Bißverhältnisse; diese arthrogenen (?) Zephalgien strahlen – wahrscheinlich über den N. auriculotemporalis – in die Schläfe aus.

In die Schläfe bzw. die betroffene Kopfseite ausstrahlende Schmerzen können auch Begleiterscheinung einer *Pulpitis* sein, allerdings nur der Prämolaren und Molaren des *Ober*kiefers, während von den Zähnen des Unterkiefers der Schmerz ins Ohr zieht. Die Schmerzen sind anfangs noch auf den Zahn als Ausgangsherd zu lokalisieren, später aber

Tabelle 7.**1** Schläfenkopfschmerz

otogen: – Cholesteatom *vaskulär:* – Arteriitis temporalis *muskulär:* – Absenkung des Bisses (Costen-Syndrom)	*arthrogen:* – Kiefergelenksarthrose *odontogen:* – Pulpitis – Gangrän – parodontale Infektionen der oberen Prämolaren und Molaren

„irradiierend", d. h. vom Patienten eventuell nicht mehr als vom Zahn ausgehend empfunden. Sie werden zumeist als dumpf pulsierend beschrieben, nachts in der Bettwärme treten sie verstärkt auf und sind umgekehrt durch Kälte zu lindern. Besonders auffällig ist dies bei der Pulpengangrän.
Ähnlich diffuse und noch weniger auf das Zahnsystem zu beziehende Schmerzen bereiten die sogenannten Taschenbeschwerden. Die zahnärztliche Untersuchung sollte hier den Weg zur Diagnose und Therapie weisen.

7.2 Schmerzen im Ohr

(Tab. 7.**2**)

Bei Schmerzen im Ohr und dessen Umgebung wird man zunächst fragen, ob zugleich eine Schwerhörigkeit vorliegt; sie müßte im äußeren oder Mittelohr entstanden sein (Rinne-Versuch negativ; beim Weber-Versuch Lateralisation ins kranke Ohr). Am heftigsten sind die Schmerzen bei der *Otitis externa circumscripta,* dem **Gehörgangsfurunkel** (s. Kap. 2.3). Schwerhörigkeit kann fehlen, wenn der Gehörgang zwar eingeengt, aber noch durchgängig ist; der *Tragusdruckschmerz* bestätigt den Verdacht einer Entzündung im Gehörgang.
Mit Schmerzen im Ohr – wenn auch weniger heftigen – beginnt die akute **Otitis media;** ja, allein eine Tubenfunktionsstörung mit Mittelohrunterdruck verursacht schon einen Ohrschmerz. Erst recht kommt es zu Schmerzen, wenn als Komplikation der Mittelohrentzündung eine *Mastoiditis* entstanden ist, also eine eitrige Knocheneinschmelzung im Warzenfortsatz. Der Druckschmerz auf dem Planum mastoideum ist hier das richtungweisende Symptom.
Von ungewöhnlicher Intensität sind die Ohrschmerzen bei der glücklicherweise seltenen **Otitis externa (et media) necroticans** (vgl. Kap.

Tabelle 7.**2** Ohrschmerzen (Otalgie)

mit Schwerhörigkeit	ohne Schwerhörigkeit
– Otitis media acuta – Mastoiditis – Otitis necroticans (externa sive media) – Zoster oticus	– Otitis externa – Peritonsillitis – Malignome im Pharynx und Hypopharynx – odontogene und parodontale Infektionen im Unterkiefer – Neuralgien des N. glossopharyngeus, N. intermedius, N. auriculotemporalis sowie des 2. und 3. Zervikalnervs

2.3). Die Ätiologie dieses lebensbedrohenden Leidens – deshalb auch Otitis maligna genannt – ist noch unbekannt, möglicherweise ist der häufig anzutreffende Diabetes mellitus ursächlich beteiligt. Die Histologie hat bislang keine pathognomonischen Befunde ergeben, bakteriologisch zumeist Pseudomonas aeruginosa.
Unerträglich können die Ohrschmerzen auch bei der Varizellenvirusinfektion des **Zoster oticus** sein; sie stammen von einer Mitbeteiligung des Trigeminus bzw. Intermedius. Das akute Auftreten und die Bläschen im Cavum conchae vervollständigen das Krankheitsbild.
Ohrschmerzen ohne Schwerhörigkeit sind – insbesondere wenn sie während des Schluckens auftreten – wahrscheinlich Begleiterscheinung z. B. einer Tonsillitis, eines Peritonsillarabszesses, einer Pharyngitis lateralis *oder gar eines Pharynx- bzw.* **Hypopharynxkarzinoms.**
Die nervalen Verbindungswege von Mund, Rachen und Hypopharynx zum Ohr sind vielfältig (Tab. 7.**3**). Sie im einzelnen zu kennen, ist gut; wichtiger ist es, bei *scheinbar* monosymptomatischen Ohrschmerzen an einen sonst bislang nicht aufgefallenen Krebs in Mund, Rachen oder Hypopharynx zu denken. Dies gilt vor allem für solche Otalgien, die durch das Schlucken ausgelöst werden, und ganz besonders dann, wenn zusätzlich das Schlucken behindert ist.
Als Ohrschmerzen ohne Schwerhörigkeit können auch die imponieren, die von einer versteckten *Pulpitis, Gangrän* oder *parodontalen Entzündung* im *Unter*kiefer bzw. vom Kiefergelenk herrühren – für den Zahnarzt die nächstliegende Vermutung.
Zu den echten, aber seltenen **Neuralgien** mit in das Ohr lokalisierten Schmerzen gehören die des *N. glossopharyngeus* und des *N. intermedius.* Beide sind durch stechende Schmerzattacken gekennzeichnet, beim N. glossopharyngeus mehr in den äußeren Gehörgang (sowie den Zungengrund, die Tonsillennische und die laterale Pharynxwand), beim N. intermedius in die Tiefe des Ohres projiziert. Kaum von der Neuralgie des Intermedius abzugrenzen ist die des N. auriculotemporalis – am ehesten noch dadurch, daß der Schmerz hier zusätzlich in der Ohrmu-

Tabelle 7.**3** Otalgie

Zunge (vordere ⅔) und Mundboden	fortgeleitet von Zungengrund, Tonsillen und weichem Gaumen	Kehlkopf und Hypopharynx
– N. lingualis Ganglion Gasseri – N. auriculotemporalis äußerer Gehörgang und Trommelfell	– N. glossopharyngeus Ganglion petrosum – N. tympanicus Mittelohr (Promontorium)	– N. laryngeus superior Ganglion jugulare – N. auricularis äußerer Gehörgang und Trommelfell

schel empfunden wird. Schließlich sind differentialdiagnostisch die „Neuralgien" des 2. und 3. Zervikalnervs zu berücksichtigen; sie haben – von der Halswirbelsäule ausgehend – eher *neuralgiformen,* also weniger Attackencharakter.
Trotz dieser vielen ursächlichen Möglichkeiten für die Otalgie gilt immer wieder das oben Gesagte: *Zuerst ein Karzinom in Mund, Rachen oder Hypopharynx ausschließen!*
Die gleichen nervalen Verbindungswege, wenn auch mit umgekehrtem Erregungsverlauf, darf man für die vom Mittelohr in die Zähne ausstrahlenden Schmerzen vermuten. Sie gehen wahrscheinlich von der Promontorialschleimhaut aus, also vom Jacobson-Plexus des N. tympanicus. Jedenfalls scheinen sie nur bei Sekretverhaltungen in der Paukenhöhle aufzutreten. Nur ausnahmsweise allerdings sind sie so stark, daß sie den ohrkranken Patienten primär zum Zahnarzt führen.
Die in der vorantibiotischen Ära gelegentlich beobachtete entzündliche Mitbeteiligung des Ganglion Gasseri an perilabyrinthären Eiterungen sind heute kaum noch anzutreffen. Diese über den Trigeminus auch als von den Zähnen ausgehend empfundenen Schmerzen waren sehr heftig und mögen, zumal ihre otogene Symptomatik eventuell wenig auffällig war, gelegentlich zuerst vom Zahnarzt gesehen worden sein.

7.2.1 Ohrdruck und Costen-Syndrom

Das Empfinden eines Druckes im Ohr kann vielfältige Ursachen haben:
im **Gehörgang:**

- *Cerumen obturans*

im **Mittelohr:**

- *Unterdruck*
- *Spasmus des M. tensor tympani?*

im **Innenohr:**

- *Endolymphhydrops*
- *Hypotonie*

Hier sei vor allem auf das Druckgefühl beim sogenannten Costen-Syndrom eingegangen, einer mandibulomotorischen Koordinationsstörung.
Anamnestisch sind immer Hinweise gegeben, daß der Biß absinken konnte: Extraktion von Molaren, die die Bißebene bestimmten, oder Atrophie des Alveolarkamms unter Teil- und Totalprothese. Dadurch muß es zu

- Störungen der Kiefergelenksfunktion kommen und zu einer – wenn auch noch so diskreten –
- Änderung der Pterygoid-Muskel-Koordination und damit über die benachbarten Mm. tensor und levator veli palatini zu einer
- Funktionsstörung der Eustachi-Röhre.

Auch der M. temporalis kann auf die Bißsenkung reagieren, weil der Abstand zwischen seinem temporalen Ansatz und dem am Processus muscularis des Unterkiefers kleiner geworden ist – wenn auch vielleicht nur um Bruchteile eines Millimeters. Dies kann zu einer

– hyperreaktiven Muskelverkrampfung führen und damit zu
– Schläfenkopfschmerzen (myofaziales Schmerzsyndrom), die

jedoch auch als Folge reaktiver Kiefergelenksveränderungen zu erklären wären – wahrscheinlich über eine Irritation des N. auriculotemporalis. Das Absinken des Bisses kommt schließlich als Ursache einer verstärkten Faltenbildung an den Mundwinkeln in Betracht und damit für das Symptom der Faulecken (Perlèches).
Die resultierende Störung der Tubenfunktion bedingt einen geringen Unterdruck im Mittelohr; er hält sich – wie sich tympanometrisch bestätigen läßt – in engen Grenzen, zum Mittelohrerguß kommt es deshalb auch nicht. Immerhin ist er als Ohrdruck spürbar, verbunden eventuell mit dem Empfinden eines leichten Summens mit einer allerdings *nur angedeuteten* Beeinträchtigung des Hörvermögens (Mittelohrschwerhörigkeit; nicht Innenohrschwerhörigkeit, wie vielfach angenommen).
So lassen sich viele der dem Costen-Syndrom zugeschriebenen Symptome pathogenetisch als Folge der gleichen Ursache erklären, nämlich des Absinkens der Bißebene. Die Therapie fällt dem Zahnarzt zu.
Die Empfindung des Ohrdrucks als Folge eines Mittelohr**unter**drucks kennen viele vom Fliegen; sie entsteht während des Sinkfluges, jeweils kurz bevor die Eustachi-Röhre sich beim Schlucken öffnet und damit die entstandene Druckdifferenz wieder ausgleicht.
Früher wurde in der Praxis wohl jeder Ohrdruck als Symptom mangelnder Tubenfunktion gedeutet und dementsprechend mit Tubendurchblasungen behandelt. Heute können wir mittels der Impedanzmessung (vgl. Kap. 2.2) den Mittelohrdruck in mm WS messen und in den meisten Fällen so eine Tubenfunktionsstörung als Ursache subjektiven Ohrdrucks ausschließen. Vielmehr hat sich gezeigt, daß über *„Druckgefühl im Mittelohr“* vor allem Patienten mit extrem niedrigem Blutdruck klagen; offenbar wird die Hypotonie vom Ohr besonders empfindlich registriert. Internistische Maßnahmen sind dann indiziert.
Über passagere Druckempfindungen jeweils in nur einem Ohr schließlich klagen Menière-Patienten vor oder während einer Schwindelattacke; sie wird als Zeichen erhöhten Druckes im Innenohrliquorsystem – d. h. als Endolymphhydrops – gedeutet. Nach dem Anfall klingt das Druckgefühl wieder ab.

7.3 Gesichts- und Stirnkopfschmerzen

Sie sollte man zu differenzieren versuchen nach
- Entstehungsort (Tab. 7.**4**) und
- Schmerzcharakter (Tab. 7.**5**).

Die **rhinogenen Kopfschmerzen** – bei behinderter Nasenatmung und Nasenausfluß beschrieben (s. Kap. 1.6, 1.7) – entstehen vor allem durch den Abflußstau aus den Nebenhöhlen und bei Tumoren durch Infiltration der Schädelbasis bzw. der Hirnhaut. Sie haben dumpfen, drückenden, eventuell pulsierenden Charakter, lassen sich durch leichtes Klopfen gegen die Vorderwand der betroffenen Kiefer- oder Stirnhöhle verstärken und sind morgens am stärksten.
Auch der Kieferhöhlenschmerz kann in die Stirn lokalisiert werden; deshalb ist Stirnkopfschmerz nicht gleich Stirn*höhlen*schmerz, er stammt – sogar häufiger – aus der Kieferhöhle oder dem Siebbein.
Die Nebenhöhlenkopfschmerzen nehmen zu bei tiefem Vorbeugen des Kopfes; sie werden dann eventuell „wie ein Stein in der Höhle“ empfunden. Energisches Abschwellen der Nasenschleimhaut mit suprareninhaltigen Tropfen und kräftiges Ausschnauben lindern die Schmerzen, jedoch nur vorübergehend.
Neuraler Gesichts- und Stirnkopfschmerz kann Begleiterscheinung einer Sinusitis maxillaris oder frontalis sein, wenn nämlich der die entsprechende Höhle tangierende Trigeminusast mitbetroffen ist. Die symptomatische Neuralgie äußert sich in einer zusätzlichen umschriebenen Druckempfindlichkeit des Nervenaustrittspunktes (NAP) infra- oder supraorbital.
Von besonderer diagnostischer Bedeutung ist diese *symptomatische Neuralgie,* wenn sie Folge einer *Tumorinfiltration* in der Tiefe der Orbita (V_1 oder V_2), der Kieferhöhle bzw. Flügelgaumengrube (V_2) oder im pterygomandibulären Raum (V_3) ist. Sie gibt sich dann eventuell

Tabelle 7.**4** Gesichts- und Stirnkopfschmerz (Entstehungsort)

Sinusitiden	Neuralgiforme Beschwerden

– vor allem morgens
– Spontanschmerz von
  – Kieferhöhle über Wange oder Stirn
  – Stirnhöhle über der Stirn
  – Keilbeinhöhle „mitten im Kopf“
– Druck- und Kopfschmerz der Vorderwand *und* am Nervenaustrittspunkt
	– vor allem nachmittags und abends
	– nur im Ausstrahlungsbereich des Nervs
	– Druckschmerz *nur* am Nervenaustrittspunkt

Tabelle 7.**5** Gesichts- und Kopfschmerz (Schmerzcharakter)

akut	chronisch intermittierend	anfallartig
dumpf-drückend, evtl. pulsierend: – eitrige Sinusitis – eitrige Pulpitis – Gangrän – Periodontitis	*uncharakteristischer Druck:* – polypöse Sinusitis maxillaris et ethmoidalis – symptomatische Neuralgie	*stechend, einschießend:* – Trigeminusneuralgie – Sympathalgie (Sluder-Syndrom und Bing-Horton-Syndrom) – Migräne

nicht nur als Schmerz, sondern auch als Sensibilitätsstörung zu erkennen (Hypaesthesia dolorosa). Entsprechende Angaben des Patienten und die zugehörigen Befunde sollten deshalb ernstgenommen und auf eine mögliche Tumorgenese hin abgeklärt werden.
Gelegentlich sind *symptomatische* **Neuralgien** unglückliche *Folgen vorangegangener Operationen,* insbesondere der Kieferhöhlen. Der N. infraorbitalis sollte bei der Operation möglichst gar nicht dargestellt worden sein, um solchen Beschwerden vorzubeugen. Andernfalls können umschriebene Hämatome und Narben oder imprimierende Knochensplitter eine anhaltende Irritation des Nervs verursachen. Oder es wirkt sich der Druck einer Mukozele auf den Verlauf des Nervs am Dach der Kieferhöhle aus. Solche Schmerzen können quälend sein und sind nur schwer zu beeinflussen. Nachoperation mit Dekompression oder Neurolyse müssen nicht erfolgreich sein.
Ist trotz der Druckempfindlichkeit der Nervenaustrittspunkte eine Sinusitis nicht nachweisbar und äußert sich der Kopfschmerz in einem chronischen, uncharakteristischen, vorwiegend nach Belastung auftretenden Schmerz (vgl. Tab. 7.**4**), so spricht man von *neuralgiformen Beschwerden* – in bewußter Abgrenzung von der *echten Trigeminusneuralgie.* Beide Krankheitsbilder haben lediglich den gleichen Schmerzbereich, ähneln sich aber weder in der Genese (symptomatisch/genuin) noch im Zeitgang (anhaltend/anfallartig), noch in der Heftigkeit (erträglich/vernichtend). Die Patienten mit *neuralgiformen* Beschwerden fühlen sich „gestreßt“, überfordert oder unausgefüllt, die lokale Schmerzschwelle erscheint herabgesetzt entsprechend der allgemeinen vegetativen Reaktionslage oder wegen häufig kontrollierenden Fingerdrucks auf den Nervenaustrittspunkt. Ein psychologisch führendes Gespräch, eventuell mit lokalen Carbostesin-Injektionen, kann Besserung bringen.
Die *genuine* **Trigeminusneuralgie** unterscheidet sich schon in der Symptomatik von den neuralgiformen Beschwerden (Tab. 7.**6**).

Tabelle 7.6 Gesichts- und Stirnkopfschmerz (Genese)

rhinogen	neurogen	vaskulär
– Sekretstau in den Nebenhöhlen – karzinomatöse Infiltration der Schädelbasis	– Trigeminusneuralgie – neuralgiforme Beschwerden – Sympathalgie (Sluder-Syndrom, Bing-Horton-Syndrom) – Zoster	– Migräne – Arteriitis temporalis – Hypotonie – Hypertonie – Medikamentenabusus (z. B. Phenazetin)

Die Schmerzen

- haben Anfallcharakter,
- sind „einschießend", zumeist im Bereich der Nasolabialfalte,
- ausgelöst durch Sprechen, Mundspülen oder Berühren der Triggerzone.

Die Patienten sind deshalb auf Ruhe bedacht und versuchen jede mimische Bewegung zu vermeiden. Zwischen solchen vernichtend-quälenden Tics douloureux bleibt ein „Hintergrund"-Dauerschmerz, bestimmt von der Angst vor neuen Attacken. Die Diagnose der genuinen Trigeminusneuralgie bedarf des sorgfältigen Ausschlusses ursächlicher Faktoren. Diagnostik und Behandlung gehören in die Hand des Neurologen bzw. Neurochirurgen, evtl. Operation nach Janetta.
Zu den genuinen Neuralgien zählen auch die sog. **Sympathalgien.** Unter ihnen unterscheidet sich die *Sluder-Neuralgie* des Ganglion pterygopalatinum von der Trigeminusneuralgie dadurch,

- daß die Patienten nicht das Bedürfnis nach Ruhe haben, sondern unruhig umherwandern und eretisch agieren.
- Die Attacken sind begleitet von Anschwellung der Nasenschleimhaut, Nasensekretion und Niesanfällen.
- Die Schmerzen werden in der Augenhöhle und Nasenwurzel empfunden und strahlen eventuell aus in das Naseninnere, den Oberkiefer und den Rachen.

Therapeutisch – und insofern auch diagnostisch – hilft am ehesten der Novokainspray in den mittleren Nasengang.
Durch umschriebene einseitige Gesichtsrötung und Schwitzen charakterisiert ist das *Bing-Horton-Syndrom* (Erythroprosopalgie); die sehr heftigen

- Schmerzen konzentrieren sich auf Stirn, Oberkiefer und Schläfe.
- Die Anfälle wecken den Patienten aus dem ersten Schlaf, werden also nicht wie die Trigeminusneuralgie durch Bewegung und Berühren ausgelöst.

– Die Nase läuft, die Augen tränen.

Dies sind Symptome, die auf eine Reizung des N. petrosus superficialis bzw. des Ganglion sphenopalatinum hinweisen. Das Syndrom wird von manchen weniger den neuralgischen als vielmehr den vasomotorischen und damit den migräneartigen Schmerzattacken zugeordnet.
Auch die **Migräne** verläuft anfallartig,

– die Schmerzen sind zumeist auf eine Kopfseite beschränkt, können aber auch beid- oder wechselseitig auftreten,
– in Intensität, Dauer und Häufigkeit sehr unterschiedlich.
– Übelkeit, Erbrechen und Flimmerskotome sind charakteristische Begleitsymptome.

Die Ursache der Schmerzauslösung wird in einer Labilität des hypothalamisch-dienzephalen Systems vermutet. Die Therapie erschöpft sich oft lediglich in Gabe von Analgetika, Mutterkornalkaloiden und Koffein.

7.4 Schmerzen in Scheitel und Hinterhaupt

Ihnen liegen überwiegend neurologische Ursachen zugrunde – zumeist vasomotorischen oder vaskulären Ursprungs. Daneben ist an zervikovertebrale Zephalgien zu denken, die jedoch seltener sind als vielfach angenommen; andererseits sind die chiropraktischen Erfolge oft verblüffend. Genetisch ist hier eine Irritation der Wurzeln C1 bis C3 zu vermuten oder ein Überspringen der afferenten Erregung auf den spinalen N. trigeminus. Einen Hinweis auf halswirbelsäulenbedingte Hinterhauptschmerzen bietet der Druckschmerz des okzipitalen Nervenaustrittspunktes; häufiger allerdings ist dieser ein Zeichen nur neuralgiformer Beschwerden, sehr selten ist die echte Okzipitalisneuralgie.

Sachverzeichnis

E

F

I

J

K

O

Q

R